国家出版基金项目

临床手绘手术图谱丛书

名誉总主编　陈孝平　赵继宗　韩德民　宋尔卫　范先群

执行总主编　徐国成

整形外科
手绘手术图谱

精准手绘＋操作视频＋要点注释

顾　问　李青峰

主　编　郭　澍　韩秋生　徐国成

副主编　丁　宁　齐亚力　郭家妍

　　　　王晨超　王　星

人民卫生出版社
·北 京·

编　者

（按姓氏笔画排序）

丁　宁　中国医科大学国际医学教育研究院

王　迪　中国医科大学附属第一医院

王　星　内蒙古医科大学基础医学院

王晨超　中国医科大学附属第一医院

吕梦竹　中国医科大学附属第一医院

齐亚力　中国医科大学医学人文学院

孙　旭　中国医科大学附属第一医院

孙　强　中国医科大学附属第一医院

李　虹　中国医科大学医学人文学院

李可竹　中国医科大学附属第一医院

李晓丹　中国医科大学附属盛京医院

吴婷婷　中国医科大学附属第一医院

佟　爽　中国医科大学附属第一医院

冷　冰　中国医科大学附属第一医院

张丹怡　中国医科大学医学人文学院

徐　楠　中国医科大学附属第一医院

徐国成　中国医科大学医学人文学院

郭　澍　中国医科大学附属第一医院

郭家妍　中国医科大学附属第一医院

唐明睿　中国医科大学附属第一医院

黄　威　中国医科大学附属第一医院

康　悦　辽宁省肿瘤医院

韩秋生　中国医科大学医学人文学院

编写秘书

张诗晨　中国医科大学附属第一医院

出版说明

每一位手术医师的成长都需要资深专家的言传身教，但大型三甲医院资深专家直接带教的资源非常有限。高质量的出版工作无疑是解决这一矛盾的重要抓手。

高质量大型丛书的编写，需要一大批来自不同领域的高水平专家充分发挥各自的优势，并最终实现彼此优势的互补和融合。对于临床手术操作类的出版物，以手绘图为基础，文、图和手术视频的有机结合无疑是最佳的呈现方式。要实现这种呈现方式，需要不同领域专家的优势互补。

为了做好丛书的顶层设计，并保障内容的科学性和权威性，12位院士担任了丛书的名誉总主编和名誉顾问，来自全国30多家单位的40多位国家重点学科带头人担任了各分册的学术顾问。为了实现丛书文、图、视频的有机融合，丛书的作者队伍由来自全国50多家院校的268位医学专家、医学绘图专家和医学教育技术专家共同组成。考虑到绘图和录像制作过程中需要反复的沟通，具有医学绘图优势的中国医科大学和中国人民解放军北部战区总医院的一线骨干专家承担了较多的具体工作。各分册的主编由医学绘图专家和临床专家共同担任，考虑到插图绘制工作需要投入更多的时间，各分册的第一主编大多是绘图专家。

丛书涵盖普通外科、神经外科、胸外科、心脏外科、骨科、整形外科、泌尿外科、妇产科、眼科、耳鼻咽喉科以及肛肠外科共11个手术学科，内容涉及临床常见手术1 000余种，每个手术的内容包括适应证、禁忌证、术前准备、麻醉、体位、手术步骤/要点以及术后处理等，相应的内容都配有手绘插图（手绘插图10 000余幅），并通过二维码融入手术视频近200个。该丛书的内容充分展现了医学与美学、基础医学与临床医学、纸质载体与数字出版的完美结合。

初稿完成后，经过层层筛选和评审，该丛书获得了国家出版基金的资助。这充分体现了行业主管部门和相关评审专家对该丛书编写工作的肯定和支持。期待丛书出版后能得到每一位读者的肯定和支持。

丛书编写委员会顾问

名誉顾问（按姓氏笔画排序）

马　丁　院士　　王　俊　院士　　田　伟　院士　　胡盛寿　院士

郭应禄　院士　　黄荷凤　院士　　戴尅戎　院士

顾问（按姓氏笔画排序）

马建民　首都医科大学附属北京同仁医院

王　硕　首都医科大学附属北京天坛医院

王宁利　首都医科大学附属北京同仁医院

王雨生　空军军医大学西京医院

王国斌　华中科技大学同济医学院附属协和医院

王建六　北京大学人民医院

王深明　中山大学附属第一医院

王辉山　中国人民解放军北部战区总医院

毛　颖　复旦大学附属华山医院

毛友生　中国医学科学院肿瘤医院

孔维佳　华中科技大学同济医学院附属协和医院

冯杰雄　华中科技大学同济医学院附属同济医院

朱　兰　北京协和医院

庄　建　广东省人民医院

刘中民　上海市东方医院

刘伦旭　四川大学华西医院

刘继红　华中科技大学同济医学院附属同济医院

李华伟　复旦大学附属眼耳鼻喉科医院

李青峰　上海交通大学医学院附属第九人民医院

吴文铭　北京协和医院

吴新宝　北京积水潭医院

谷涌泉　首都医科大学宣武医院

辛世杰　中国医科大学附属第一医院

沈　铿　北京协和医院

张建宁　天津医科大学总医院

张潍平　首都医科大学附属北京儿童医院

陈　忠　首都医科大学附属北京安贞医院

陈规划　中山大学附属第三医院

邵增务　华中科技大学同济医学院附属协和医院

金　杰　北京大学第一医院

胡三元　山东大学齐鲁医院

姜春岩　北京积水潭医院

贺西京　西安交通大学第二附属医院

敖英芳　北京大学第三医院

徐国兴　福建医科大学附属第一医院

翁习生　北京协和医院

郭　卫　北京大学人民医院

唐康来　陆军军医大学西南医院

龚树生　首都医科大学附属北京友谊医院

董念国　华中科技大学同济医学院附属协和医院

蒋　沁　南京医科大学附属眼科医院

蒋　青　南京大学医学院附属鼓楼医院

雷光华　中南大学湘雅医院

魏　强　四川大学华西医院

丛书目录

序

手术是外科、妇产科、眼科、耳鼻喉科等专科治疗疾病的主要方法，也是每一位手术医师必备的能力。这种能力的培养是一个循序渐进的过程，需要将前辈们的学术思想、人文精神、临床经验及手术技巧等提炼并加以融合，精益求精，旨在提高手术治疗的效果。

手术技术的传承需要传帮带，需要良师益友，需要一本好的手术图谱以供参考。要把临床手术以深入浅出的方式讲明白，一定要"图文并茂"，如果能做到图、文和视频相结合则是最理想的呈现方式。随着数码技术的发展，手术照片图的获取比较容易，但对于初学者和低年资医师来说，照片图对手术野解剖结构的呈现不够清晰，手绘线条图则能更好地帮助读者明确手术区域的解剖结构，掌握手术的基本操作步骤。此外，手术操作从某种角度来说是一个局部结构重塑整形的过程，带着美术创作的理念进行手术操作也是每一个优秀的手术医师需要培养的软实力。再者，对于读者来说，手术全过程的浏览，有助于把握手术的全貌，是非常必要的。

为了解决以上核心问题，该套丛书的编写团队不仅包括外科知名专家团队，还组建了优秀的医学美术团队，以及手术视频制作的IT技术团队。10 000余幅手绘插图精准地展示了手术入路和解剖层次结构，1 000余种手术要点的讲解凝聚了编者多年的临床经验，100多种常规手术操作视频呈现了临床手术的全程操作技巧。该丛书以图、文、视频全面展示的方式，将手术操作理论与实践有机结合，将医学与美学完美融合，让读者在掌握手术操作的同时也感受到美学的熏陶，并将美学逐步内化到具体的手术操作中去。

善于继承才能善于创新，基于本来才能开辟未来。该丛书的编写是基于前辈智慧的传承与创新，是在继承中转化，是在学习中超越。丛书体现了每位编者的创新性，更体现了编写团队300多位专家充分沟通、密切合作的集成性。丛书编写的背后凝结了全体创作者多年的心血和汗水，蕴含了临床专家、医学美术和视频拍摄人员的精诚合作，体现了薪火相传的大国工匠精神。

期待该丛书能在知识的传播、文化的传承中结出硕果，以更好地满足人民对医疗卫生服务的新期待！

陈孝平

中国科学院院士

前　言

整形美容外科由两大分支组成，一为治疗人体组织、器官畸形和缺损的修复重建外科，二为改善人的容颜和形体的美容外科。修复重建外科作为整形美容外科的基础始终稳定向前发展，而随着人们生活水平的提升，美容外科在近些年迎来发展高潮。在这种新形势下，整形美容外科医生所要掌握的手术技术和方法更繁多。为此，作者结合多年的临床经验和体会，并参考国内外的相关书籍及近年来的新理论、新技术、新方法编撰了本书。

为方便读者更加准确清晰的阅读，本书中每一例手术都以直观精美的线条图形式呈现，使得读者更容易理解手术的初始设计以及基本步骤、要点。手术过程的描述简要精练，化繁为简，便于读者掌握。

本书共分为二十章，根据专业特点，分为修复重建外科手术和美容外科手术两个部分。根据解剖部位的不同，介绍了整形美容外科临床常见手术分类20种，手术术式近300种。每一种手术术式都简要阐述手术的适应证、禁忌证、手术主要操作步骤、术后处理及手术的难点，突出了手术图谱的直观性以及实用性。同时，本书还辅以临床手术视频，结合各位术者多年的临床经验和总结，更加逼真地呈现整形美容外科的手术过程。

尽管如此，由于整形美容外科的手术冗杂性，该书难免存在一些不尽如人意之处，希望广大读者提出批评和建议。本书在编写的过程中参考了多位同道的著作以及论文，在此表示衷心的感谢！

编　者

2023 年 1 月

目　录

第一章
轴型瓣移植术

扫描二维码，
观看本书所有
手术视频

第一节　　轴型筋膜瓣移植

适 应 证	❶ 用于覆盖有关节、骨、肌腱、身体重要器官外露等情况下的组织覆盖。
	❷ 用于软组织的容量填充。
	❸ 用于重要器官的功能及外形重建。
禁 忌 证	❶ 伴有全身性疾病、不能耐受手术者。
	❷ 手术区局部有感染病灶者（相对禁忌证）。
术前准备	❶ 术前应用超声多普勒血流仪探测目标筋膜瓣的血管情况。
	❷ 术区备皮。
麻　　醉	根据手术大小行局部浸润、神经阻滞或全身麻醉。
体　　位	根据目标筋膜瓣采取合适体位。

手术步骤及
术中要点

颞部筋膜瓣

【手术步骤】　❶ 设计：耳屏前颞浅动脉搏动处定点为a，以超声多普勒血流仪测的颞浅动脉走行方向与顶部矢状缝的交点为b，以ab连线为纵轴设计皮瓣，可以根据需求切取（图1-1-1）。

　　　　　　❷ 在耳屏前上方颞浅动脉搏动处向颞顶部头皮设计"T"形切口，在头皮毛囊深面与皮下筋膜之间进行细致分离，避免损伤筋膜表面血管及毛囊。掀起所需范围后，自远端向蒂部掀起筋膜瓣（图1-1-2）。

【术中要点】　❶ 术前应精确测量颞浅动静脉的走行，根据血管情况设计筋膜瓣。

　　　　　　❷ 切取、掀瓣时切忌过深，避免伤及筋膜表面的颞浅动静脉；切忌过浅，避免损伤毛囊，造成秃发。

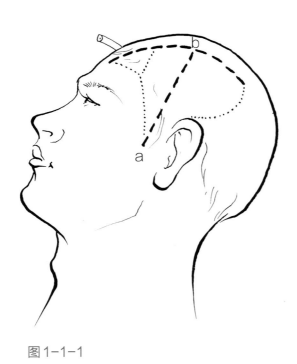

图 1-1-1

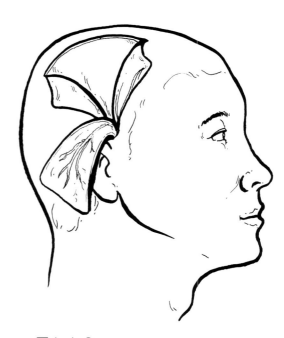

图 1-1-2

肩胛筋膜瓣

【手术步骤】 ❶ 设计：肩胛筋膜瓣的供血为旋肩胛动脉的皮支，皮支一般分为水平支和降支，将前臂置于背后并内收后，在肩胛骨外缘上部可见一凹陷区即三边孔，定点为a点，肩胛下角为b点，ab连线为降支体表投影，a点的水平延伸线与脊柱的交叉点定位b'，ab'连线为水平支体表投影，可分别以ab或ab'为轴设计筋膜瓣（图1-1-3）。

❷ 患者取俯卧位或半侧卧位，按筋膜设计"T"或"S"形切口，从两侧保留真皮下血管网掀起皮肤，分离上达三边孔、下至筋膜瓣下缘，自下而上在大圆肌腱膜表面掀起筋膜瓣至三边孔处，可做带蒂或游离移植（图1-1-4）。

【术中要点】 ❶ 术前应用超声多普勒血流仪确认血管走行。

❷ 注意掀起层次，避免损伤血管或发生皮瓣坏死。

胸部筋膜瓣

【手术步骤】 ❶ 设计：胸三角筋膜瓣的供血为胸廓内动脉的前胸穿支及深筋膜血管网，设计时可于锁骨下缘第4肋间、胸骨外缘旁开2cm，以及三角肌区的范围内设计适当大小的筋膜瓣（图1-1-5）。

❷ 按需设计皮瓣后，切开皮肤皮下，自远端三角肌区向胸骨外侧分离，至胸腹外缘旁开2cm处停止（图1-1-4）。

【术中要点】 ❶ 为防止损伤胸廓内动脉的前胸穿支及保护深筋膜血管网，将胸大肌表面的肌膜与深筋膜一同掀起。

❷ 该筋膜瓣血管蒂较短，进行转移修复时注意蒂部旋转角度及张力，避免蒂部扭曲或受压导致的血运障碍。

术后处理 可留置皮肤窗观察筋膜瓣血运，严密观察引流的形状和量，注意患者全身状态和适当的液体补充，若筋膜瓣有血运障碍倾向当早期探查，若发生筋膜瓣坏死应及时清创。

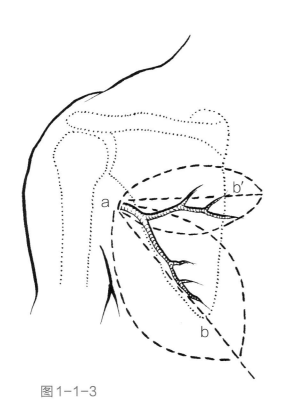

图1-1-3

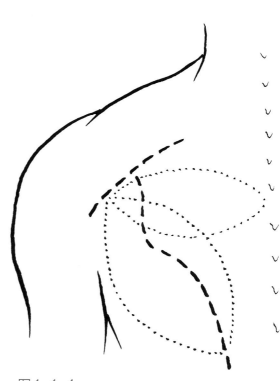

图1-1-4

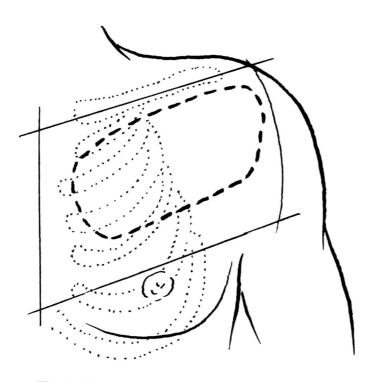

图 1-1-5

第二节 轴型皮瓣移植

<table>
<tr><td>适 应 证</td><td>❶</td><td>有骨、关节、肌腱、大血管、神经等组织裸露的创面，且无法利用周围皮肤直接缝合。</td></tr>
<tr><td></td><td>❷</td><td>虽无深部组织缺损外露，但为了获得皮肤色泽、质地优良的外形效果。</td></tr>
<tr><td></td><td>❸</td><td>器官再造。</td></tr>
<tr><td></td><td>❹</td><td>面颊、鼻、上颚等部位的洞穿性缺损，除制作衬里外，亦常需要丰富血供的皮瓣覆盖。</td></tr>
<tr><td></td><td>❺</td><td>慢性溃疡、褥疮或其他局部营养贫乏等造成很难愈合的伤口，可以通过皮瓣修复改善局部营养状况，需使用皮瓣修复。</td></tr>
<tr><td>禁 忌 证</td><td>❶</td><td>伴有全身性疾病、不能耐受手术者。</td></tr>
<tr><td></td><td>❷</td><td>手术区局部有感染病灶者（相对禁忌证）。</td></tr>
<tr><td>术前准备</td><td>❶</td><td>详细测量受区面积、深度等基本参数。</td></tr>
<tr><td></td><td>❷</td><td>任意皮瓣根据皮瓣长宽比例进行术前设计，轴型皮瓣应用超声多普勒血流仪详细测量皮瓣血供情况。</td></tr>
<tr><td></td><td>❸</td><td>术区备皮。</td></tr>
<tr><td>麻　　醉</td><td colspan="2">根据手术大小行局部浸润、神经阻滞或全身麻醉。</td></tr>
<tr><td>体　　位</td><td colspan="2">根据目标皮瓣采取合适体位。</td></tr>
</table>

额部皮瓣

【手术步骤】

❶ 设计：额部皮瓣血运来自于颞浅动脉、眶上动脉及滑车上动脉，其设计范围可包含两侧发际线之间、眉上至额顶交界处。术中可根据缺损部位和大小选择适当的血管为蒂部设计相对应范围内的皮瓣。其中以颞浅动脉为蒂常用于修复面颊部缺损，以眶上及滑车上动脉为蒂常修复鼻部缺损（图1-2-1、图1-2-2）。

❷ 自皮瓣远端切开皮肤皮下，于额肌和骨膜之间的帽状腱膜层掀起皮瓣，至蒂部时注意轻柔操作，掀起后根据手术需求选择转移带蒂或岛状皮瓣，注意蒂部旋转角度及局部张力（图1-2-3）。

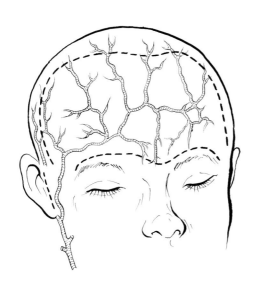

图1-2-1

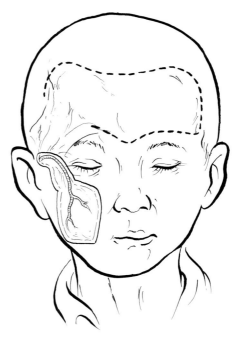

图1-2-2

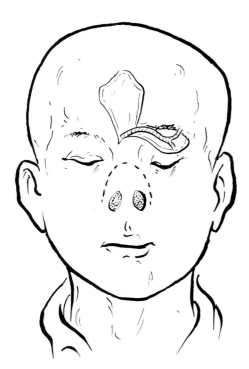

图1-2-3

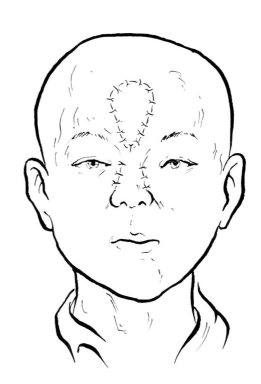

【术中要点】
① 术前应精确测量目标血管的走行，根据血管情况设计皮瓣。
② 掀起皮瓣时注意保护骨膜的完整性，为额部继发缺损植皮创造条件。

胸三角皮瓣

【手术步骤】
① 设计：取胸廓内动脉第2或3肋间穿支为皮瓣的血供来源，血管穿出点为第2或3肋间胸骨旁线，与同侧肩峰连线为血管体表投影，在此纵轴两侧设计皮瓣。供区宽度超过6cm可能造成关闭困难，可联合扩张器进行皮瓣预制（图1-2-4）。
② 按需设计皮瓣后，切开皮肤皮下，直达深筋膜，在胸肌筋膜表面掀起皮瓣，自远端三角肌区向胸骨外侧分离，至胸腹外缘旁开2cm处停止，带蒂移植时应保留蒂部适当宽度，保证血运的同时防止蒂部过宽导致的旋转困难（图1-2-5）。
③ 所需皮瓣面积较大时，可切取包含臂三角肌表面的皮肤皮下组织在内的扩大胸三角皮瓣，皮瓣的另一端包括旋肱后动静脉（图1-2-6）。

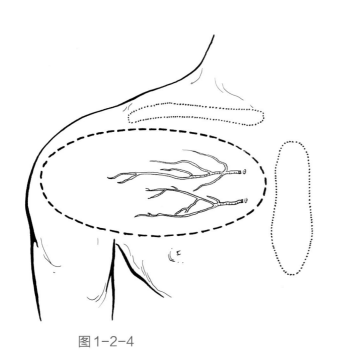

图1-2-4

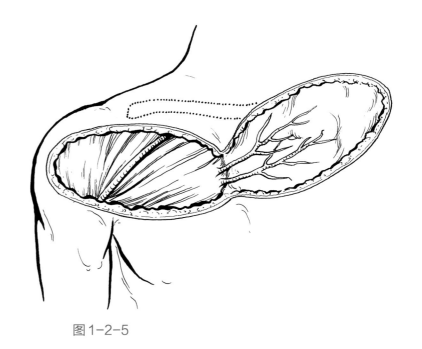

图1-2-5

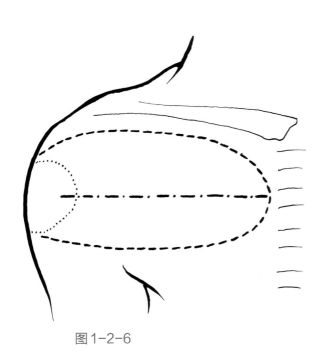

图1-2-6

【术中要点】 ❶ 若进行游离移植，考虑胸廓内动脉变异较大，应先探查目标胸廓内动脉穿支血管情况，再行皮瓣切取。

❷ 进行扩张器辅助的皮瓣预制时，注意埋植的位置应当远离血管蒂，防止组织扩张后血管蒂周围纤维结缔组织增生，造成移植时血管吻合发生困难。

肩胛皮瓣

【手术步骤】 ❶ 设计：肩胛皮瓣以旋肩胛血管为供血，该动脉在三边孔间隙内沿小圆肌下缘走行，在肩胛骨腋缘分为深浅两支，浅支为皮支。皮支常有2~3支，皮瓣设计时，利用超声多普勒血流仪测量分支走行，在腋后壁的上方2cm、肩胛骨外侧缘为皮瓣起始，向内设计皮瓣（图1-2-7）。

❷ 术中自皮瓣远端在肌膜浅面掀起皮瓣，注意在深浅支分叉部结扎深支，而后继续解剖皮支（图1-2-8、图1-2-9）。

【术中要点】 带蒂肩胛皮瓣大小可达15cm×25cm，皮瓣宽度不超过9cm时供区可以直接缝合。带蒂肩胛皮瓣常用于治疗腋窝的瘢痕挛缩。

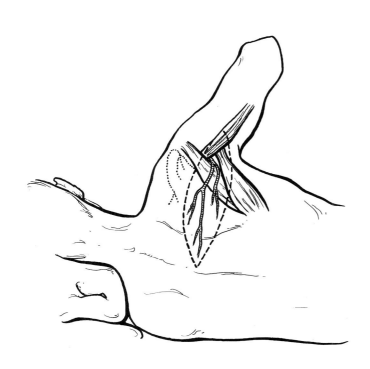

图1-2-7

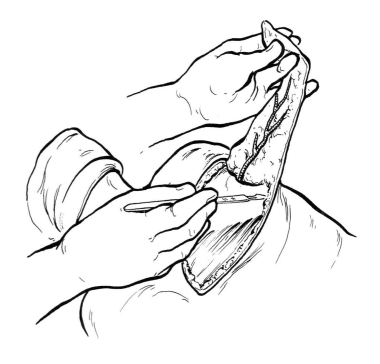

图1-2-8

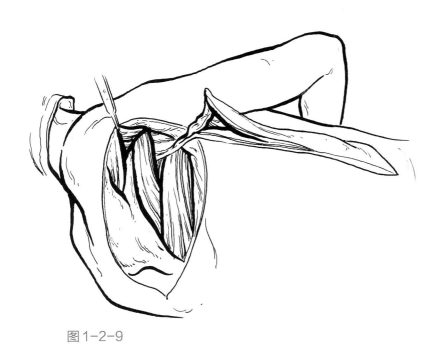

图1-2-9

腹股沟皮瓣

【手术步骤】 ❶ 设计：首先确认腹股沟韧带的位置，于其中点触及股动脉，动脉内侧为股静脉，腹股沟皮瓣由旋髂浅动脉供血，该动脉于腹股沟韧带下2~3cm自股动脉发出，行向髂前上棘方向。皮瓣内侧边在股血管处，外侧可达髂前上棘外8~10cm，上下边平行于腹股沟韧带，并分别在其上2~3cm，其下7~8cm（图1-2-10）。

❷ 可首先探查血管蒂，再掀起皮瓣，用于皮瓣游离移植。亦可自皮瓣外侧向内侧掀起皮瓣做带蒂移植（图1-2-11）。

【术中要点】 腹股沟皮瓣可设计10cm×25cm大小，亦可利用旋髂浅动脉深支携带髂前上棘骨质，用于修复前臂、会阴、股骨粗隆等部位的缺损，也是阴茎或阴道重建时常用的皮瓣选择。

上臂外侧皮瓣

【手术步骤】 ❶ 设计：上臂外侧皮瓣的主要供血动脉为肱深动脉及其终末支桡侧副动脉，三角肌的止点与肱骨外上髁的连线为其体表投影，以该连线为纵轴设计皮瓣，上界可达三角肌止点上方5cm，下界可达肘部或肘下5cm，前后界以不超过上臂前后正中线为合适（图1-2-12）。

❷ 术中自皮瓣后侧或远端切口，在深筋膜下向前分离至上臂内侧切口，并向前在外侧肌间隔循皮支向深面解剖寻找桡侧副动脉后支，分离血管蒂至所需长度（图1-2-13）。

【术中要点】 ❶ 该皮瓣可修复肩、肘部创面，也可游离移植修复远处缺损。

❷ 术前应当准确测量目标血管的位置。

❸ 为保护皮支血管，应在肌筋膜下进行解剖。

上臂内侧皮瓣

【手术步骤】 ❶ 设计：上臂内侧皮瓣供血多样，以尺侧上副动脉为主，也有臂内侧皮动脉、肱深动脉皮支、肱浅动脉等，在设计时常以肱二、三头肌肌间沟为纵轴设计皮瓣，一般上界为腋窝皱襞边缘，下界为内外髁连线，前后界以不超过上臂前后正中线为合适（图1-2-14、图1-2-15）。

❷ 皮瓣切取时可于皮瓣后侧切口，在深筋膜下向前掀起，至肱二头肌肌间隙时，注意避免损伤血管蒂。亦可在近端正中于肱二头肌肌间隙，作长约5cm的纵行切口，在肌间隙内寻找肱动静脉后保护其皮支血管蒂，用作游离移植（图1-2-16）。

【术中要点】 ❶ 该皮瓣可修复腋窝至肘部创面，也可游离移植修复远处缺损。

❷ 该皮瓣伴行浅静脉以贵要静脉为主，该血管解剖稳定，在进行皮瓣游离移植时可选择该血管作为静脉蒂。

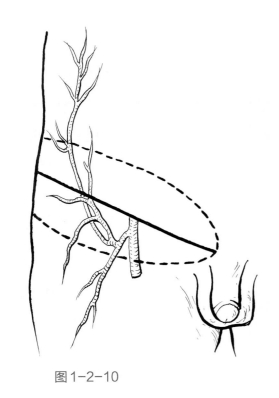

图 1-2-10

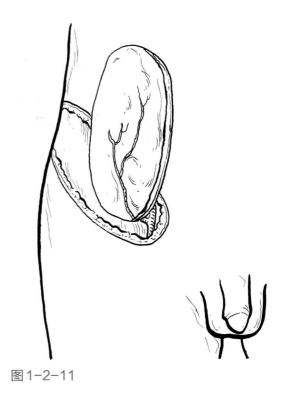

图 1-2-11

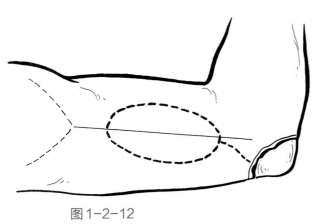

图 1-2-12

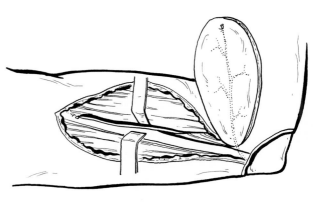

图 1-2-13

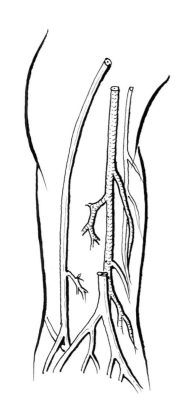

图 1-2-14

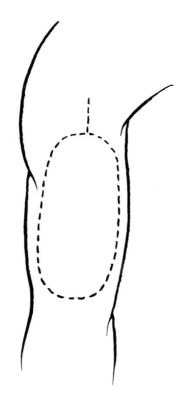

图 1-2-15

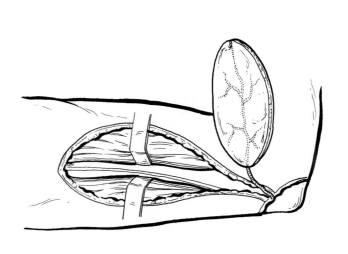

图 1-2-16

前臂桡侧皮瓣

【手术步骤】 ❶ 设计：前臂桡侧皮瓣血供主要来自桡动脉，伴行静脉主要为头静脉或桡静脉。在肘窝中点与腕部桡动脉搏动点作一连线，即为桡动脉的体表投影。为保留手部静脉回流和前臂功能，设计时上界应不超过肘窝下2cm。在带蒂经行手部创面时，当将旋转点置于桡动脉搏动处，将皮瓣设计在可掩盖部位（图1-2-17）。

❷ 手术在充气止血带下进行，根据设计线在皮瓣的桡尺侧作适当的纵行切口，在深筋膜与肌膜间向中线做锐性分离，尺侧分离至桡侧腕屈肌腱，桡侧分离至肱桡肌腱，注意勿损伤自桡动脉发出的细小分支。必须从桡动静脉的深面掀起皮瓣。可分别进行游离移植或带蒂岛状移植（图1-2-18、图1-2-19）。

【术中要点】 ❶ 在行手术前必须行艾伦试验（Allen's test）观察手部桡尺动脉的侧支循环情况。

❷ 手术当中在结扎动静脉形成带蒂或游离皮瓣之前，也需先行阻断试验，观察皮瓣、手及前臂的血运情况后再继续手术。

前臂尺侧皮瓣

【手术步骤】 ❶ 设计：前臂尺侧皮瓣以尺动静脉为血管蒂，皮瓣设计时以尺动脉在前臂走行的体表投影为纵轴，上界可达前臂上、中1/3，下至腕横纹，外界为桡动脉的内侧缘，内侧为前臂尺侧缘（图1-2-20）。

❷ 手术时，先在皮瓣上下极切开皮肤，显露血管蒂，再从皮瓣两侧依次切开皮肤至深筋膜下，在深筋膜与肌膜间从两侧向中间锐性分离，在接近指浅屈肌与尺侧腕屈肌之间时必须在筋膜下分离（图1-2-21）。

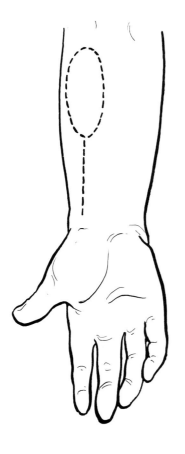

图1-2-17

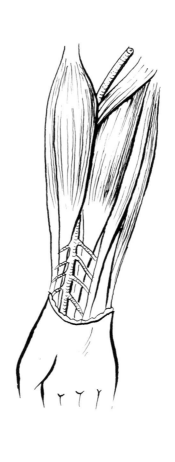

图1-2-18

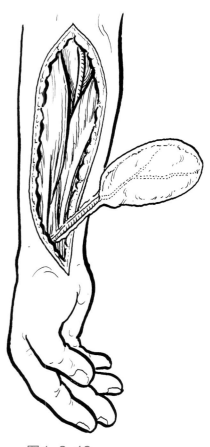

图1-2-19

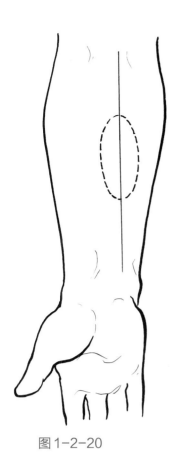

图 1-2-20

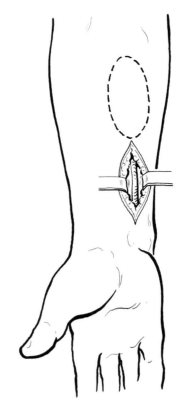

图 1-2-21

【术中要点】 参考前臂桡侧皮瓣。

食指背侧皮瓣

【手术步骤】 ❶ 设计：该皮瓣以第一掌骨背动脉为蒂，根据伤指受区的需要，范围不超过远端指间关节背侧横纹（图1-2-22）。

❷ 手术在驱血止血带下进行，先从第一背侧骨间肌和第二掌骨之间分离，显露血管神经束，此处需要在显微镜下精细操作。将动静脉、神经连同其间的皮下组织一同分离（图1-2-23、图1-2-24）。

【术中要点】 ❶ 在血管神经束周围分离时应尽量多保留结缔组织，以保证伴行静脉的回流。

❷ 蒂部不宜游离的过长，术后注意进行主动和被动锻炼。

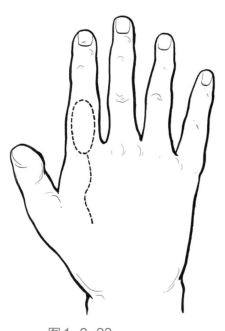

图 1-2-22

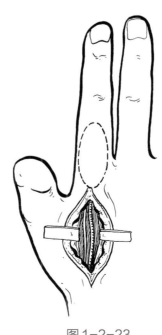

图 1-2-23

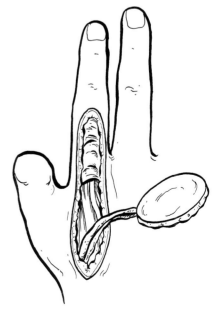

图 1-2-24

股前外侧皮瓣

【手术步骤】 ❶ 设计：该皮瓣以旋股外侧动脉降支及其发出的股外侧肌皮动脉穿支和肌间隙皮支供养。设计时患者取仰卧位，自髂前上棘至髌骨外上缘做连线，在连线中点为圆心，3cm为半径的范围内利用超声多普勒血流仪探查肌皮动脉浅出点位置。以血管蒂为中心，髂—髌连线为纵轴设计皮瓣，大小可达15cm×25cm。血管蒂可设计在皮瓣的一端，以便尽可能多地取到大腿外侧皮肤（图1-2-25）。

❷ 按术前设计做内侧切口，并沿皮瓣内侧缘向下延长，切开皮肤皮下及深筋膜，在股直肌与股外侧肌之间寻找旋股外侧动脉降支，顺降支由上而下分离，寻找降支向外发出的分支。同时切开皮瓣的上、内、下周边，从阔筋膜下向外掀开皮瓣，在股外侧肌与阔筋膜之间寻找进入筋膜的穿支。寻到穿支后逆行解剖，剪开其上的股外侧肌，直至穿支全部暴露，并与降支有明确连续为止（图1-2-26）。

【术中要点】 ❶ 该皮瓣可携带大量的皮下组织，适合于较深层的组织缺损，也可用作足底等耐磨区域的重建。

❷ 由于皮瓣穿支恒定、粗大、容易游离，可以以穿支为中心，把穿支3cm以外的筋膜、皮下组织完全修薄，可用于修复颜面颈、手足背等菲薄区域。

❸ 取皮瓣时可携带股外侧皮神经，可以构成带感觉神经的皮瓣。

膝内侧皮瓣

【手术步骤】 ❶ 设计：该皮瓣的血管蒂主要为隐动脉及其伴行静脉，在膝关节内侧作一平行于下肢的轴线，以该线为轴心，首先在其附近以超声多普勒血流仪探查血管情况，在其两侧6cm范围内设计皮瓣。把膝上10~12cm处设计为皮瓣的近侧端，远端可至膝下10~12cm（图1-2-27）。

❷ 先在皮瓣的近侧及前侧切开皮瓣至深筋膜，沿缝匠肌前缘钝性分离寻找膝降动静脉及其伴行神经，沿血管蒂向下游离出关节支、肌支等侧支循环。在切断血管蒂之前应松开止血带，检查皮瓣的血运情况，待受区准备完毕后再行断蒂（图1-2-28）。

【术中要点】 ❶ 该皮瓣适宜于修复膝盖、腘窝等邻近部位缺损。

❷ 取皮瓣时可携带隐神经，可以构成带感觉神经的皮瓣，但术后可能影响小腿部感觉。

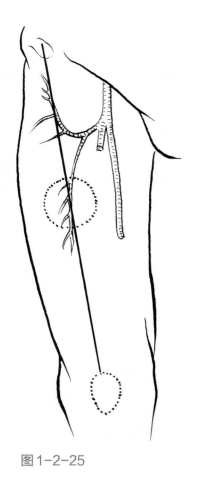

图 1-2-25

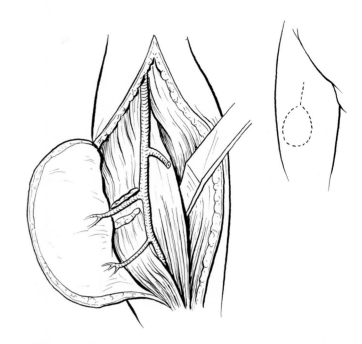

图 1-2-26

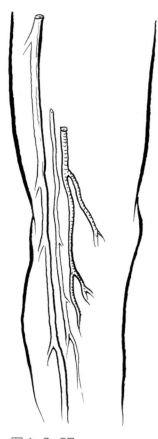

图 1-2-27

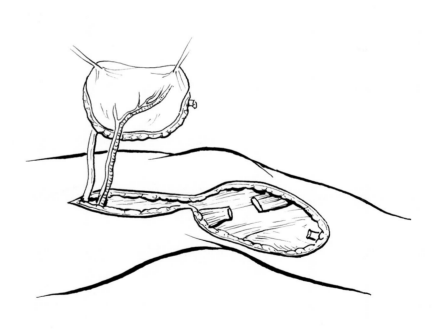

图 1-2-28

小腿内侧皮瓣

【手术步骤】　❶　设计：胫后动脉是小腿内侧动脉的主要供养动脉，以胫骨内侧髁与内踝连线作为皮瓣设计的轴线，自小腿中、上交界至内踝上缘设计皮瓣，前后可达小腿前后正中线，宽约10cm。可通过超声多普勒血流仪确定血管蒂的位置，并将其设计在皮瓣中央（图1-2-29、图1-2-30）。

　　　　　　　　❷　手术时先切开皮瓣后缘达深筋膜，向前游离直达比目鱼肌和趾长屈肌之间，观察皮动脉的数量和分布，确认可满足皮瓣血供后再切开皮瓣前缘。向后掀起皮瓣至肌间隙部位，结扎并切断从肌间隙血管向前后侧发出的肌支，再切开远、近侧（图1-2-31）。

【术中要点】　❶　前缘切口不宜太靠近皮下组织菲薄的胫骨嵴，并注意保护胫骨骨膜的完整性，避免发生皮肤坏死。

　　　　　　　　❷　可用作顺行带蒂移植修复小腿前侧、膝关节、腘窝附近的缺损，也可以用来逆行修复下肢远端、足踝部、足跟等部位缺损。

小腿外侧皮瓣

【手术步骤】　❶　设计：该皮瓣供应动脉为腓动脉，设计时标记腓骨小头与外踝之间的肌间隔投影线作为纵轴，以纵轴前5cm、后10cm为界，可将小隐静脉包括在内（图1-2-32、图1-2-33）。

　　　　　　　　❷　沿皮瓣前缘全长切开皮肤至深筋膜，显露肌膜，在深筋膜深面由前向后翻开，至趾长伸肌与腓骨长短肌之间时，可见到一些肌间隔皮支，此为腓浅动脉穿支，结扎由此肌间隔穿出的皮动静脉，继续向后分离至比目鱼肌和腓骨肌之间，寻找由间隙或比目鱼肌表面穿出的皮支或肌皮支，再切开其余皮肤，分离血管蒂（图1-2-34）。

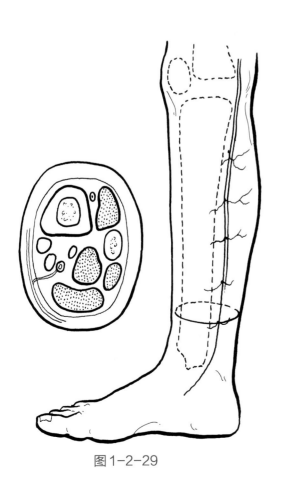

图1-2-29

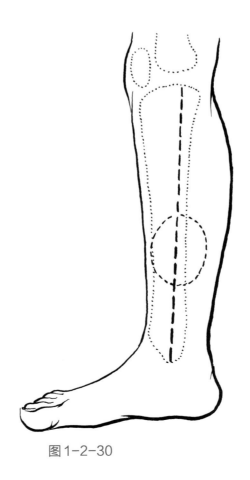

图1-2-30

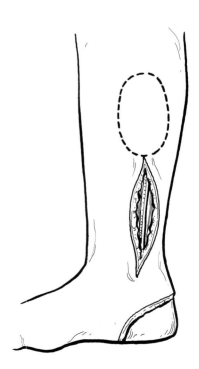

图1-2-31

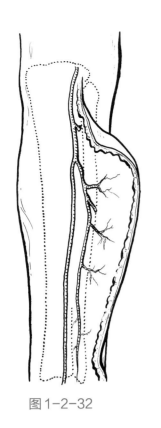

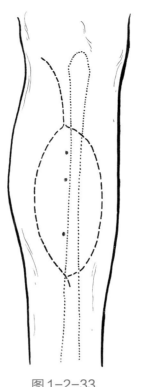

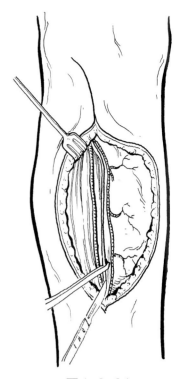

图 1-2-32 图 1-2-33 图 1-2-34

【术中要点】 ❶ 该皮瓣适宜于修复小腿、膝关节，也可逆行修复踝、足缺损。

❷ 皮瓣制作时可携带小腿后外侧皮下的腓肠神经以获得感觉，同时还可携带腓骨移植。

足背皮瓣

【手术步骤】 ❶ 设计：足背动脉的血供来自于足背动脉和大小隐静脉，根据移植需要在足背设计好切取皮瓣的大小，远端可接近趾蹼，两侧可到第1和第5跖骨内外缘，近心端可达伸肌支持带上下（图1-2-35）。

❷ 手术从皮瓣远端向上方近心端进行，先于趾蹼上方做切口直达腱膜表面，注意保护肌腱周围的腱膜完整。在第1跖间隙远端注意保护第1跖背动脉。而后沿皮瓣的内外侧做切口，注意保护大小隐静脉和足背浅静脉，从远端掀起皮瓣。从第1跖间隙的基底部结扎并切断足背动脉的足底深支及其伴行静脉（图1-2-36、图1-2-37）。

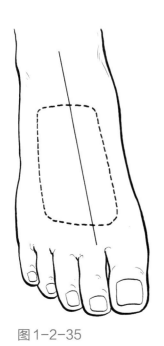

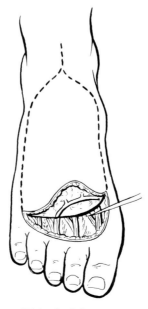

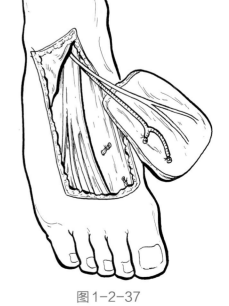

图 1-2-35 图 1-2-36 图 1-2-37

| 【术中要点】 | ❶ 足背动脉皮瓣的供应血管蒂可向小腿方向解剖出很长的一段，故使用方便。 |
| | ❷ 该部位皮瓣皮下脂肪较薄，皮肤致密，耐磨耐压，是四肢外伤修复的良好供区。 |

足底皮瓣

| 【手术步骤】 | ❶ 设计：足底的动脉来自胫后动脉的两个终末支，即足底内侧动脉和足底外侧动脉。足底外侧动脉行于趾短屈肌与跖方肌之间，斜向前外侧，足底内侧动脉穿行于蹈外展肌与趾短屈肌之间。足底外侧为负重区，该部位轴型皮瓣应用较少，而足底内侧部位为非负重区，临床应用更为广泛。设计时沿血管蒂走行设计为纵椭圆形（图1-2-38）。 |
| | ❷ 在内踝后下方纵行切开皮肤，寻找胫后动脉并沿胫后动脉寻找足底内外侧动脉。带蒂移植时可分别以足底内侧或外侧动脉起始部为旋转点进行设计。考虑到足底外侧动脉与足底弓、足底深支等相连，血运丰富，多用于脚掌部缺损。而足底内侧动脉皮瓣多用于足跟部缺损（图1-2-39、图1-2-40）。 |

| 【术中要点】 | 足底内侧部皮肤质地较韧厚，抗压能力和耐磨能力使得该皮瓣是修复足跟创面的首要选择。 |

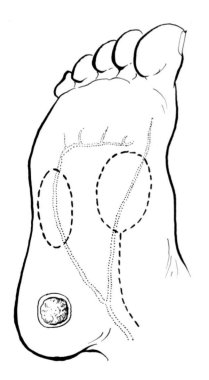

图1-2-38

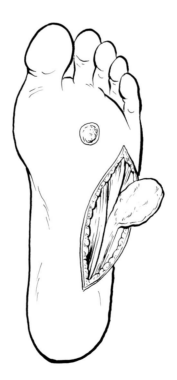

图1-2-39

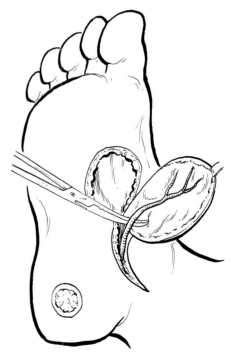

图1-2-40

第三节　肌皮瓣移植

适　应　证　❶ 修复软组织缺损，特别是较深的缺损，以及局部血液循环较差、难以愈合的创面，如慢性溃疡、褥疮等，可以通过皮瓣修复改善局部营养状况。

❷ 用于组织器官再造，如乳房、阴道等。

❸ 用于肌肉功能重建。

禁　忌　证　❶ 伴有全身性疾病、不能耐受手术者。

❷ 手术区局部有感染病灶者（相对禁忌证）。

❸ 无协同肌肉代偿其功能，手术可能引起明显的功能障碍。

术前准备　❶ 详细测量受区面积、深度等基本参数。

❷ 应用超声多普勒血流仪详细测量肌皮瓣血供情况。

❸ 术区备皮。

麻　　　醉　根据手术大小行神经阻滞或全身麻醉。

体　　　位　根据目标皮瓣采取合适体位。

手术步骤及
术中要点

胸大肌肌皮瓣

【手术步骤】　❶ 设计：胸大肌肌皮瓣常用供血血管为胸肩峰动脉及胸廓内动脉，可分别以这两套血管系统为蒂。皮瓣上界可达锁骨下缘，下届至腋皱襞平面，内侧至胸骨旁，外侧接近三角肌前缘。其中最常用的是胸大肌侧腹部皮瓣（图1-3-1、图1-3-2）。

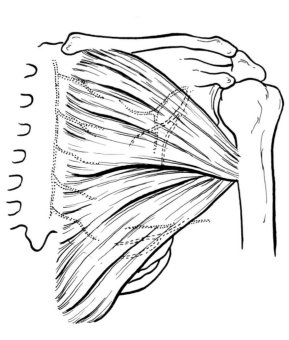

图1-3-1

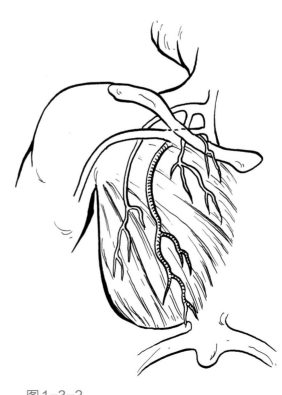

图1-3-2

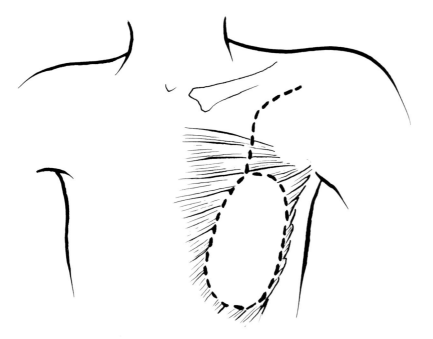

图1-3-3

❷ 按受区需要选择适当的血管蒂，术前利用超声多普勒血流仪准确探测血管蒂的走行。术中先做皮瓣内侧切口，切皮肤及深方全层胸大肌，掀起胸肌皮瓣全层，将肌肉与皮瓣的皮缘缝合固定。在蒂部于血管神经束周边2cm平行切开肌肉，形成肌袖保护血管神经束，而后作带蒂移植。若行游离移植当先探查血管蒂后再行手术（图1-3-3）。

【术中要点】 ❶ 该皮瓣适宜修复口腔颌面、肩颈部及上肢软组织缺损和功能重建。

❷ 胸大肌瓣的切取易造成胸部毁形，并可能丧失部分或全部胸大肌功能。

背阔肌肌皮瓣

【手术步骤】 ❶ 设计：背阔肌皮瓣的供血为胸背动脉及其伴行静脉，设计时在腋窝下方2.5cm与背阔肌前缘后方1.5~2.5cm垂直线的交叉处设计点，即胸背动静脉蒂的体表投影点，与骶髂关节上缘点之间弧形连线为皮瓣纵轴。皮瓣切取范围可达15cm×35cm（图1-3-4、图1-3-5）。

❷ 背阔肌皮瓣切取宜采取侧卧位，术前应用超声多普勒血流仪探测血管走行。手术时在背阔肌前缘做切口，寻找背阔肌前缘并分离背阔肌后间隙，探查血管血运情况及走行后，按设计线切开皮肤，切开肌束时宜电凝或结扎止血，至血管蒂部保留至少2cm的肌束以保护血管蒂行带蒂移植，或分离血管蒂备做游离移植（图1-3-6）。

【术中要点】 ❶ 该皮瓣是乳房再造最常应用的皮瓣之一，也常用于面颈部、肩肘部等部位的组织缺损。

❷ 术中在保护血管蒂的同时保护胸背神经的功能，便于重建神经功能。

腹直肌肌皮瓣

【手术步骤】 ❶ 设计：腹直肌肌皮瓣的供血动脉为腹壁上、下动脉，腹壁上动脉为乳内动脉的延续，腹壁下动脉起自髂外动脉。腹直肌血运丰富可靠，可设计为垂直腹直肌肌皮瓣、横行上腹直肌肌皮瓣、横行下腹直肌肌皮瓣及"L"形腹直肌肌皮瓣（图1-3-7、图1-3-8）。

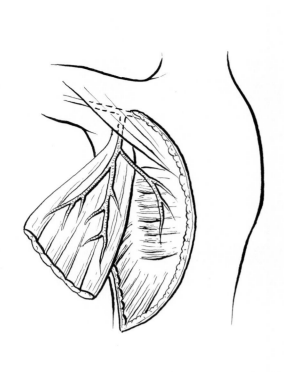

图 1-3-4

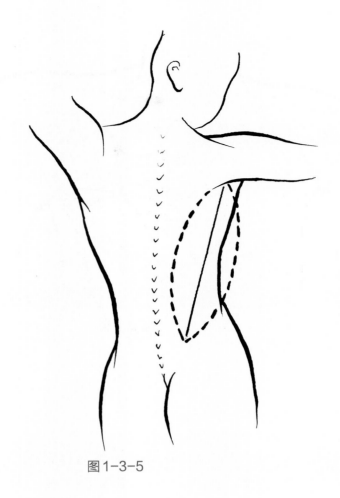

图 1-3-5

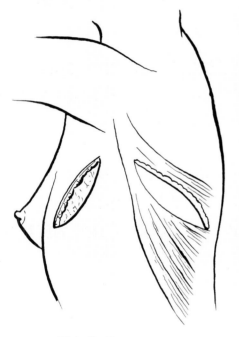

图 1-3-6

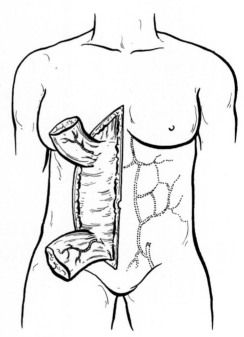

图 1-3-7

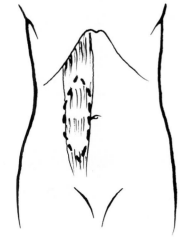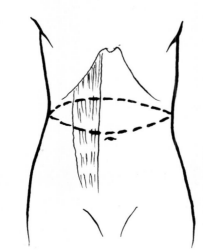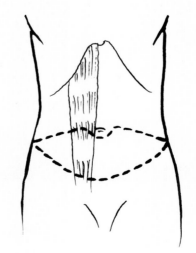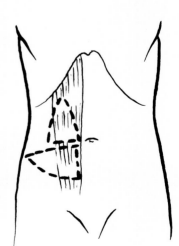

图 1-3-8

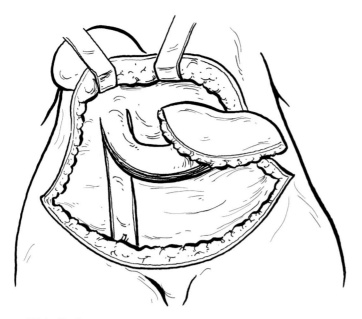

图 1-3-9

❷ 以横行下腹直肌肌皮瓣为例，术中取屈髋屈膝、上半身抬高的体位，沿设计线切开皮肤皮下至肌膜浅层，分离至血管蒂侧腹直肌边缘后，显露并结扎腹壁下动静脉及腹直肌，将皮瓣连同该侧腹直肌及部分前鞘一并掀起，而后经血管蒂侧腹直肌切口，向上解剖腹直肌分离血管蒂用于移植。可用余下的腹直肌或补片修复腹壁缺陷，再行腹部重建（图1-3-9）。

【术中要点】 ❶ 由于组织量较大，该皮瓣是乳房再造最常应用的皮瓣之一，也常用于会阴部重建等。

❷ 术中腹壁肌肉的重建十分重要，是预防术后腹壁疝等并发症的关键。

臀大肌肌皮瓣

【手术步骤】 ❶ 设计：臀大肌的滋养血管主要为臀上、下动脉，分别供应臀大肌上部肌皮瓣和臀大肌下部肌皮瓣。臀大肌上部肌皮瓣以髂后上棘与股骨大转子尖端的连线为纵轴设计皮瓣，其上中 1/3 处为臀上动脉出梨状肌上孔处，可作为旋转点（图1-3-10）。臀大肌下部肌皮瓣以骶骨中部至股骨大转子连线为纵轴设计皮瓣，在髂嵴与坐骨结节连线的中下 1/3 交点处稍内侧为旋转点（图1-3-11）。

❷ 臀大肌上部肌皮瓣　行皮瓣外上方切口，在纵轴线上寻找臀大肌和臀中肌间隙，在间隙内寻找臀上动脉浅支并保护。做远端切口，截断臀大肌移行部，而后根据血管情况做内侧切口，分离臀大肌后掀起皮瓣（图1-3-12）。

❸ 臀大肌下部肌皮瓣　在皮瓣上界切口，钝性分离臀大肌，在梨状肌下缘解剖臀下血管和臀下神经并保护。由外向内继续切开，切开臀大肌下部在各部的附着，掀起皮瓣（图1-3-13）。

【术中要点】 ❶ 带蒂臀大肌皮瓣适于修复邻近骶尾部、坐骨结节、股骨大转子等处的缺损。

❷ 亦可作为游离移植修复乳房等远处缺损。

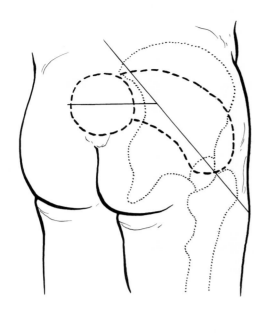

图 1-3-10

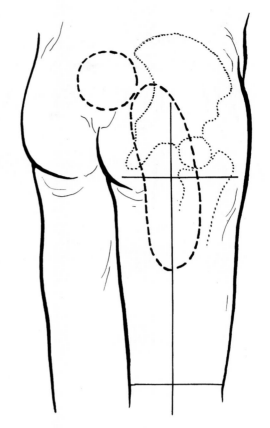

图 1-3-11

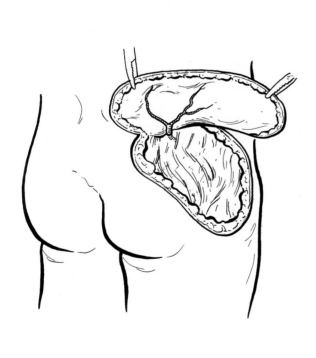

图 1-3-12

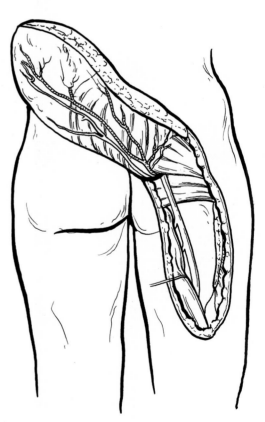

图 1-3-13

股薄肌肌皮瓣

【手术步骤】 ❶ 设计：标记耻骨结节和膝关节内侧，两点连线相当于股薄肌内侧缘，在连线的上、中2/3部后方10cm范围内设计皮瓣，以耻骨结节下约8cm处为肌皮瓣的旋转点（图1-3-14、图1-3-15）。

❷ 做肌皮瓣近端内侧缘切口，找到内收肌长头与股薄肌间隙，在肌间隙内、股薄肌1/3处解剖分离进入该肌的主要血管蒂。沿股薄肌深面由近端向远端钝性分离，保留主要血管蒂，于远端切断股薄肌后由远及近掀起肌皮瓣（图1-3-16）。

【术中要点】 ❶ 切取时随时注意将皮肤与肌肉作暂时缝合固定。

❷ 寻找股薄肌时可以大腿部唯一由外向下斜行的缝匠肌为标志，股薄肌即位于其深面。

腓肠肌肌皮瓣

【手术步骤】 ❶ 设计：腓肠肌肌皮瓣包括腓肠肌内侧头肌肌皮瓣和腓肠肌外侧头肌肌皮瓣，血供分别来自于腘动脉发出的腓肠内侧动脉和腓肠外侧动脉（图1-3-17）。

❷ 以腓肠肌内侧头肌肌皮瓣为例：皮瓣外界为小腿后中线，内界不超过胫骨内侧缘，上界可达腘横纹，下界不得低于内踝上5cm。先于腘窝处作切口，于小腿后正中线分离腓肠肌内侧头和比目鱼肌间隙，在腓肠肌近端可见内侧血管神经束并保护，而后切开皮瓣，分离并掀起腓肠肌皮瓣（图1-3-18、图1-3-19）。腓肠肌外侧头肌肌皮瓣切取方式类似，临床可根据缺损位置等选择适当方式。

【术中要点】 ❶ 该部位肌皮瓣适宜修复胫前、股骨下段、膝部等处的骨、肌腱、血管神经等外露。

❷ 可携带腓肠神经作感觉重建。

❸ 术中避免损伤腓总神经。

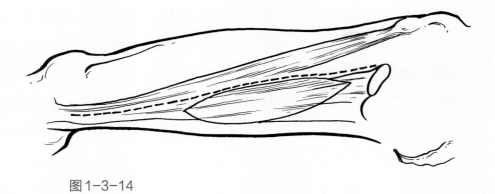

图 1-3-14

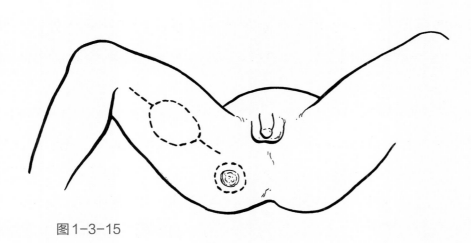

图 1-3-15

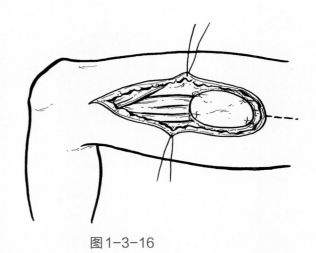

图 1-3-16

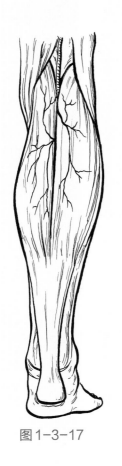

图 1-3-17

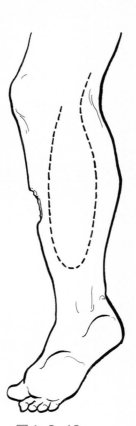

图 1-3-18

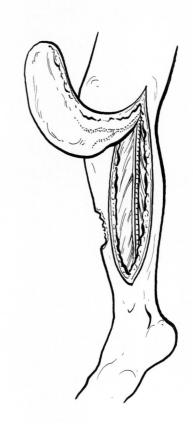

图 1-3-19

第二章

头皮与颅骨缺损的修复

扫描二维码，
观看本书所有
手术视频

第一节　额部皮肤缺损的修复

适 应 证	❶ 病变区域小于前额 1/2 的瘢痕或皮肤良性病变。
	❷ 用于修复切取额部皮瓣后遗留的继发性缺损。
禁 忌 证	❶ 前额正常皮肤区域存在毛囊炎等感染灶。
	❷ 前额残留皮肤无法扩张，如存在严重瘢痕。
术前准备	❶ 准备 1~2 个底盘面积及形态与前额预扩张皮肤相近的扩张器，扩张器容量按修复 1cm² 的缺损需要 3.5mL 的容量计算。
	❷ 术前前夜及术晨以 1∶5 000 新洁尔灭洗头。
麻 醉	局部浸润麻醉或全麻。
体 位	手术采取仰卧位。
手术步骤	皮肤软组织扩张法
	❶ 于前额预扩张区设计扩张器的注射壶的位置，于病变与正常皮肤交界处设计切口。切开皮肤、皮下，直达帽状腱膜和额肌深面。于帽状腱膜和额肌深面钝性充分分离，止血后植入扩张器（图2-1-1）。
	❷ 切口愈合后可开始注水，每次注入量为扩张器容量的 10% 左右，间隔 3~7 天注水一次，约 2~3 个月完成扩张（图2-1-2）。
	❸ 完成扩张后，取出扩张器，形成旋转或推进的扩张皮瓣，根据皮瓣面积决定切除病变的面积。如不能一次切除全部病变，可行扩张皮瓣的连续扩张（图2-1-3、图2-1-4）。
术中要点	❶ 术中扩张腔隙分离要比扩张器底盘边界大 0.5~1cm。
	❷ 术中需彻底止血，如广泛渗血，可暂时纱布填塞止血，待 48~72 小时后观察扩张腔隙，无出血后行扩张器植入。
术后处理	❶ 注水后可引起一过性头痛、恶心等症状，30 分钟不缓解，可适量抽出扩张器内液体。
	❷ 注意观察皮瓣尖端及多皮瓣相结合部位的血运及愈合情况。

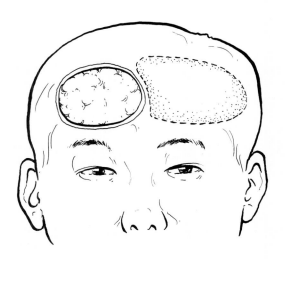

图 2-1-1

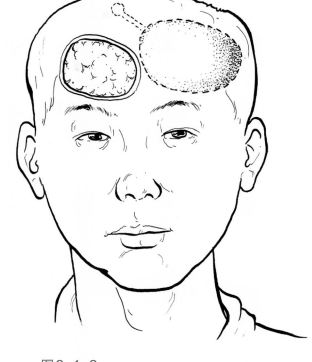

图 2-1-2

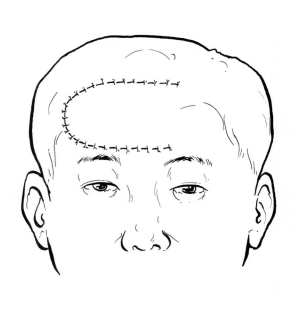

图 2-1-3

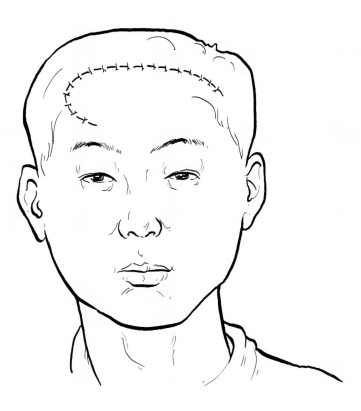

图 2-1-4

秃发及头皮缺损的修复

适 应 证	❶ 小于头皮面积 1/2 的头皮缺损：皮肤软组织扩张法。
	❷ 直径小于6cm的头皮缺损：局部皮瓣法。
	❸ 直径约6~8cm的头皮缺损，头皮缺损总量不超过头皮总面积的2/3：三瓣法，儿童也可采用四瓣法。
	❹ 修复额顶部早秃或头皮缺损：颞-顶-枕瓣法。
	❺ 较大面积颅骨外露，因全身状态不允许实施游离组织移植者：颅骨钻孔植皮法。
	❻ 较大面积颅骨外露，或已有轻度感染者：游离组织瓣法、大网膜游离移植法。
	❼ 修复瘢痕下有较多皮下组织的秃发区：毛发移植法。
禁 忌 证	头皮正常皮肤及供皮区存在感染灶。
术前准备	❶ 术区备皮，术前前夜及术晨以 1∶5 000 新洁尔灭洗头。
	❷ 如术前已存在头皮缺损，术前以抗生素盐水纱布湿敷术区，并换药至局部很少有分泌物。
麻 醉	局部浸润麻醉或全麻。
体 位	依手术部位而定。
手术步骤	

皮肤软组织扩张法

ER2-2-1
"O-Z" 皮瓣
创面修复术

❶ 于头皮预扩张区设计扩张器的注射壶的位置，于病变与正常皮肤交界处设计切口。切开皮肤、皮下，直达帽状腱膜深面。于帽状腱膜和额肌深面钝性充分分离，止血后植入扩张器。早秃畸形可在其周围放置2~3个扩张器（图2-2-1、图2-2-2）。

❷ 切口愈合后可开始注水，每次注入量为扩张器容量的10%左右，间隔3~7天注水一次，约2~3个月完成扩张（图2-2-3）。

❸ 完成扩张后，取出扩张器，形成旋转或推进的扩张皮瓣（图2-2-4），根据皮瓣面积决定切除病变的面积，关闭创面（图2-2-5）。如不能一次切除全部病变，可行扩张皮瓣的连续扩张。

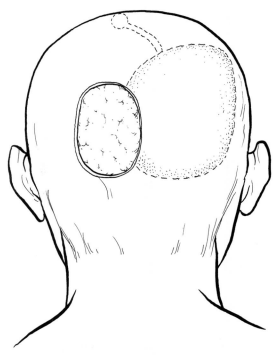

图2-2-1

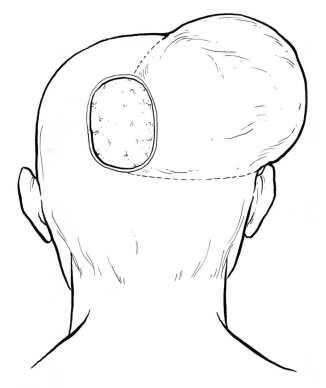

图2-2-2

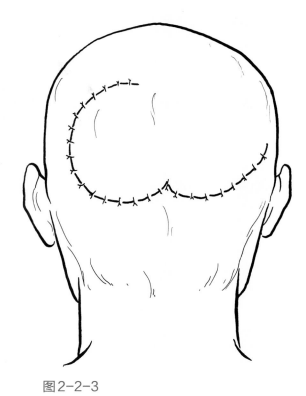

图2-2-3

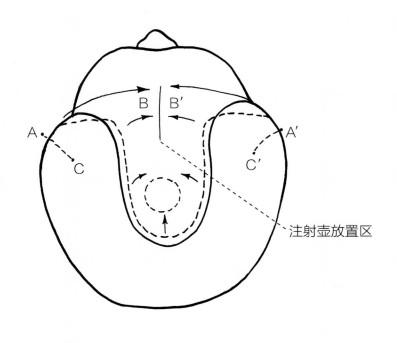

注射壶放置区

图2-2-4

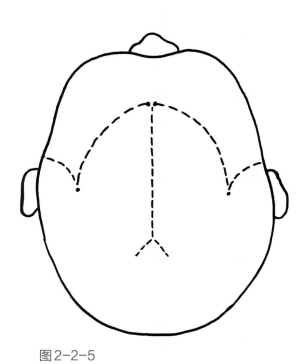

图2-2-5

局部皮瓣法

❶ 旋转皮瓣设计在缺损的邻近部位，以包含主要营养血管的外周头皮为蒂。旋转半径为缺损直径2~3倍，皮瓣伸展长度为缺损直径的4~5倍（图2-2-6、图2-2-7）。

❷ 在帽状腱膜与颅骨膜间掀起皮瓣，并在帽状腱膜层做间距约1cm与张力方向垂直的多刃切口（图2-2-8、图2-2-9）。

❸ 若单一皮瓣无法完全覆盖缺损，可在缺损邻近部位切取皮瓣，供区植皮（图2-2-10、图2-2-11）。或者，在缺损周缘设计2个皮瓣（图2-2-12、图2-2-13），甚至3个皮瓣（图2-2-14~图2-2-16）。

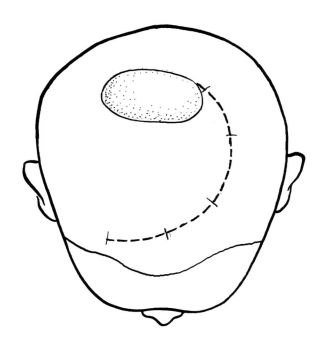

图2-2-6

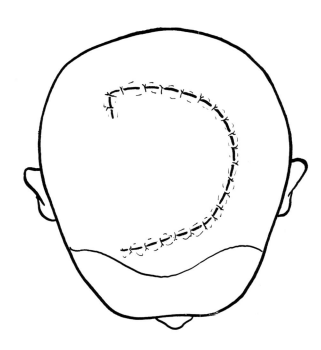

图2-2-7

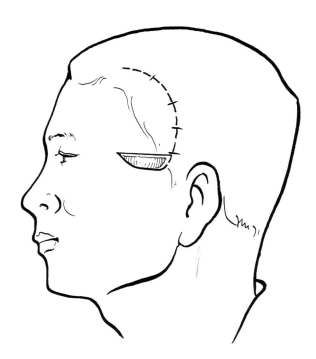

图2-2-8

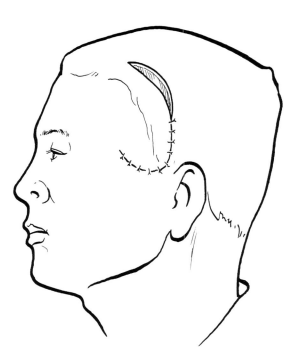

图2-2-9

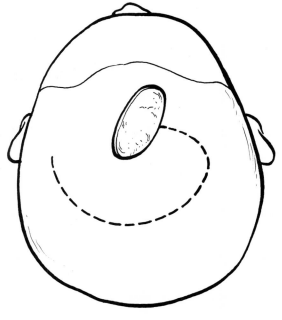

图2-2-10

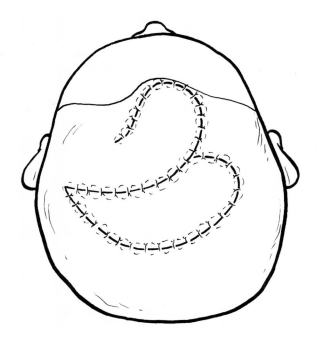

图2-2-11

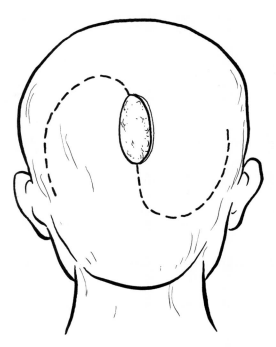

图2-2-12

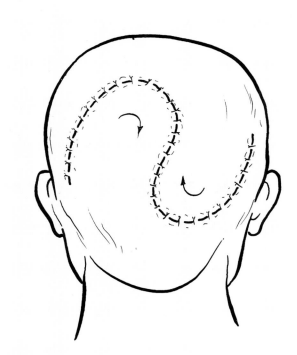

图2-2-13

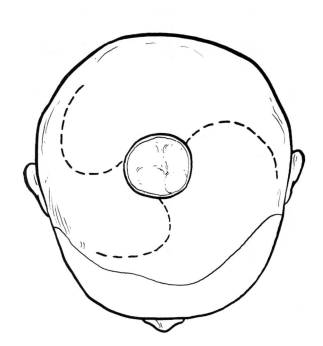

图2-2-14

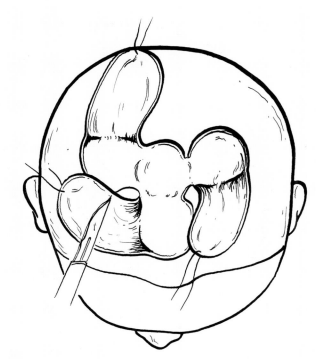

图2-2-15

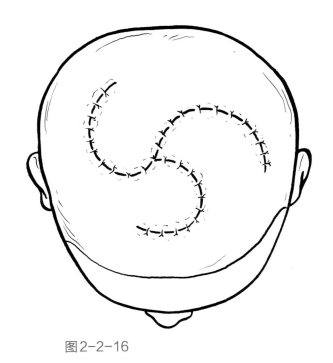

图2-2-16

三瓣法

❶ 在缺损的周缘设计两个邻位皮瓣，剩余头皮作为第三瓣的供区。三个瓣均应以知名血管为蒂，以两个邻位皮瓣修复头皮缺损，以第三瓣修复两供瓣区遗留的缺损。如不能一次修复，可在隐藏部位植皮（图2-2-17）。

❷ 按设计掀起皮瓣，在帽状腱膜层作间距约1cm与张力方向垂直的多刃切口，以使皮瓣更为舒展，覆盖头皮缺损（图2-2-18、图2-2-19）。

❸ 如缺损累及前额和发际线后头皮，则以剩余前额正常皮肤作为第一瓣修复前额，另两瓣设计同上（图2-2-20~图2-2-23）。按设计掀起并充分舒展皮瓣（图2-2-24），覆盖前额缺损（图2-2-25~图2-2-28）。

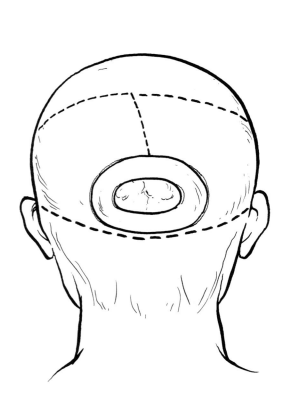

图2-2-17

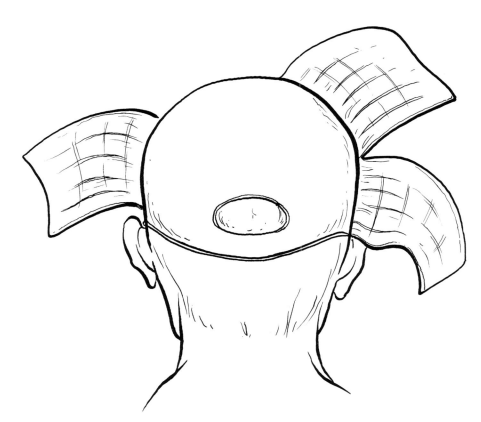

图2-2-18

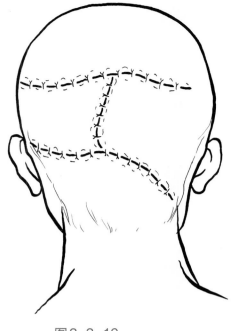

图2-2-19

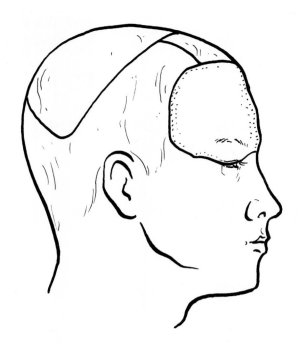

图2-2-20

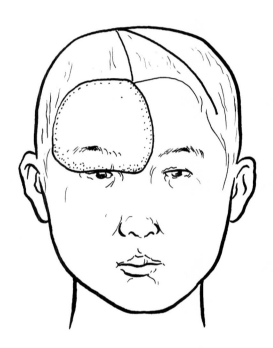

图2-2-21

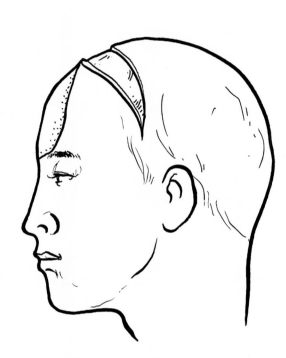

图2-2-22

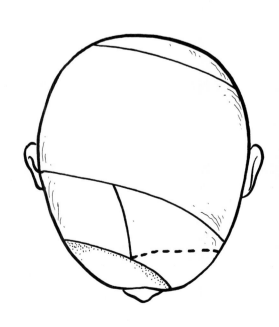

图2-2-23

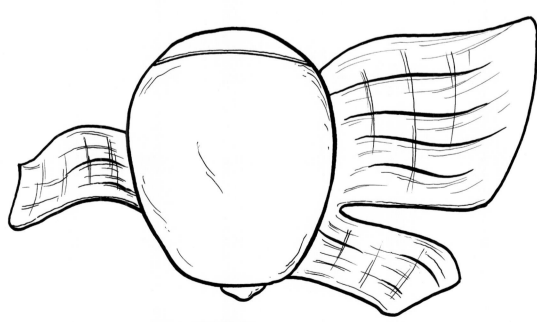

图2-2-24

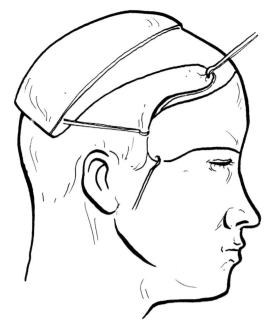

图 2-2-25

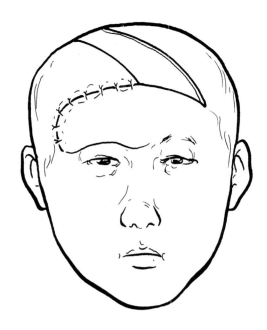

图 2-2-26

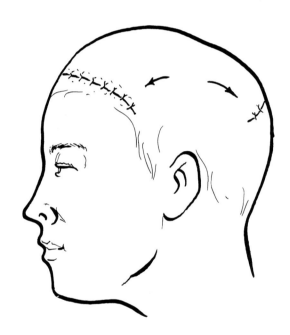

图 2-2-27

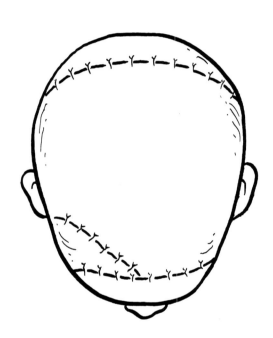

图 2-2-28

四瓣法

❶ 视缺损所在位置在缺损的周缘设计两个邻位皮瓣,剩余头皮作为另外两瓣的供区。四个瓣均应以知名血管为蒂,以两个邻位皮瓣修复头皮缺损(图2-2-29、图2-2-30)。

❷ 按设计掀起皮瓣,在帽状腱膜层作间距约1cm与张力方向垂直的多刃切口,以使皮瓣更为舒展,覆盖头皮缺损,以第三、四瓣修复两供瓣区遗留的缺损(图2-2-31、图2-2-32)。

❸ 如不能一次修复(图2-2-33~图2-2-35),在掀起并充分舒展皮瓣后(图2-2-36),按设计覆盖头皮缺损,在隐藏部位植皮(图2-2-37~图2-2-39)。

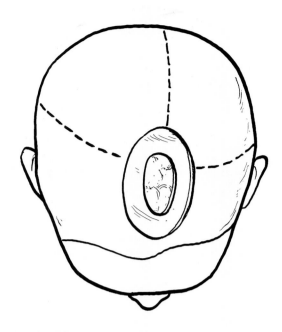

图2-2-29

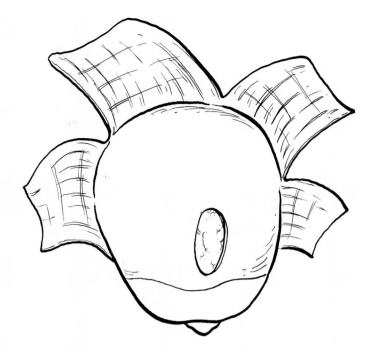

图2-2-30

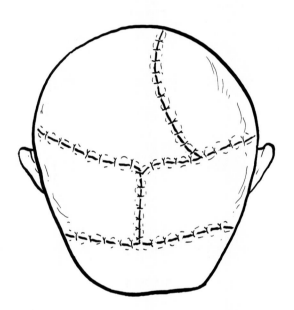

图2-2-31

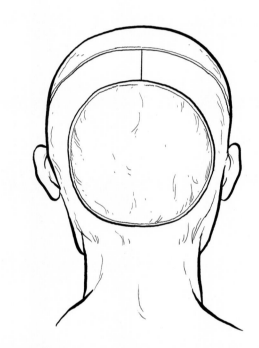

图2-2-32

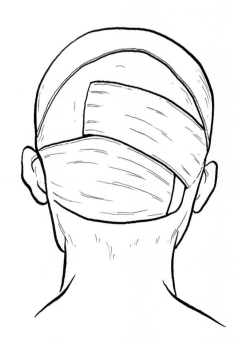

图2-2-33

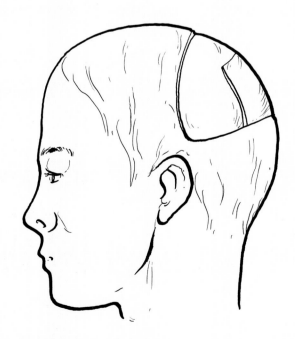

图2-2-34

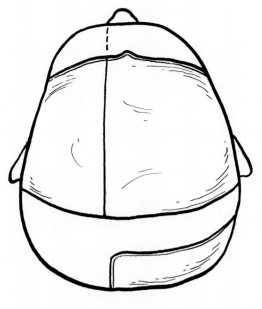

图 2-2-35

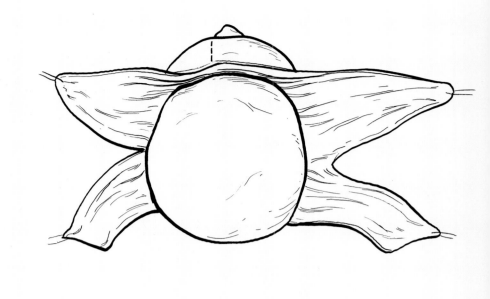

图 2-2-36

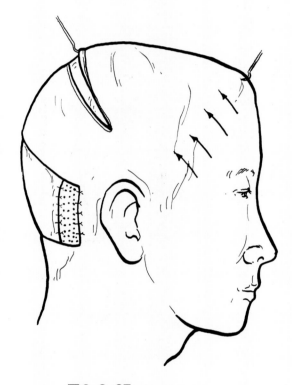

图 2-2-37

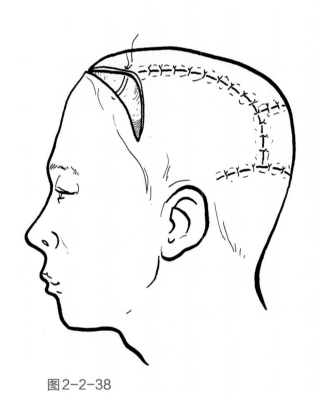

图 2-2-38

图 2-2-39

颞-顶-枕瓣法

❶ 皮瓣位于颞-顶-枕部，宽4cm，长度按照缺损大小的需求决定，最长可达25cm，皮瓣的蒂部应包含颞浅血管及其顶支（图2-2-40）。

❷ 首次手术先对皮瓣实施延迟，即在术中切开皮瓣的周缘，深达头皮全层，皮瓣过长时，可在两长边分别留有皮桥，然后将切口原位缝合（图2-2-41）。

❸ 2~3周后实施第二次手术。按原切口切开，在帽状腱膜深面掀起皮瓣。切除瘢痕，然后将皮瓣转移至头皮缺损区，供区直接缝合（图2-2-42、图2-2-43）。

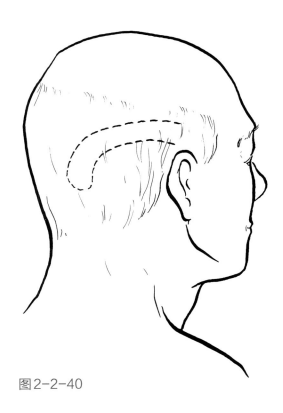

图2-2-40

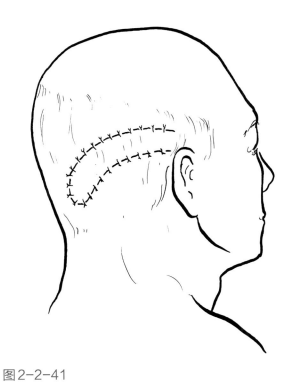

图2-2-41

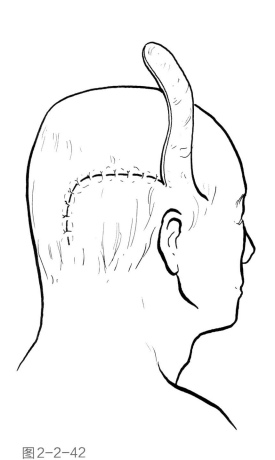

图2-2-42

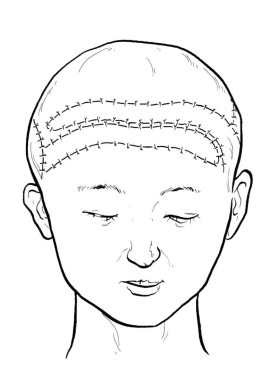

图2-2-43

颅骨钻孔植皮法

❶ 于颅骨外板每隔0.5cm钻孔至板障层，以出血为准，凡士林纱布加压包扎（图2-2-44）。

❷ 术后隔日换药，抗生素盐水纱布湿敷创面，待板障肉芽长满后，取自体刃厚皮片移植覆盖创面（图2-2-45~图2-2-47）。

游离组织瓣法

❶ 头皮清创后，于耳前解剖出颞浅动静脉，作为受区吻合血管（图2-2-48）。

❷ 根据修复头皮面积大小和所需血管蒂的长度，选用背阔肌肌（皮）瓣、腹直肌肌（皮）瓣、阔筋膜张肌肌（皮）瓣、股薄肌肌（皮）瓣等肌瓣进行游离移植，肌（皮）瓣四周与正常头皮以横行褥式缝合固定（图2-2-49）。

❸ 如用肌瓣，则取自体刃厚皮片拉网覆盖于肌瓣上，外部适当加压包扎（图2-2-50）。

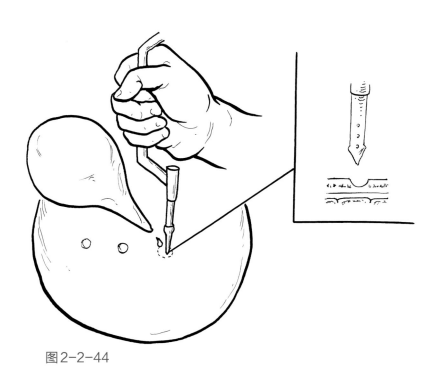

图2-2-44

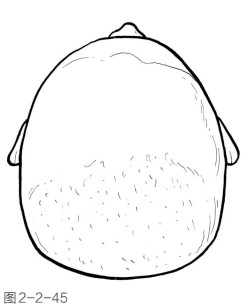

图2-2-45

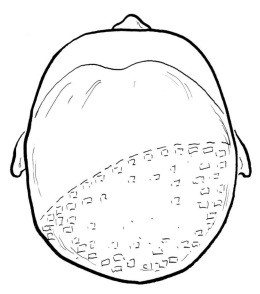

图2-2-46

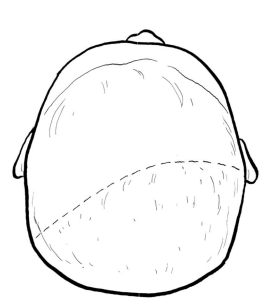

图2-2-47

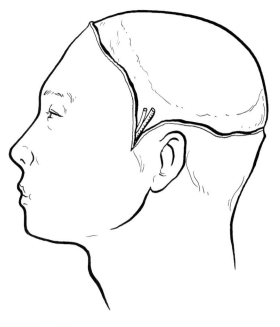

图2-2-48

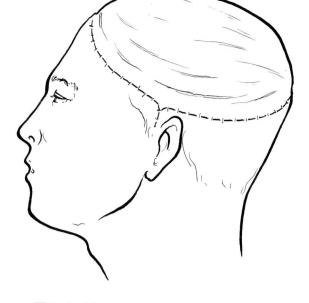

图2-2-49

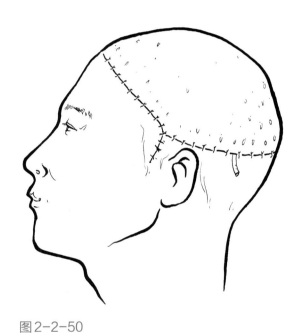

图2-2-50

大网膜游离移植法

❶ 于胃大弯自左向右逐一结扎胃网膜右动脉向胃大弯发出的分支，切断胃网膜附着于横结肠的网膜蒂和胃网膜左动静脉，取出胃网膜右动脉为供血血管的大网膜（图2-2-51）。

❷ 将胃网膜右动静脉与颞浅动静脉进行吻合，如有可能再吻合1~2根静脉，则有利于大网膜的成活（图2-2-52）。

❸ 将大网膜平铺于颅骨创面上，四周固定缝合，取自体刃厚皮片拉网覆盖于大网膜上，外部适当加压包扎（图2-2-53）。

毛发移植法

ER2-2-2
毛发移植术

❶ 移植体钻取：利用毛囊提取仪器，根据患者毛囊单位直径，选择合适的环钻口径，根据术者个人习惯及熟练程度，调节合适的转数，根据外露毛干生长角度进行钻取，提取完整高质量移植体。此过程由于外露毛干与皮下毛囊生长角度可能存在偏差，术者可以先钻取几株毛囊单位，助

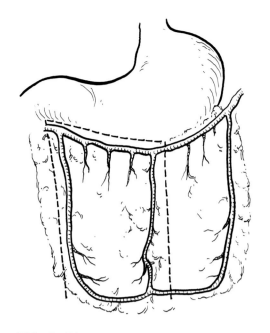

图2-2-51

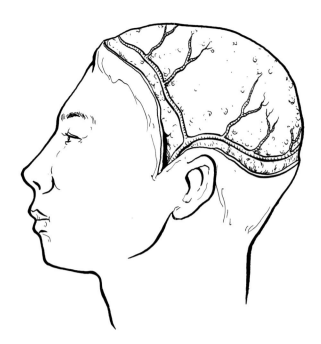

图2-2-52

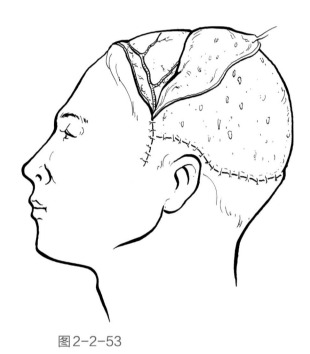

图2-2-53

手及时拔取检查毛囊单位是否出现横断及脱鞘情况，以便于术者及时对钻取的角度深度进行调整，降低横断率（图2-2-54）。

❷ 移植体拔取：术者钻取毛囊单位后，助手给予完整拔取。此过程应注意动作轻柔，避免过度夹持毛囊单位。全程低温保湿。

❸ 移植体制备：对移植体进行修整时，应去除多余的表皮、脂肪，保留完整的皮脂腺，保证毛乳头完整。此过程应全程注意移植体的低温保湿于培养液中并按照每个毛囊含有的毛发数量分类放置（图2-2-55）。

❹ 受区打孔：根据患者头皮瘢痕情况、各体毛囊单位的不同，选择合适的打孔器械。为增加瘢痕的覆盖率，笔者多采用含有两根毛发的毛囊单位或者含有三根毛发的毛囊单位（图2-2-56），含有两根毛发的毛囊单位选择1.0~1.2mm宝石刀或者20~22G注射针头进行打孔，含有三根毛发的毛囊单位选择1.5mm宝石刀或者18G注射针头进行打孔（图2-2-57）。此过程应注意打孔的深度、角度、密度。打孔的深度，术者可先用刻度尺测量移植体的长度，来决定打孔的深度。打孔的方向与角度应与瘢痕所在区域的原生发生长方向和角度保持一致。打孔的密度

视瘢痕血运而定，不建议密度过高，一般15~30FUs/cm^2（图2-2-56~图2-2-58）。

⑤ 移植体植入：制备完成的移植体进行植入。植入过程中，夹持移植体时，操作中应注意保护毛球，夹持毛干，一次无阻力植入，勿反复重插。此过程应少量从培养液中夹取毛囊单位，避免毛囊单位脱水死亡，影响成活率。

术后处理

❶ 转移皮瓣后注意观察皮瓣尖端及多皮瓣相结合部位的血运及愈合情况，如出现缺血及少量坏死，不必急于清痂，如无感染可待痂下愈合。

❷ 吻合血管的游离组织移植术后，可适当应用抗凝解痉药。

❸ 植发术后水肿处理。由于手术损伤，术中注射肿胀液等情况，患者术后会出现水肿，可采取抬高头部，48小时后适度热敷等情况缓解，并在术后做好解释工作，以免造成患者心理负担。

❹ 植发术后出血处理。由于手术损伤，供区会出现少量渗出等情况，术后给予红霉素眼膏涂抹、纱布包扎压迫止血、术后第一天进行换药清洗等处理。

❺ 植发术后疼痛处理。供区可以冰敷缓解疼痛，但不要在植发区进行冰敷，以免血管收缩阻碍血运，影响毛囊生长。

❻ 植发术后48小时清洗受区，每日一次，连续7天。先用湿毛巾敷在种植区，敷软血痂后，涂抹无刺激性洗发水，轻轻用指腹拍打清洗，再用温凉水冲洗干净。

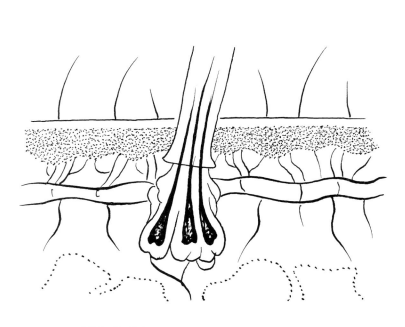

图2-2-54

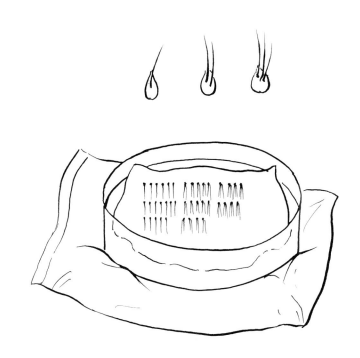

图2-2-55

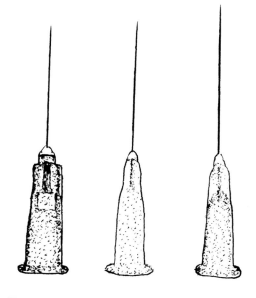

图2-2-56

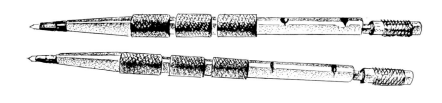

图2-2-57

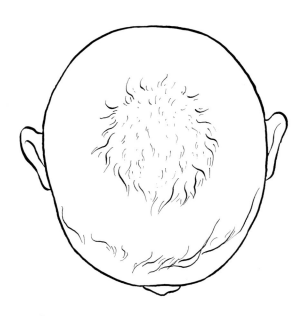

图2-2-58

第三节 颅骨缺损的修复

适 应 证　❶ 顶部较小面积的颅骨缺损，便于借用旋转头皮瓣的切口切取颅骨：自体颅骨外板移植法。

　　　　　　❷ 颅顶部较大面积的颅骨缺损：自体肋骨移植法。

禁 忌 证　❶ 局部存在明显感染。

　　　　　　❷ 颅骨修复后无足够软组织覆盖。

术前准备　❶ 术区备皮，术前前夜及术晨以1：5 000新洁尔灭洗头。

　　　　　　❷ 如术前已存在颅骨缺损，术前以抗生素盐水纱布湿敷术区，并换药至局部很少有分泌物。

麻　醉	局部浸润麻醉或全麻。
体　位	依手术部位而定。
手术步骤	

自体颅骨外板移植法

❶ 头皮瓣的位置应在颅骨缺损邻近的顶部，其设计及切取方法同第二节（图2-3-1）。

❷ 掀起头皮瓣，在远离中线的顶部按缺损的颅骨大小标记出供区颅骨的大小。以颅骨骨钻在供区的边角上分别钻孔。以剥离子经钻孔小心剥开硬脑膜，置入线锯，锯开供区的四边，取下骨块（图2-3-2、图2-3-3）。

❸ 将取下的骨块以电锯自板障层分开颅骨内外板，内板回植供区，外板植于受区，分别以钢丝固定供受区的骨板。旋转推进头皮瓣覆盖颅骨创面（图2-3-4）。

自体肋骨移植法

❶ 头皮瓣的位置应在颅骨缺损邻近的顶部，其设计及切取方法详见第2节。

❷ 于右胸前外第7肋骨上，在骨膜下切取肋骨。一次通常切取3根以下，3根肋骨可修复约100~150cm^{2}的骨缺损。以骨刀将切取的肋骨前后劈成两半，以增加修复面积，同时有利于肋骨的塑形（图2-3-5）。

❸ 以骨钻在缺损颅骨边缘内外板之间形成间隙，便于肋骨条的插入固定（图2-3-6、图2-3-7）。

❹ 将肋骨条间隔一定的间隙植于颅骨缺损的部位，肋骨条由内向外规则排列。以局部头皮瓣覆盖缺损修补区，供区不能直接缝合时可行植皮术（图2-3-8）。

术后处理	同时行硬脑膜修补者，术后注意卧床休息。

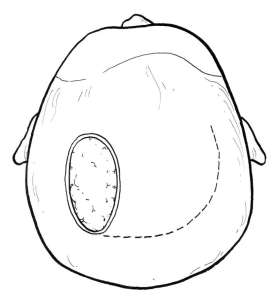

图 2-3-1

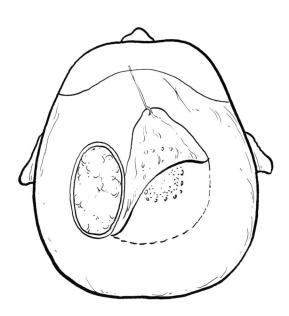

图 2-3-2

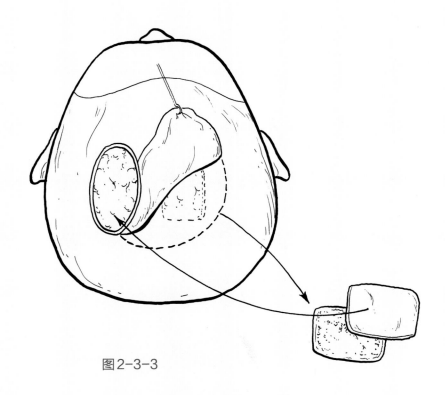

图2-3-3

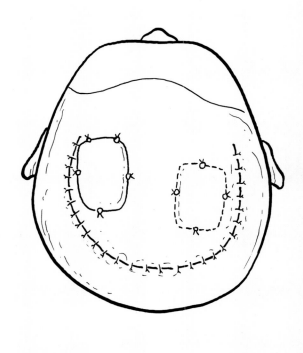

图2-3-4

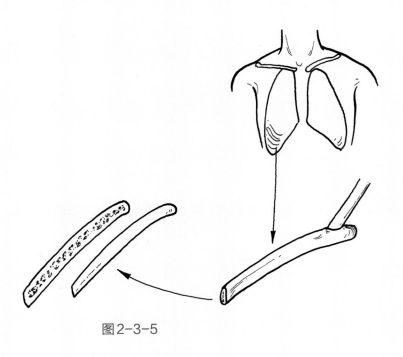

图2-3-5

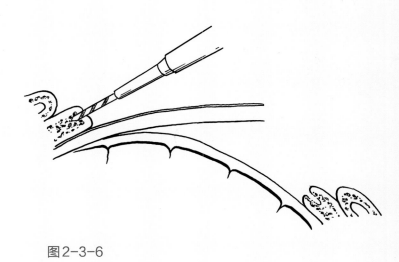

图2-3-6

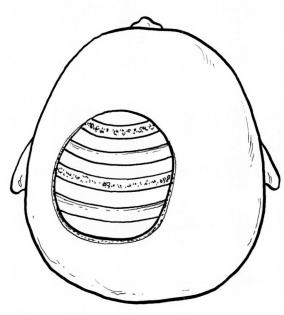

图2-3-7

图2-3-8

第三章
颅颌面骨折及颌骨畸形的整复

扫描二维码，
观看本书所有
手术视频

第一节　上颌骨骨折的整复

适 应 证　开放性上颌骨骨折，创口与骨折线相通。上颌骨骨折段移位时间较长，上颌骨各型骨折已纤维愈合，伴有咬合错乱，经牵引复位失败者。各型骨折造成的错位愈合，咬合紊乱，伤后已久，需做 Le Fort Ⅰ型骨切开术（勒福Ⅰ型骨切开术），重建咬合关系。则需采用手术复位，即重新切开错位愈合的部位，造成再次骨折，而后用合适器械撬动、推、拉，使骨折段恢复到正常解剖位置，尽量做到解剖复位。

禁 忌 证　全身情况差，危及生命的患者，应先抢救生命，待生命体征平稳后再做复位固定。软组织伤应先清创，根据需要先后缝合关闭伤口，有脑脊液漏者严禁鼻腔填塞，局部及全身应用抗生素。有深部难以控制的出血者，可先行气管切开，再填塞止血。

术前准备　X线检查是必要的辅助手段，如瓦氏位、铁氏位和全口曲面断层片，头颅CT和三维CT重建成像也是重要的辅助诊断方法，尤其是后者能精确地显示异常骨折错位的位置、大小及立体形态，对诊断和治疗均有重要参考价值。术前8小时禁食禁水。术晨做局部皮肤准备。

麻　　醉　应以安全和保证呼吸道通畅为原则，施行气管插管全身麻醉。如患者存在殆紊乱，则经鼻进行气管插管，其余情况可经口腔进行气管插管。

体　　位　手术采取仰卧位。

手术步骤　❶ Le Fort Ⅰ型骨折（勒福Ⅰ型骨折）或陈旧性上颌骨骨折错位愈合需做 Le Fort Ⅰ型骨切开术以纠正咬合时，宜做前庭沟黏膜切口。向上牵开上唇，切开双侧上颌第一磨牙之间的前庭沟黏膜及骨膜，向上剥离至梨状孔基部，显露骨折线。用骨膜剥离器沿骨折线伸入并充分撬动，用刮匙刮净骨折线内的纤维骨痂并清除碎小骨片（图3-1-1）。

ER3-1-1
面骨骨折切开复位坚固内固定术

❷ 手法复位同时令患者上下颌咬紧，如咬合关系良好，即可在相应部位钻孔，之后用钛板固定。如稳定性尚不足，可辅以颅颌弹性绷带或单颌牙弓夹板固定（图3-1-2）。

❸ Le Fort（勒福）Ⅱ、Ⅲ型骨折，因需同时显露鼻骨、眶下壁及颧骨，可在局部做皮肤切口，也可通过发际内冠状切口及睑下切口。如为单侧骨折，仅做半冠状切口及一侧睑缘下切口即可。手术方法如下：

（1）在前额发际后约3cm处，从一侧耳前颞部经额顶部至对侧耳前颞部做冠状切口。①切开头皮、皮下组织、帽状腱膜及骨膜。沿骨面及颞筋膜表面剥离、翻转前额头皮瓣。②剥离眶下壁、眶外侧及内侧壁，即可显露鼻骨、泪骨、额骨眶突、颧骨（图3-1-3）。

（2）Le Fort（勒福）Ⅱ、Ⅲ型骨折多伴有眶下壁联合颧颌缝骨折，需另做下睑下缘切口，即在睑缘下2~3mm处弧形切开皮肤、皮下及骨膜，分离显露眶下骨折线，复位后将上颌骨额突及颧突两处做固定即可（图3-1-4）。

图 3-1-1

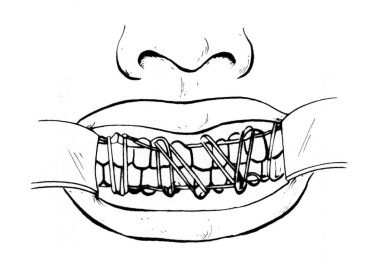

图 3-1-2

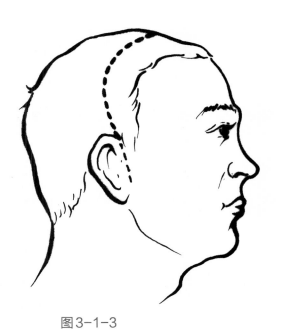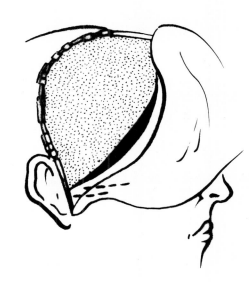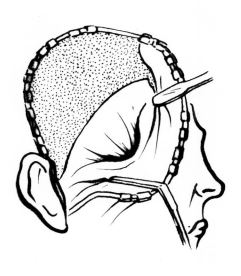

图 3-1-3

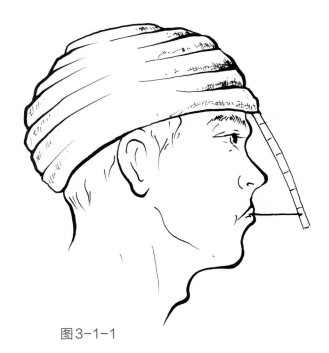

图 3-1-4

术中要点	❶ 软组织伤常与骨折一并处理。先行软组织清创关闭口内伤口，为骨折愈合创造条件，然后再行骨折固定。有裸露的创面时应采用皮瓣或皮片覆盖修复。
	❷ 睑缘下切口应注意保护内眦韧带；此切口可充分显露眶外侧壁及颧骨颧弓；如有上颌骨颧颌缝、颧骨眶突及颧弓骨折，均可在复位后用医用不锈钢丝或微型钛板固定。
术后处理	术后根据手术情况建议应用抗生素1~3天。抗生素可选择青霉素类、头孢类抗生素等。术后建议3个月复查，并进行影像学检查，观察骨折愈合情况。要提醒患者合理饮食，循序渐进地恢复咬合功能。如患者有拆除钛板的意愿，则建议在术后8个月至1年拆除钛板。

第二节　　下颌骨骨折的整复

适应证	下颌骨体部正中骨折、颏孔部位骨折、下颌角骨折及髁突颈部骨折，有错位及殆紊乱。
禁忌证	全身情况差，危及生命的患者，应先抢救生命，待生命体征平稳后再做复位固定。软组织伤应先清创，根据需要先后缝合关闭伤口，局部及全身应用抗生素。有深部难以控制的出血者，可先行气管切开，再填塞止血。
术前准备	X线检查是必要的辅助手段，如瓦氏位、铁氏位和全口曲面断层片，头颅CT和三维CT重建成像也是重要的辅助诊断方法，尤其是后者能精确地显示异常骨折错位的位置、大小及立体形态，对诊断和治疗均有重要参考价值。术前8小时禁食禁水。术晨做局部皮肤准备。
麻　　醉	应以安全和保证呼吸道通畅为原则，施行经鼻腔气管插管全身麻醉。
体　　位	手术采取仰卧位。
手术步骤	❶ 下颌骨正中联合部骨折，可采用颏下切口及口内切口进路，即在下颌前庭沟底于下颌双侧尖牙之间横行切开黏膜、黏膜下组织及骨膜，用骨膜剥离器将骨膜分离，显露骨折线。移位骨段手法复位后，采用小钛板，上下各固定一枚。夹板放置在牙根尖下方。此切口可用于颏孔部位骨折，不同的是剥离范围要过颏孔远中，注意保护颏神经。夹板放置颏孔骨折线近下颌体下缘，术后宜在双侧下颌第一磨牙之间附加单颌牙弓夹板做辅助固定（图3-2-1、图3-2-2）。
	❷ 下颌角骨折颌下切口进路。切开皮肤、皮下组织、颈阔肌。骨折线位于

咬肌区后方，应切开颈深筋膜，分离解剖面动脉及面前静脉，必要时结扎切断该血管，注意保护面神经下颌缘支。从下颌下缘切断咬肌后份，沿骨面向上分离掀起咬肌，显露骨折线，如错位明显，应清除其周围血块或纤维肉芽组织，用持骨钳夹持两骨断端，手法复位。

❸ 选用小钛板，先在设定部位钻孔，再将螺钉就位后逐一拧紧。如采用偏心动力加压接骨板，仅在靠下颌体下缘安置一枚即可。最后清洗创口，分层缝合肌肉、皮下及皮肤，创腔内置入一枚橡皮片引流。

❹ 下颌角骨折口内切口进路。在翼下颌韧带前1cm处做纵行切口，切开黏膜下至磨牙后外侧，切开骨膜，显露下颌支前缘及外斜嵴，剥离骨膜直至下颌角外侧面，显露骨折线用骨膜剥离器及持骨钳，撬动复位。在恢复正常咬合关系后，用口内专用器械，将螺钉拧紧。若无条件，可在相应口外皮肤上做两个长0.5cm小切口，钝性分离至小型接骨板的眼孔，伸入特制套筒扳手，将螺钉拧紧（图3-2-3）。

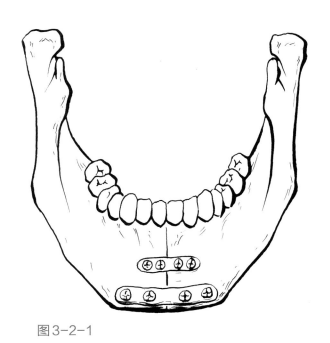

图3-2-1

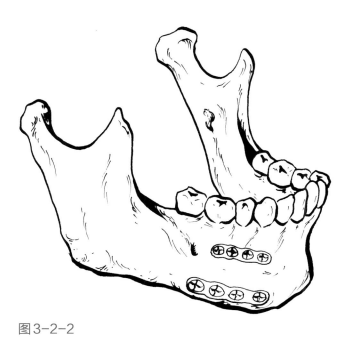

图3-2-2

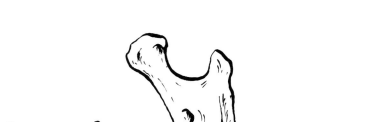

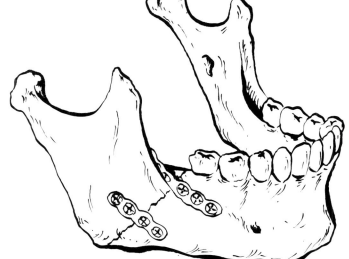

图3-2-3

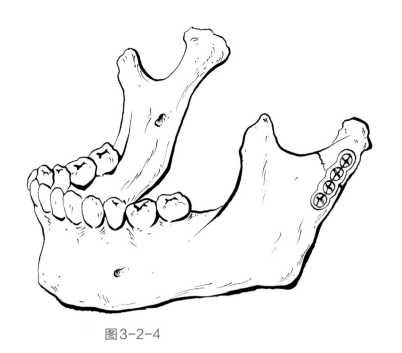

图 3-2-4

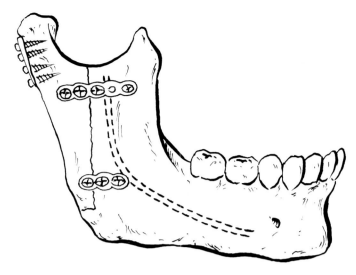

图 3-2-5

❺ 髁突颈部骨折。髁突颈部骨折高位者由关节头折裂至髁颈前下；低位者多由髁颈前折裂至髁颈后下方。

❻ 髁突颈部高位骨折骨间固定术宜由上入路，即由颞部至耳前做弧形切口，为隐蔽起见，耳前切口应沿耳轮脚皱褶至耳屏游离缘。切开皮肤，沿颞筋膜表面翻起皮瓣，耳屏前切开皮肤，沿软骨表面向前分离，在颧弓表面紧贴骨膜向前分离，显露关节囊。切开关节囊，必要时为使髁突复位，可切断大部分翼外肌。

❼ 在充分剥离关节头及颈部显露骨折线后，用自动牵引器牵拉暴露术野。将微型接骨板横跨骨折线用螺钉固定。术后分层缝合关节囊、皮下组织及皮肤。皮肤缝合宜用5-0细丝线，创腔内放置橡皮片引流（图3-2-4）。

❽ 髁突颈部低位骨折骨间固定术应从下颌下切口入路，切断咬肌附着，翻起咬肌，钝性分离达髁突颈部至显露骨折线。在下颌下切迹后斜面分离，并切断部分翼外肌，用剥离器将前移的髁突颈复位，可用小钛板固定（图3-2-5）。

术中要点 ❶ 软组织伤常与骨折一并处理。先行软组织清创关闭口内伤口，为骨折愈合创造条件，然后再行骨折固定。有裸露创面时应采用皮瓣或皮片覆盖修复。

❷ 下颌角骨折口内切口入路，应有良好的纤维光束照明。

术后处理 术后均应进流食2周，软食4~6周。术后根据手术情况建议应用抗生素1~3天。抗生素可选择青霉素类、头孢类抗生素等。术后建议3个月复查，并进行影像学检查，观察骨折愈合情况。要提醒患者合理饮食，循序渐进地恢复咬合功能。如患者有拆除钛板的意愿，则建议在术后8个月至1年拆除钛板。

适 应 证　　适用于无嵌顿的颧骨颧弓闭合性骨折，即单纯性颧骨骨折。

禁 忌 证　　全身情况差，危及生命的患者，应先抢救生命，待生命体征平稳后再做复位固定。软组织伤应先清创，根据需要先缝合关闭伤口，局部及全身应用抗生素。

术前准备　　X线检查是必要的辅助手段，头颅CT和三维CT重建成像也是重要的辅助诊断方法，尤其是后者能精确地显示异常骨折错位的位置、大小及立体形态，对诊断和治疗均有重要参考价值。术前8小时禁食禁水。术晨做局部皮肤准备。

麻　　醉　　应以安全和保证呼吸道通畅为原则，施行经鼻腔或经口气管插管全身麻醉。

体　　位　　手术采取仰卧位，头偏向健侧。

手术步骤

经口内切开复位术

❶ 沿磨牙前庭沟做长2~3cm切口，切开黏膜。

❷ 用大弯止血钳钝性分离至颧骨后间隙，然后改用扁平骨膜分离器伸入，其末端置于颧骨体深面，以上颌颧牙槽嵴为支点，向外用力撬动，左手指放在颧骨颧弓表面触摸，如撬动时闻及骨擦音，即可同时触到骨段向外移位，不需固定或结合面部小切口微型钛板固定。必要时可摄X线片证实（图3-3-1）。

❸ 口内前庭沟切口结合面部小切口或眼睑缘下切口可解剖复位颧骨颧弓骨折，选用微型钛板固定（图3-3-2）。

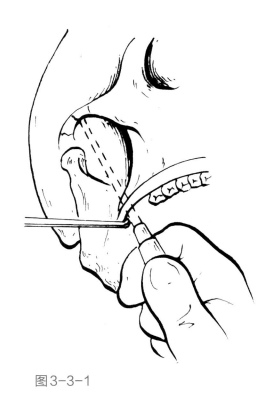

图3-3-1　　　　　　　　　　　　　　　　　图3-3-2

术中要点	软组织伤常与骨折一并处理。先行软组织清创关闭口内伤口，为骨折愈合创造条件，然后再行骨折固定。有裸露的创面时应采用皮瓣或皮片覆盖修复。原则上力争达到多点固定，最少应达到三点固定。
术后处理	术后骨折区周围可垫高包扎，防止再受压错位。给予患者流食7天，以免咬肌牵拉移位。术后根据手术情况建议应用抗生素1~3天。抗生素可选择青霉素类、头孢类抗生素等。术后建议3个月复查，并进行影像学检查，观察骨折愈合情况。如患者有拆除钛板的意愿，则建议在术后8个月至1年拆除钛板。

第四节　上颌骨畸形的整复

一　上颌前部骨切开术

适 应 证	❶ 主要用于矫治安氏Ⅰ类错𬌗的上颌前牙及牙槽骨前突。
	❷ 配合其他正颌手术矫治某些复合性牙颌面畸形。
禁 忌 证	❶ 骨骼尚未发育完全的生长期不宜行手术治疗。
	❷ 全身或口腔颌面部有急性或慢性感染。
	❸ 患者对手术美容效果要求过高而难以实现者。
术前准备	X线检查是必要的辅助手段，头颅CT和三维CT重建成像也是重要的辅助诊断方法，尤其是后者能精确地显示畸形骨的位置、大小及立体形态，对诊断和治疗均有重要参考价值。术前8小时禁食禁水。术晨做局部皮肤准备。
麻 醉	应以安全和保证呼吸道通畅为原则，施行经鼻腔气管插管全身麻醉。
体 位	手术采取仰卧位。
手术步骤	❶ 于术前1个月或术中拔除双侧第一前磨牙并保留其间隙。本节主要介绍经唇侧入路的上颌前部骨切开术（图3-4-1）。
	❷ 切口与显露。于上颌口腔前庭沟底的唇颊侧，自两侧上颌第一磨牙相应部沿唇颊沟底走行方向，做黏膜切口，深达骨面。剥离黏骨膜，显露上颌骨前壁、前鼻棘、梨状孔缘及骨性鼻底前份，注意保持鼻底黏骨膜的完整性，避免穿通鼻腔（图3-4-2）。
	❸ 于双侧上颌尖牙根尖上约5mm的骨外板处，分别钻刻线标记。在第一前磨牙无牙区自骨面分离其颊侧黏骨膜。继用薄型骨膜分离器，分离并置入一侧鼻腔外侧骨壁与骨膜之间。用同法于对侧施术。

ER3-4-1
正颌手术

❹ 按设计的去骨量先在第一前磨牙区的颊侧牙槽骨部，用骨钻做出两条骨切开线。然后于对侧同样施术（图3-4-3）。

❺ 用鼻中隔骨凿自骨性鼻底部将鼻中隔与上颌前份分离直达水平骨切开线。继用骨钻与骨凿配合，分别在相应两侧第一前磨牙区，过梨状孔缘，横贯骨性鼻底，按设计的去骨量做两条平行的骨切开线，并与两侧第一前磨牙颊侧骨切开线相连。去除二骨切开线之间的骨质，避免损伤其腭侧的黏骨膜。用手指或上颌松动钳向下离断已切开的上颌骨段，但切勿撕裂其腭侧黏膜蒂（图3-4-4、图3-4-5）。

❻ 复位固定：将前颌骨移向后方复位至设计的理想位置，并与戴入下颌的𬌗引导板吻合。建立上、下颌前牙列的协调关系。然后用预制带挂钩的上颌全牙列方弓丝，嵌置于牙面唇侧锁槽内，栓结固定。检查骨段就位正确后，分别在其左右侧用微型钛板做坚固内固定。再用橡皮圈做暂时颌间加强固定（图3-4-6）。

❼ 冲洗创腔，缝合切口。

术中要点　　　　正确、精细施术，特别防止损伤软组织蒂，以免引起骨段血运障碍所致并发症。术中及术后均应注意观察后移骨段的牙龈黏膜色泽，如有发绀、苍白等血运障碍现象，应查明原因，及时处理。

术后处理

❶ 术后根据手术情况建议应用抗生素1~3天。抗生素可选择青霉素类、头孢类抗生素等。术后建议3个月复查，并进行影像学检查，观察骨折愈合情况。

❷ 术后注意保持𬌗板与上下牙列的正常咬合关系。

❸ 对采用钛板做骨内坚固内固定者，术后5~7天解除颌间弹性牵引辅助固定。如未用小钛板固定者，则需颌间弹性牵引固定6~8周。如患者有拆除钛板的意愿，则建议在术后8个月至1年拆除钛板。

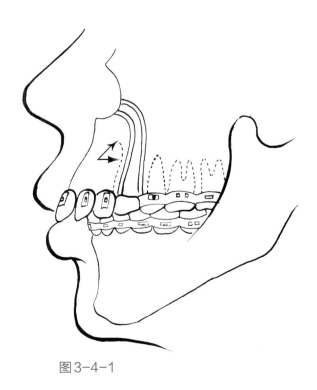

图3-4-1

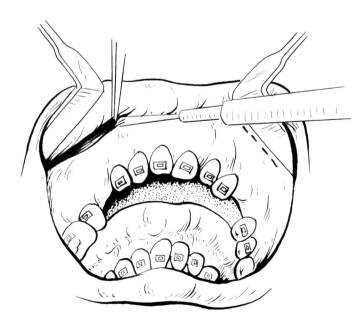

图3-4-2

053

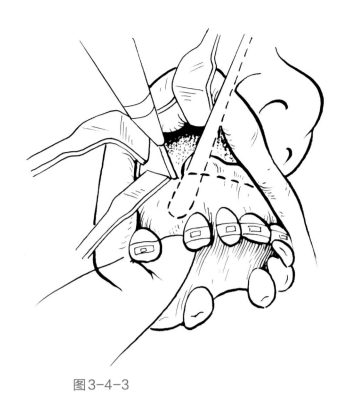

图3-4-3

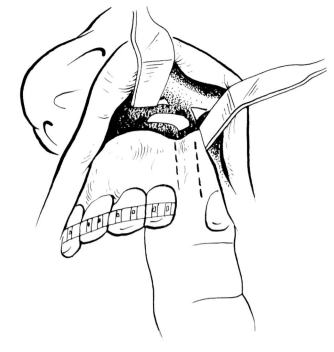

图3-4-4

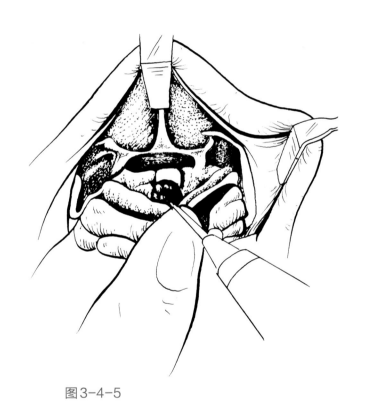

图3-4-5

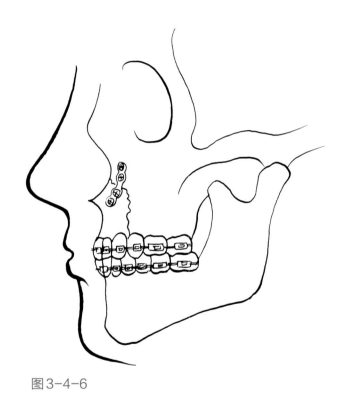

图3-4-6

二　　　上颌骨Le Fort Ⅰ型骨切开术

适 应 证　　❶　矫治上颌骨前后向及垂直向发育不足；垂直向发育过度以及不对称性
　　　　　　　　畸形。

　　　　　　❷　与其他正颌手术配合，矫治上、下颌双颌畸形。

禁 忌 证　　❶　骨骼尚未发育完全的生长期不宜施术。

　　　　　　❷　全身或口腔颌面部有急性或慢性感染。

　　　　　　❸　患者对手术美容效果要求过高而难以实现者。

术前准备	X线检查是必要的辅助手段，头颅CT和三维CT重建成像也是重要的辅助诊断方法，尤其是后者能精确地显示畸形骨的位置、大小及立体形态，对诊断和治疗均有重要参考价值。术前8小时禁食禁水。术晨做局部皮肤准备。
麻　醉	应以安全和保证呼吸道通畅为原则，施行经鼻腔气管插管全身麻醉。
体　位	手术采取仰卧位。
手术步骤	❶ 上颌Le Fort Ⅰ型骨切开术因矫治畸形的要求不同，在某些环节的处理上略有不同，但其基本手术步骤一致。现在以前徙上颌矫治上颌前后向发育不足为例，描述典型的手术过程。

❷ 切口与显露：在上颌口腔前庭沟底唇颊侧黏膜部，自一侧颧牙槽嵴对应处，沿前庭沟走向做黏膜切口至对侧相应处，深透骨膜。由切口起端，自颧牙槽嵴向后上，紧贴骨面做潜行分离直达翼突，但切口龈方的黏骨膜不予剥离。并于对侧同法施术。继沿上颌骨前、外侧壁向上剥离黏骨膜至显露眶下孔下，再由梨状孔缘分离鼻腔外侧壁及鼻底黏骨膜。显露骨性鼻底的前部，慎勿穿通鼻腔（图3-4-7、图3-4-8）。

❸ 用小裂钻分别在双侧上颌尖牙及第一磨牙根的相应上颌骨壁做一垂直向浅骨沟，作为测量上颌骨前移度的标志。再于上颌尖牙及第一磨牙根尖之上4~5mm平面做一水平向骨沟，作为水平骨切开线的平面标记。用往复式微型骨锯沿设计的骨切开线，自一侧梨状孔缘向后达上颌骨后壁与翼突联结部做骨切开。继用骨刀凿开上颌骨后壁，转而经梨状孔外侧缘的骨切开间隙，用小型骨刀凿开上颌窦内侧壁，使与后壁的骨切开线相连。继以同法在对侧施术（图3-4-9）。

❹ 用鼻中隔骨凿，自上颌前鼻棘梨状沟处紧贴鼻中隔基底，由前向后将鼻中隔完全离断，与上颌骨分离。用弯形骨刀，经颧牙槽嵴潜行分离部进入，将刀刃置于翼突与上颌后壁连结部，随即以稳、准、适度的敲击力，逐步深入，直至将翼上颌连接部完全分离。注意勿折断翼突（图3-4-10、图3-4-11）。

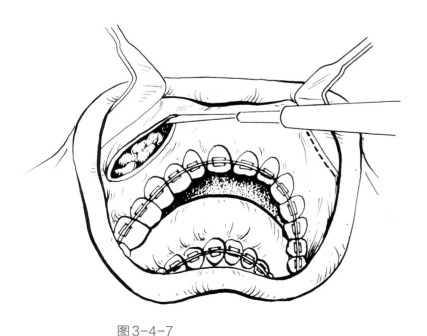

图3-4-7　　　　　　　　　　　　　　　　　图3-4-8

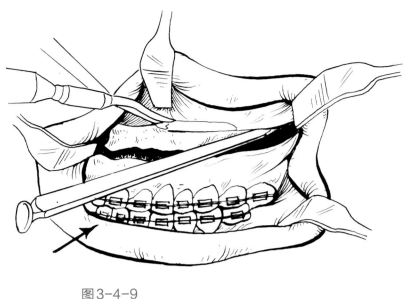

图3-4-9

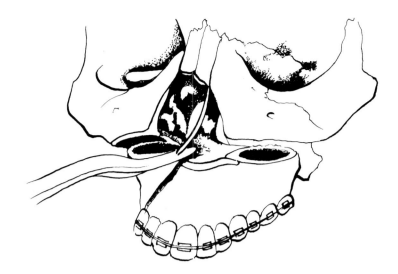

图3-4-10

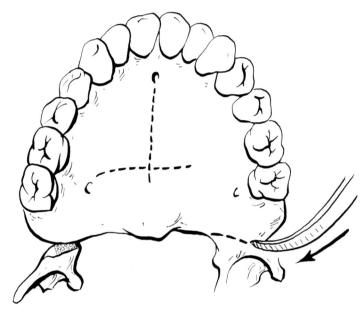

图3-4-11

❺ 用宽厚骨凿分别插入两侧的颧牙槽嵴部的骨切开间隙，轻轻撬动分离已切开的上颌骨段，用术者双手的拇指与示指，持紧骨段，同时向下施压，直至上颌骨段完全向下断离。如仍感骨段向下离断不全时，可采用两把上颌松动钳，分别夹持左右侧鼻底及腭部，缓慢施力，松动已分离的上颌骨段，使能牵引至设计的矫正位置。在向下断离上颌骨段后，立即检查创腔内的出血点，特别是位于上颌后内侧壁部来自腭降动脉的活动出血点，并用银夹彻底止血（图3-4-12）。

❻ 复位固定：用圆钻磨平骨切开面可能存在的骨棘，将预制的殆导板戴入上颌，牵引前徙上颌骨段至设计位置，并借殆板与下颌牙列咬合面吻合，然后用橡皮圈做颌间弹性固定。查证骨段就位正确后，用微型钛板做骨间固定（图3-4-13）。

❼ 检查上颌骨段按设计要求复位、固定牢靠后，缝合切口。

术中要点　❶ 上颌Le Fort Ⅰ型骨切开后，带有整个牙列的骨段主要靠附着其上的黏骨膜蒂保持血供，故手术全程均应避免损伤附着的软组织，特别是腭侧黏骨膜蒂，以免术后发生复位骨段血供障碍，引起严重的并发症。

② 在离断上颌骨后内侧壁时，应尽量避免损伤经过此处的腭降动脉。尽管血管断裂不致影响骨段的血供，但必须尽快查到出血点止血，以免引起术中或术后的大出血。

术后处理 ① 术后根据手术情况建议应用抗生素1~3天。抗生素可选择青霉素类、头孢类抗生素等。术后建议3个月复查，并进行影像学检查，观察骨折愈合情况。

② 术后注意保持𬌗板与上下牙列的正常咬合关系。

③ 对采用钛夹板做骨内坚固内固定者，术后5~7天解除颌间弹性牵引辅助固定。如患者有拆除钛板的意愿，则建议在术后8个月至1年拆除钛板。

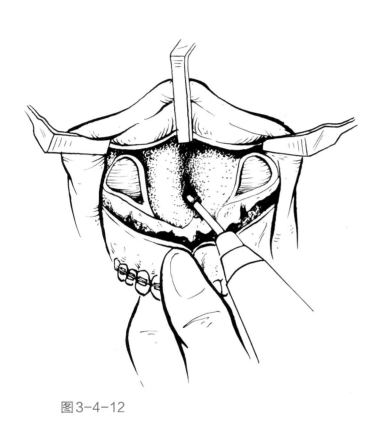

图3-4-12

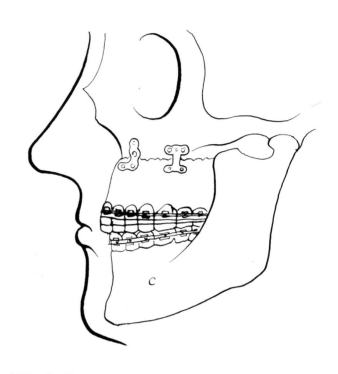

图3-4-13

第五节　下颌骨畸形的整复

一　颏成形术

适 应 证　颏部后缩、前突，颏部水平或垂直向发育不足或过度，以及颏部偏斜等畸形。

禁 忌 证　① 骨骼尚未发育完全的生长期不宜施术。

② 全身或口腔颌面部有急性或慢性感染。

③ 患者对手术美容效果要求过高而难以实现者。

术前准备	X线检查是必要的辅助手段，头颅CT和三维CT重建成像也是重要的辅助诊断方法，尤其是后者能精确地显示畸形骨的位置、大小及立体形态，对诊断和治疗均有重要参考价值。术前8小时禁食禁水。术晨做局部皮肤准备。

麻　　醉　应以安全和保证呼吸道通畅为原则，施行经鼻腔气管插管全身麻醉。

体　　位　手术采取仰卧位。

手术步骤

ER3-5-1
颏部截骨成
形术

❶ 切口与显露：于口腔前庭龈颊沟底上约1.5cm，在左右第一前磨牙之间相应唇黏膜部，沿口腔前庭沟走行方向切开唇侧黏膜，并斜行向下切开肌层、骨膜。用骨膜剥离器自骨面分离软组织达下颌下缘。解剖显露颏孔及出孔的颏神经血管束，妥善隔离保护（图3-5-1~图3-5-3）。

❷ 于颏中线骨外板钻刻一垂直向骨沟作为中线标记。再按设计线于下颌前牙根尖下约5mm平面，经颏孔下方，做水平骨切开线标记。用微型骨锯或骨钻，沿水平骨切开线由唇侧至舌侧骨外板全层切开颏部骨质（图3-5-4）。

❸ 用骨凿分离颏部骨段：按计划牵移颏部骨段至设计的理想矫治位（图3-5-5、图3-5-6）。

❹ 固定：用微型钛板做骨内坚固固定，亦可用骨内钢丝固定（图3-5-7）。

❺ 缝合：检查骨段固位良好后，分层对位缝合伤口。

❻ 用压力粘贴敷料，在下唇上提位，于唇颏部做加压固定。

术中要点

❶ 在行颏部骨切开时，欲牵移的颏部骨段必须保持颏肌附着，以维持血供，防止术后骨吸收。

❷ 在显露颏部唇颊侧骨面时，应防止损伤出颏孔后穿入软组织的颏神经，在行骨切开时，骨切开线应在颏孔下缘下3~4mm，以免损伤出孔前的下牙槽神经末端。

❸ 在切开颏部骨段内侧骨板时，应防止损伤其舌面的肌组织，引起术后口底血肿。

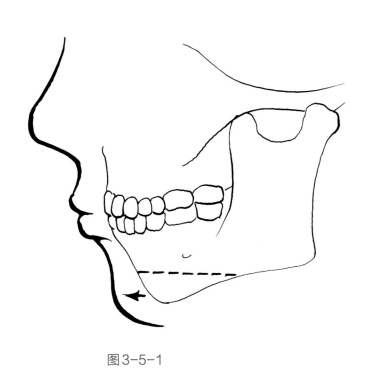

图3-5-1

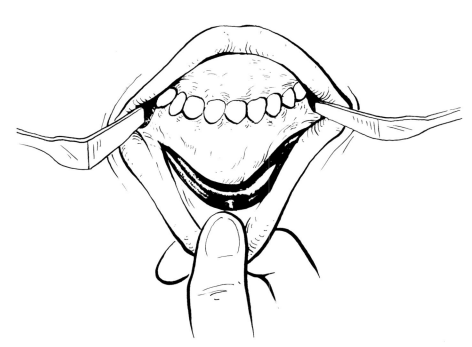

图3-5-2

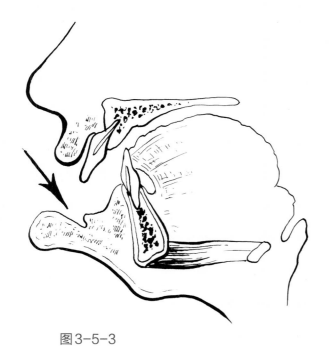

图3-5-3

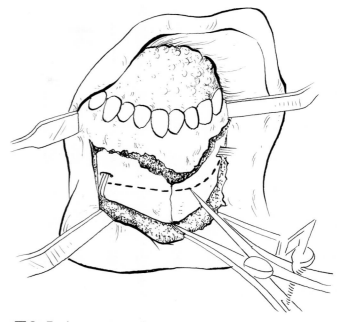

图3-5-4

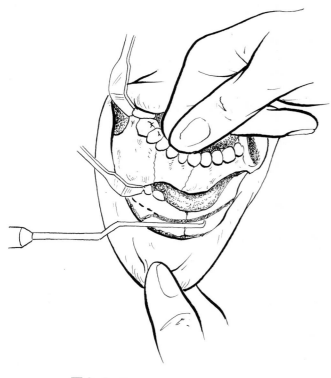

图3-5-5

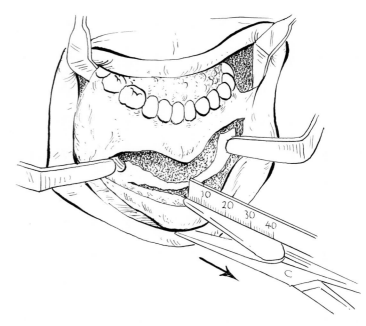

图3-5-6

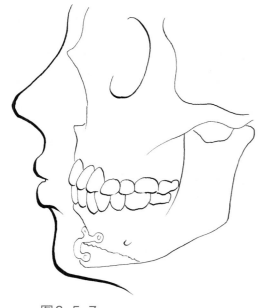

图3-5-7

术后处理	❶ 术后可能出现下唇、颏部麻木不适感，术前宜向患者说明。
	❷ 术后有口底水肿、血肿者，应密切注意呼吸道通畅，以防意外。
	❸ 术后根据手术情况建议应用抗生素1~3天。抗生素可选择青霉素类、头孢类抗生素等。
	❹ 术后建议3个月复查，并进行影像学检查，观察骨折愈合情况。如患者有拆除钛板的意愿，则建议在术后8个月至1年拆除钛板。

二　下颌支矢状骨劈开术

适 应 证	❶ 主要用于真（骨）性下颌前突，安格尔错𬌗分类的Ⅲ类错𬌗。
	❷ 与其他手术配合，矫治伴有下颌前突的复杂性牙颌面畸形。
禁 忌 证	❶ 骨骼尚未发育完全的生长期不宜施术。
	❷ 全身或口腔颌面部有急性或慢性感染。
	❸ 患者对手术美容效果要求过高而难以实现者。
术前准备	X线检查是必要的辅助手段，头颅CT和三维CT重建成像也是重要的辅助诊断方法，尤其是后者能精确地显示畸形骨的位置、大小及立体形态，对诊断和治疗均有重要参考价值。术前8小时禁食禁水。术晨做局部皮肤准备。
麻　　醉	应以安全和保证呼吸道通畅为原则，施行经鼻腔气管插管全身麻醉。
体　　位	手术采取仰卧位。
手术步骤	❶ 本手术均经口内路径施行（图3-5-8）。
	❷ 剥离与显露：用升支剥离器紧贴下颌支前缘骨面，由下而上剥离颞肌附着直达喙突。于下颌支内侧，在下颌孔平面以上紧贴骨面，分离软组织至显露进入下颌孔的下牙槽神经血管束。继于下颌支与下颌体相交部的颊侧，分离软组织，至下颌第二磨牙颊侧达下颌下缘（图3-5-9）。
	❸ 在下牙槽神经血管束进入下颌孔的上方，用裂钻水平向切开下颌支内侧骨板，其后界止于下颌孔后缘0.5cm处（图3-5-10）。
	❹ 由内侧水平骨切开线前端向下，经下颌支前缘，过外斜线，在下颌第二磨牙颊侧相应处转而垂直向下，呈矢状及垂直向切开颊侧骨外板直达下颌下缘内侧。如用于后退下颌，则按设计后退量，在垂直骨切开线后方，切除相应的颊侧骨板（图3-5-11）。
	❺ 用双面薄刃骨凿，分别经下颌支与下颌支体交界部的骨沟进入，在外侧骨板与松质骨之间逐步完成骨劈开术。并用骨凿插入劈开骨间隙，做缓慢旋转性撬动，分离已劈开的近心骨段，至远心骨段能无明显阻力地前后移动。用同法在对侧施术（图3-5-12）。
	❻ 将𬌗导板戴至上颌：牵引远心骨段至理想位置，并使其上、下颌牙𬌗面与𬌗导板吻合。用橡皮圈做颌间弹性固定。

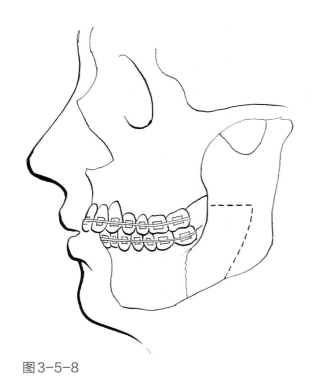

图 3-5-8

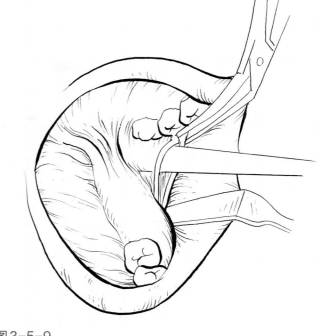

图 3-5-9

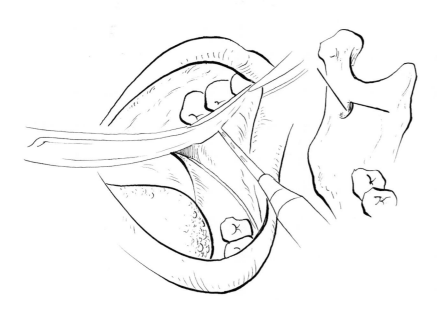

图 3-5-10

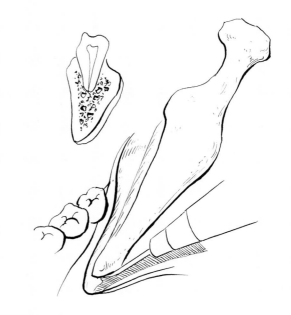

图 3-5-11

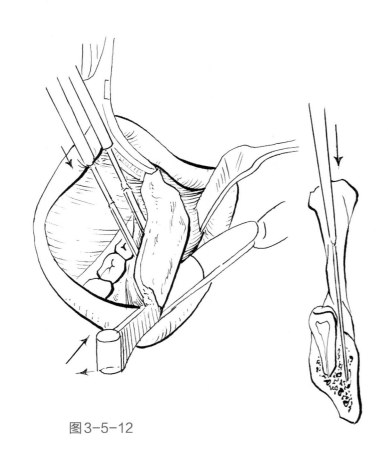

图 3-5-12

❼ 确认双侧髁突、咬合关系居正常位后，在近远心骨段重叠部用小型钛板或钛螺钉（亦可用不锈钢丝）拴结固定（图3-5-13）。

❽ 冲洗创腔，分层缝合创口。

术中要点　❶ 骨切开线避免偏前损伤下牙槽血管神经束。

❷ 对手术结束时即行颌间牵引固定者，在拔除麻醉插管前，应予以胃肠减压，以防止清醒期因呕吐发生窒息。

❸ 本手术最常见的并发症是下牙槽神经、血管损伤引起的术中大出血及术后下牙槽神经分布区出现的感觉障碍，以及骨段移位引起的开𬌗与颞下颌关节症状等。故术中应注意相应操作牢靠固定，术后及时处理出现的问题。

术后处理　❶ 患者清醒后，送复苏监护室严密观察各项生命体征24小时。

❷ 注意保持𬌗导板与上下咬合于矫正后位置，术后5周，解除颌间橡皮圈，防止骨段可能出现的移位。

❸ 术后可能出现下唇、颏部麻木不适感，术前宜向患者说明。

❹ 术后有口底水肿、血肿者，应密切注意呼吸道通畅，以防意外。

❺ 术后根据手术情况建议应用抗生素1~3天。抗生素可选择青霉素类、头孢类抗生素等。

❻ 术后建议3个月复查，并进行影像学检查，观察骨折愈合情况。如患者有拆除钛板的意愿，则建议其术后8个月至1年拆除钛板。

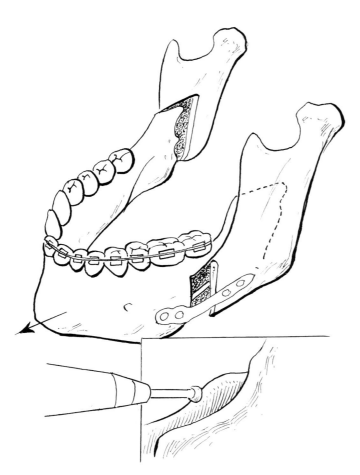

图3-5-13

双颌畸形的整复

适 应 证	❶ 矫治上下颌骨发育异常引起的上、下颌双颌畸形。
	❷ 由于颌面部外伤初期治疗不当以及颞下颌关节强直，唇腭裂术后畸形引起的继发性双颌畸形。

禁 忌 证
❶ 骨骼尚未发育完全的生长期不宜施术。
❷ 全身或口腔颌面部有急性或慢性感染。
❸ 患者对手术美容效果要求过高而难以实现者。

术前准备
X线检查是必要的辅助手段，头颅CT和三维CT重建成像也是重要的辅助诊断方法，尤其是后者能精确地显示畸形骨的位置、大小及立体形态，对诊断和治疗均有重要参考价值。术前8小时禁食禁水。术晨做局部皮肤准备。

麻 醉
应以安全和保证呼吸道通畅为原则，施行经鼻腔气管插管全身麻醉。

体 位
手术采取仰卧位。

手术步骤
❶ 下颌前突伴上颌发育不足：采用上颌Le Fort Ⅰ型骨切开术，继行下颌矢状骨劈开后退术（图3-6-1）。
❷ 上颌垂直向发育过度伴下颌后退：采用上颌Le Fort Ⅰ型骨切开术上移上颌，配合下颌矢状骨劈开术前徙并上旋下颌。若颏部仍后缩者，可附加颏前徙术（图3-6-2）。
❸ 上颌垂直向发育不足伴下颌发育不足：采用上颌Le Fort Ⅰ型骨切开术前徙并下降上颌，间隙内植骨，配合下颌矢状骨劈开术前徙术及颏成形术增高与前徙颏部（图3-6-3）。

术中要点
双颌手术操作中一个重要环节是双𬌗板的应用，在完成上颌Le Fort Ⅰ型骨切开术后，戴入中间𬌗板引导并确定上颌按术前设计的矫正位就位，再行上颌骨的坚固内固定，取下中间𬌗板，继行下颌矢状骨劈开术，移动已松解的下颌远心端骨段，就位于已戴至上颌牙列的终末𬌗板咬合位，新下颌骨断的坚固内固定。

术后处理
❶ 术后根据手术情况建议应用抗生素1~3天。抗生素可选择青霉素类、头孢类抗生素等。
❷ 术后建议3个月复查，并进行影像学检查，观察骨折愈合情况。
❸ 术后注意保持𬌗板与上下牙列的正常咬合关系。
❹ 对采用钛板做骨内坚固内固定者，术后5~7天解除颌间弹性牵引辅助固定。
❺ 术后加强必要的康复治疗，如主动与被动的张口训练以及肌力与肌耐力训练等。如患者有拆除钛板的意愿，则建议在术后8个月至1年拆除钛板。

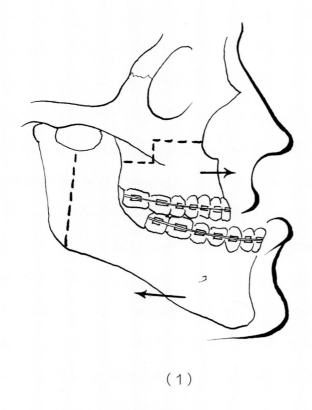

（1）

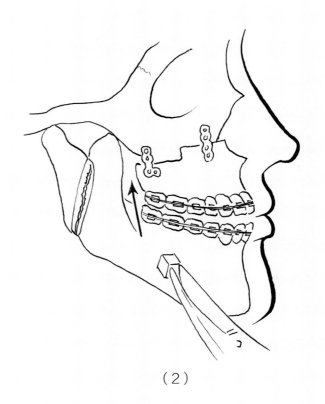

（2）

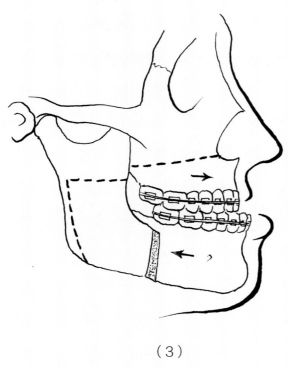

（3）

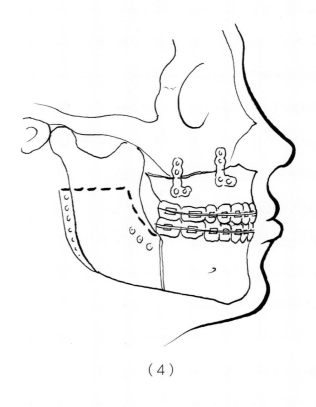

（4）

图3-6-1

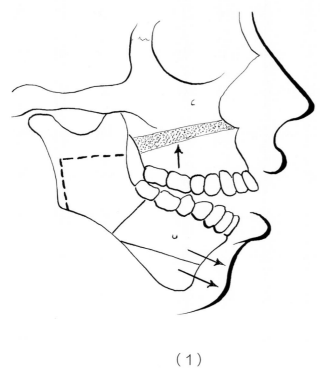

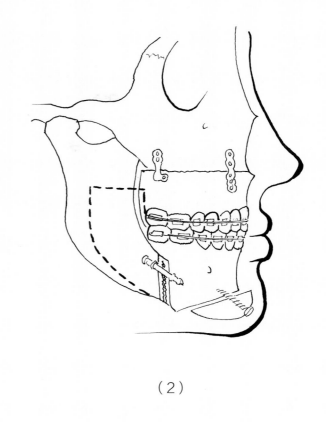

（1）

（2）

图3-6-2

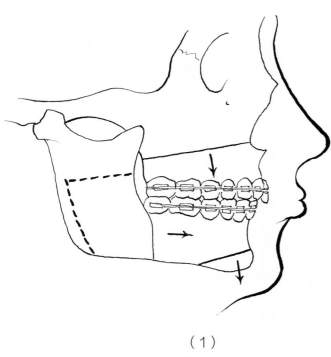

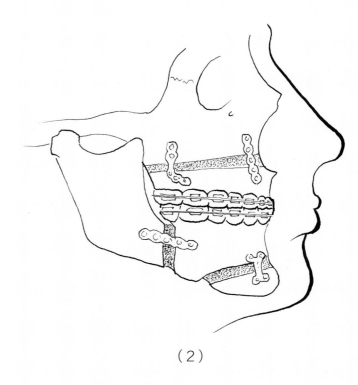

（1）

（2）

图3-6-3

第四章

眼部畸形与缺损的修复

扫描二维码，
观看本书所有
手术视频

眉缺损的修复

适 应 证		烧伤、头皮撕脱伤、皮肤病变或肿瘤切除等原因所致的眉缺损。
禁 忌 证		局部皮肤炎症，局部血运不理想。
术前准备	❶	确定眉毛位置，设计眉毛形态。单侧眉缺损，以健侧为准；双侧眉缺损，沿眉嵴设计，在不违反美学原则的前提下征求患者意见确定眉的形态。
	❷	术前3天洗头，以1∶5 000苯扎溴铵溶液浸泡10分钟，每日2次。供区头发剪短，便于观察毛发生长方向。
麻 醉		局部浸润麻醉，小儿可用全麻。
体 位		手术采取仰卧位，头偏向健侧。

手术步骤及
术中要点

头皮全厚皮片游离移植法

【手术步骤】　❶ 按照术前眉毛定位线的长轴切开，深度达骨膜表面，创缘上下分离松解，形成与眉形一致的创面（图4-1-1）。

　　　　　　　❷ 于同侧耳后沿发际部切取条状头皮，一般以0.6cm为宜，男性可略宽，供区直接拉拢缝合（图4-1-2、图4-1-3）。

　　　　　　　❸ 用剪刀小心去除皮下脂肪颗粒，将修剪好的条状头皮移植于缺损处，间断缝合，打包加压固定（图4-1-4~图4-1-6）。

【术中要点】　❶ 切取头皮条时，手术刀应顺着毛发的方向略为倾斜，以免损伤过多毛囊。

　　　　　　　❷ 头皮条的修剪应在放大镜下操作。

　　　　　　　❸ 头皮条移植时要注意毛发方向应斜向颞侧，缝合时缝线只穿过头皮的浅层组织，避免损伤毛囊。

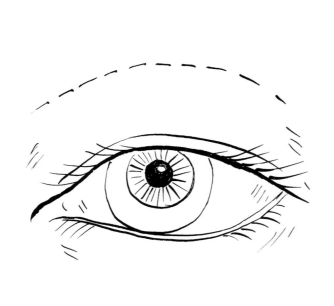

图4-1-1

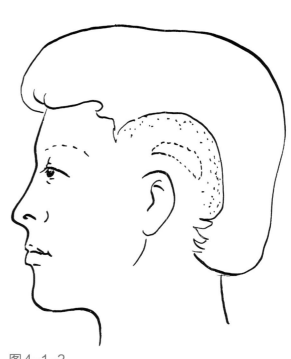

图4-1-2

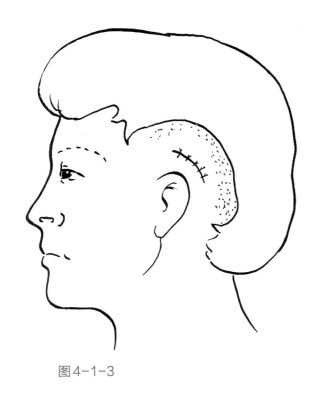

图4-1-3

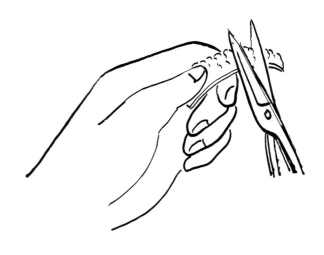

图4-1-4

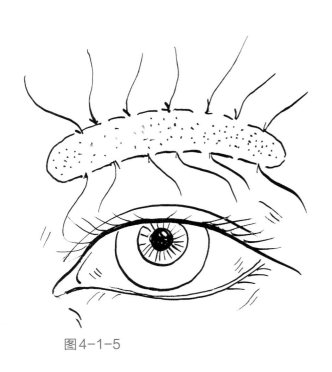

图4-1-5

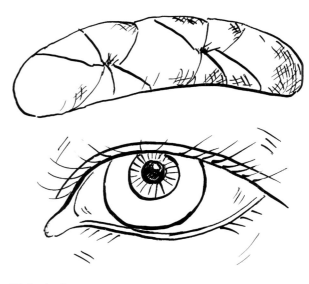

图4-1-6

颞浅动脉头皮岛状瓣法

【手术步骤】

❶ 沿颞浅动脉额支或顶支走向，以亚甲蓝标记，并据此确定头皮岛状皮瓣的位置（图4-1-7）。

❷ 在血管标记线的一侧旁开约0.5~1cm处切开皮肤，分离颞浅动静脉束至头皮瓣设计线的眉尾部，切取以该血管束为蒂的头皮岛状皮瓣（图4-1-8、图4-1-9）。

❸ 眉缺损处的受植床的处理方法，同"头皮全厚皮片游离移植眉缺损修复术"。将形成的岛状皮瓣通过皮下隧道移植于眉缺损处，间断缝合供区及皮瓣四周（图4-1-10、图4-1-11）。

【术中要点】

❶ 血管蒂不必剥离得太干净，可略带少量周围疏松组织，但蒂宽亦不宜超过0.8cm，避免在穿越隧道时显得臃肿。

❷ 血管蒂的长度要足够，一般为6~8cm，过长可能在隧道内扭曲，过短则可能张力过大影响血供。

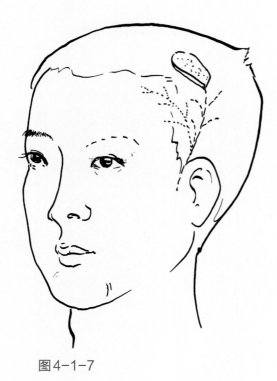

图4-1-7

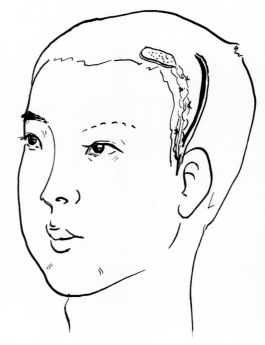

图4-1-8

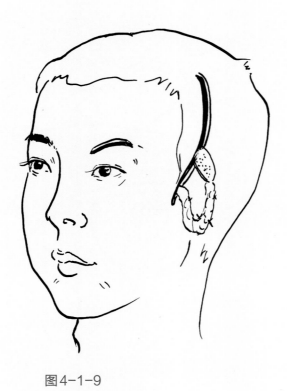

图4-1-9

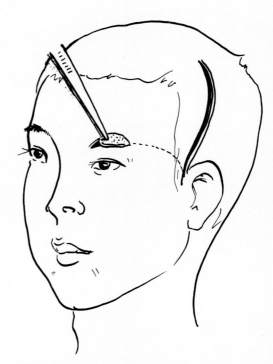

图4-1-10

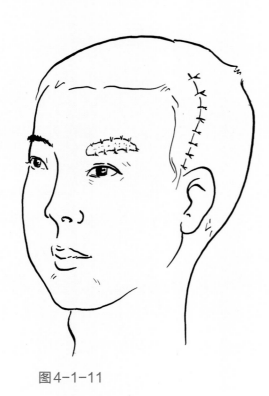

图4-1-11

	❸ 隧道的宽度一般以1.5~2cm为宜，包扎时不可过度加压。
术后处理	❶ 常规应用抗生素。
	❷ 转移皮瓣后注意观察皮瓣血运情况，术后7~10天拆线。
	❸ 植皮术后7~10天打开敷料，皮色淡紫即为成活。如见到皮片有痂皮附着，切勿揭去，可涂红霉素眼膏，待其自然脱落。

第二节　上睑下垂矫正术

适 应 证	❶ 上睑提肌肌力大于4mm的先天性、老年性、外伤性或其他类型的中度上睑下垂：上睑提肌缩短法。
	❷ 上睑提肌肌力小于4mm、下垂量达4mm以上的重度上睑下垂，额肌功能良好：额肌瓣或筋膜悬吊法。
禁 忌 证	❶ 上睑提肌缩短术：上直肌无功能者或提起上睑有严重复视者、重症肌无力、霍纳综合征或下颌-瞬目现象所引起的下垂。
	❷ 额肌瓣或筋膜悬吊术：进行性重症肌无力、周围性面瘫、额肌肌力消失的病例。
术前准备	❶ 详细询问病史，了解家族史。
	❷ 术前做好上睑提肌肌力的测定、上直肌及额肌功能的测定。
麻　　醉	局部浸润麻醉，小儿可用全麻。
体　　位	手术采取仰卧位。
手术步骤及术中要点	

上睑提肌缩短法

【手术步骤】	❶ 取重睑线切口，切开皮肤、皮下组织，剪除一条睑板前眼轮匝肌，显露睑板，由睑板向上分离，将腱膜与眶隔后壁分开，或打开眶隔，切除脱出的脂肪，充分显露上睑提肌（图4-2-1、图4-2-2）。
	❷ 将上睑提肌及米勒肌与结膜分离，并夹持后于睑板上方切断，于米勒肌的下方分离达所需高度，在腱膜前面向上分离暴露上横韧带（图4-2-3）。
	❸ 向下牵拉上睑提肌，调整后褥式缝合固定上睑提肌于睑板中下1/3交界处（图4-2-4）。
	❹ 切除多余的上睑提肌，间断缝合皮肤切口（图4-2-5、图4-2-6）。
【术中要点】	手术的关键在于肌肉缩短量的测定，一般每矫正1mm下垂量，需缩短4~6mm以上的上睑提肌，通常以比正常高度上提1mm为妥。

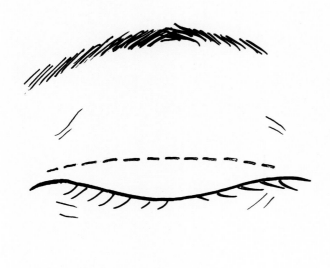

图4-2-1

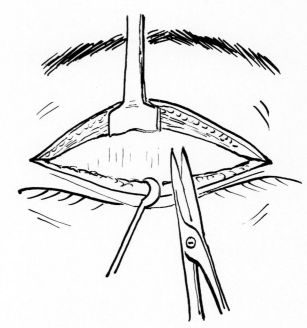

图4-2-2

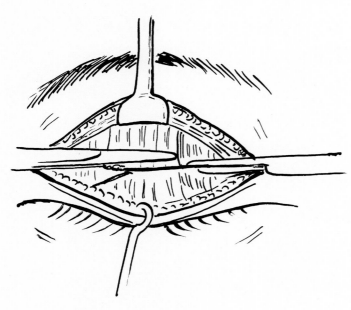

图4-2-3

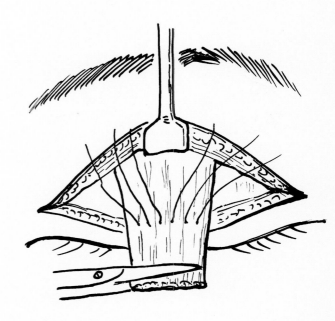

图4-2-4

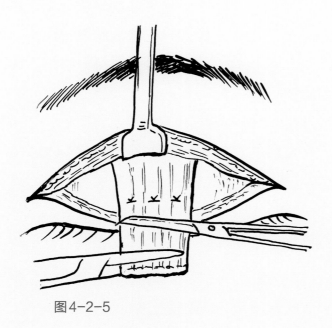

图4-2-5

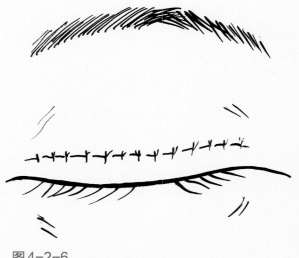

图4-2-6

额肌瓣悬吊法

【手术步骤】　❶　取重睑线切口，切开皮肤、皮下组织，剪除一条睑板前眼轮匝肌，显露睑板前筋膜（图4-2-7）。

❷　于皮下组织下方即眼轮匝肌浅层做潜行分离至眉上方1cm（图4-2-8）。

❸　于眶上缘下方额肌与眼轮匝肌交界处横行切开额肌，并在其深面沿眶上缘骨膜下剥离达眉上1cm，形成蒂宽约2cm的额肌瓣（图4-2-9、图4-2-10）。

❹　将额肌瓣穿过眼轮匝肌的深面，以3-0丝线作3针褥式缝合，将其固定于睑板中下缘水平处（图4-2-11、图4-2-12）。

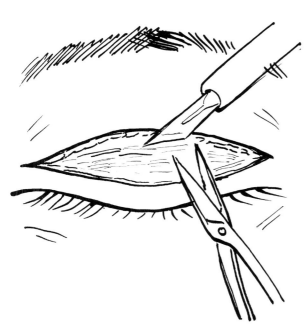

图4-2-7

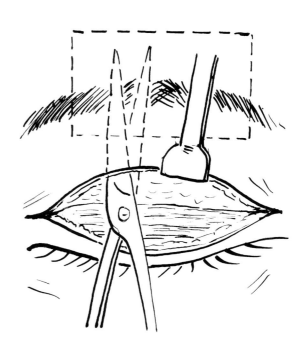

图4-2-8

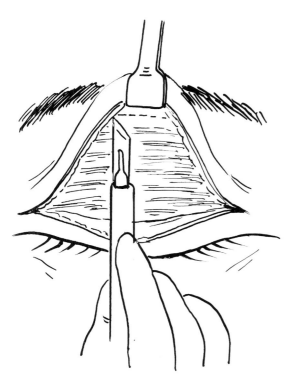

图4-2-9

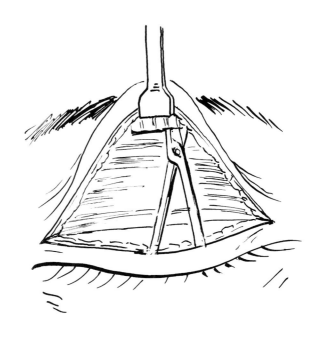

图4-2-10

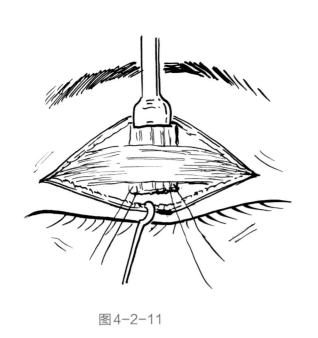

图4-2-11

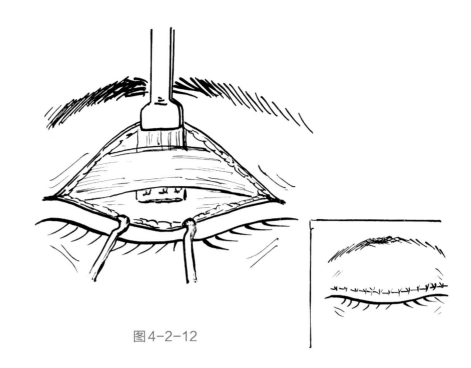

图4-2-12

【术中要点】	❶	固定过程中需调整额肌瓣的张力，一般按正常上睑缘位置矫枉过正 1~2mm。
	❷	术中注意止血，避免形成血肿压迫视神经。

筋膜悬吊法

【手术步骤】	❶	可采用自体或异体筋膜，自体筋膜多选择阔筋膜。"W"形筋膜悬吊术，可切取长约10~12cm，宽约1cm的阔筋膜条；"U"形或"山"形悬吊术，可切取长约1.5~2cm，宽约3~4cm的阔筋膜片。
	❷	设计重睑线切口，剪除睑板前眼轮匝肌，显露睑板（图4-2-13）。
	❸	眉上缘相当于瞳孔正中和内外眦处各做一长约0.5cm的横切口，分离显露额肌，并于眼轮匝肌深面形成隧道（图4-2-14）。
	❹	将筋膜条穿过眼轮匝肌深面的隧道，用3-0丝线一端固定于睑板，调整悬吊高度后，另一端固定于额肌，间断缝合皮肤（图4-2-15、图4-2-16）。
	❺	"U"形及"山"形筋膜片悬吊（图4-2-17、图4-2-18）。
【术中要点】		上睑矫正的位置应过矫正1mm，以免术后眼睑活动而使筋膜抗力减退。
术后处理	❶	常规应用抗生素。
	❷	术后5~7天拆线。
	❸	早期功能锻炼，训练患眼的睁闭功能。

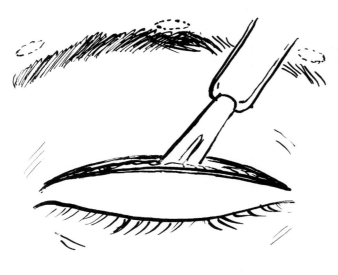

图 4-2-13

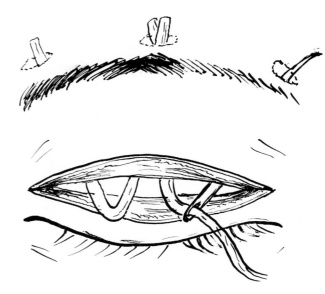

图 4-2-14

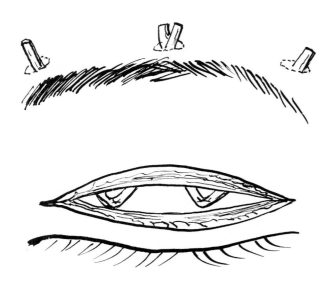

图 4-2-15

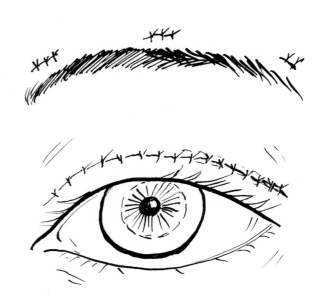

图 4-2-16

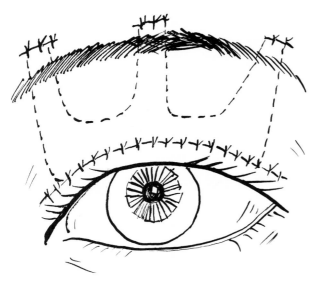

图 4-2-17

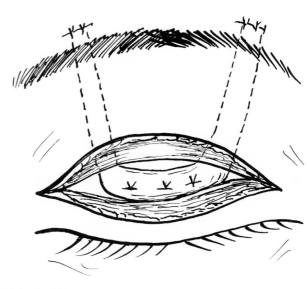

图 4-2-18

第三节　　上睑缺损修复术

适 应 证

❶ 轻度缺损：缺损范围不超过全睑长度1/3，可直接拉拢缝合。

❷ 中度缺损：缺损范围小于全睑长度1/2，可应用上睑形成的组织瓣修复。

❸ 重度缺损：缺损范围大于全睑长度1/2，可应用下睑形成的组织瓣修复。

禁 忌 证

❶ 各种眼睛的感染性疾患，如角膜炎、结膜炎等。

❷ 眼周的皮肤炎症。

术前准备　　术前仔细检查，评估上睑缺损程度，包括位置和大小。

麻　　醉　　局部浸润麻醉，小儿可用全麻。

体　　位　　手术采取仰卧位。

手术步骤

直接缝合法

❶ 如缺损仅位于睑缘皮肤上，沿缺损两侧将眼睑顺着灰线劈开，两侧睑缘潜行分离，直接拉拢缝合（图4-3-1、图4-3-2）。

❷ 肿瘤波及全层眼睑，切除后形成三角形缺损（图4-3-3），沿缺损区睑缘灰线横行劈开，两层组织瓣间锐性分离（图4-3-4）。在创缘一侧切除后叶—三角形组织块，包括睑板和结膜；在创缘的另一侧切除前叶—三角形组织块，包括皮肤和眼轮匝肌（图4-3-5）。前后创缘错开间断缝合（图4-3-6）。

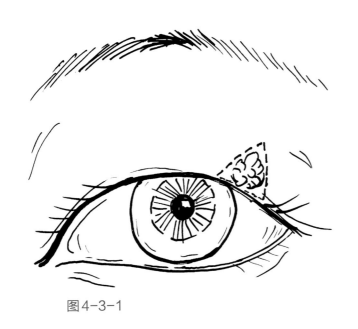

图4-3-1

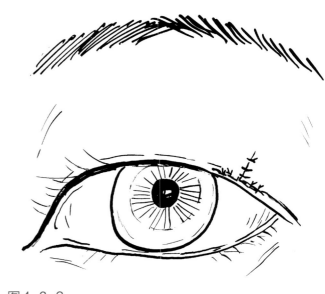

图4-3-2

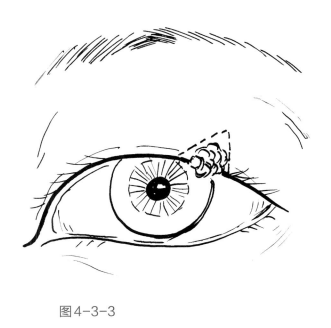

图 4-3-3

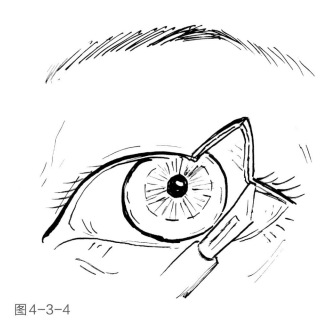

图 4-3-4

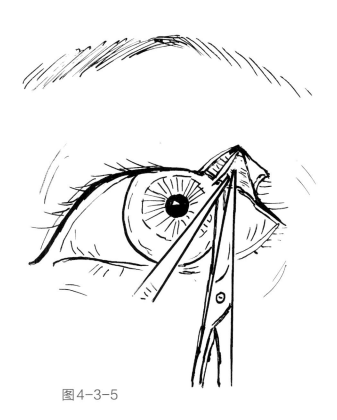

图 4-3-5

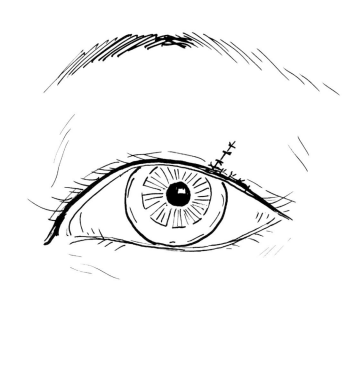

图 4-3-6

皮下组织蒂皮瓣法

❶ 据缺损范围设计外侧皮下组织蒂皮瓣（图4-3-7）。

❷ 沿设计线切开皮肤和眼轮匝肌，注意避免损伤皮下组织蒂，将皮肤充分
松解（图4-3-8）。

❸ 皮瓣向缺损处推进转移，缝合切口（图4-3-9、图4-3-10）。

垂直推进皮瓣法

❶ 将上睑缺损修剪成矩形，在缺损上方两侧各切除一三角形皮肤，三角形
的尖角向着内外眦，三角形的底宽等于或略小于缺损的高度（图4-3-11）。

❷ 在皮瓣及邻近皮下做潜行分离，将矩形皮瓣向下推移，间断缝合（图4-3-12、
图4-3-13）。

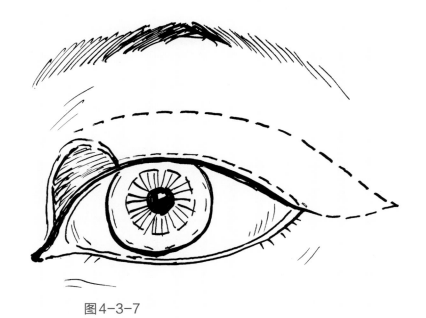

图4-3-7

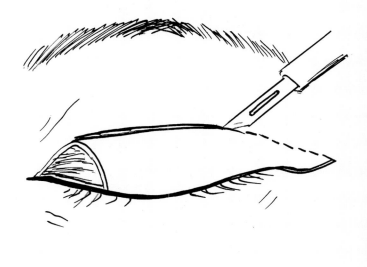

图4-3-8

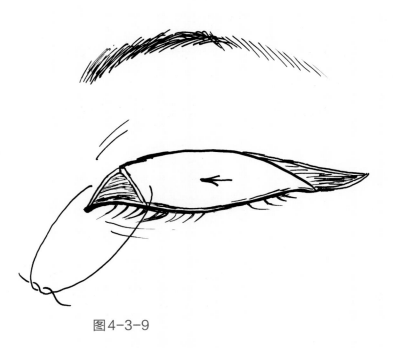

图4-3-9

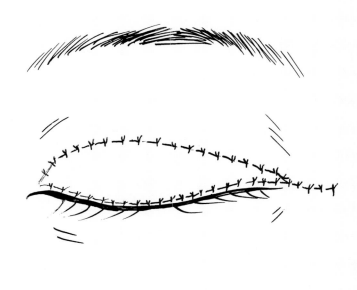

图4-3-10

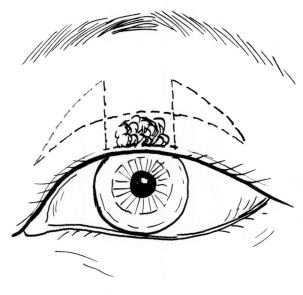

图4-3-11

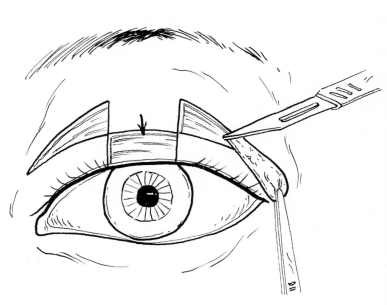

图4-3-12

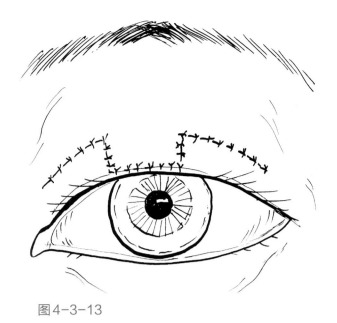

图4-3-13

垂直推进睑板结膜瓣法

❶ 将上睑翻转，将上睑缺损修剪成矩形（图4-3-14）。

❷ 沿缺损处两侧劈开灰线，沿缺损的底边向两侧横向切开约2~3mm，再继续向上将睑结膜和睑板纵行切开至穹窿，如此睑板被分成3段（图4-3-15）。

❸ 将中间睑板在眼轮匝肌及睑板和上睑提肌间充分分离，使矩形缺损上缘睑板除眼轮匝肌仍附着于睑板，其高度与缺损的高度相同（图4-3-16）。

❹ 将中间睑板向睑缘推进修复睑板缺损。上睑外侧皮肤缺损用垂直滑行皮瓣法修复或游离植皮（图4-3-17）。

下睑组织交叉瓣法

❶ 设计下睑组织瓣，宽度为上睑缺损宽度的一半，内侧位于上睑缺损的下缘（图4-3-18）。

❷ 切取下睑带蒂的全层组织瓣，蒂部切口应距睑缘约3~5mm，以保留睑缘动脉弓。将下睑组织瓣旋转180°转移至上睑缺损处，供区分层缝合（图4-3-19）。

❸ 分层缝合下睑组织瓣至上睑缺损处（图4-3-20）。

❹ 一期手术后3周断蒂，并做睑缘修整（图4-3-21）。

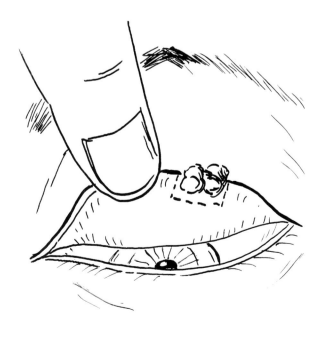

图4-3-14

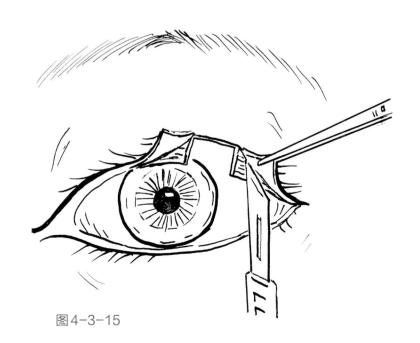

图4-3-15

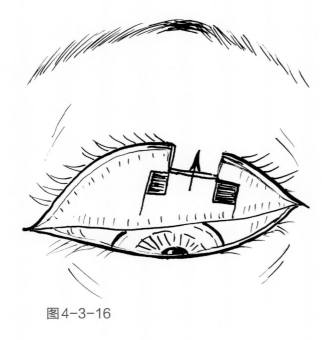

图4-3-16

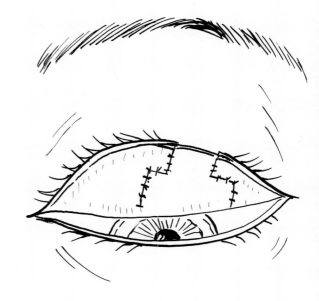

图4-3-17

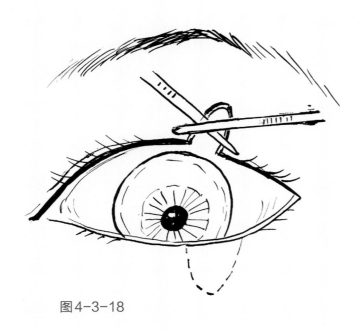

图4-3-18

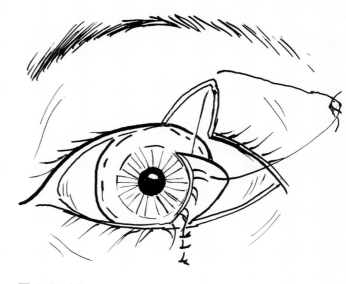

图4-3-19

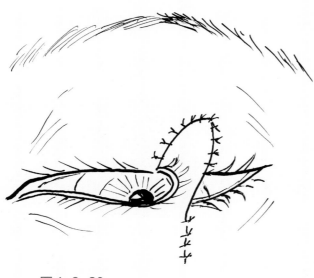

图4-3-20

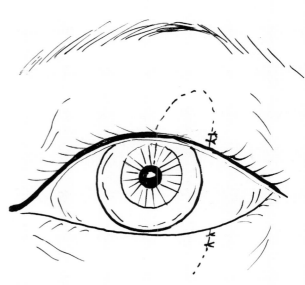

图4-3-21

下睑组织推进瓣法

❶ 在下睑缘下约3~4mm处设计切口，切口宽度略小于缺损宽度，长度略大于缺损的高度（图4-3-22）。

❷ 用角膜保护板保护眼球，按设计线切开全层的矩形下睑组织瓣（图4-3-23）。

❸ 将下睑组织瓣经桥状睑缘后面推进至缺损处，分层缝合上睑创缘，下睑水平切口不缝合（图4-3-24）。

❹ 一期手术后6~8周，在相当于新的睑缘处剪断推进瓣，上睑侧结膜组织要比睑板多保留一点（图4-3-25）。

❺ 修整睑缘后，缝合睑缘形成新的睑裂（图4-3-26）。

术中要点　❶ 分离皮瓣要仔细，注意保护皮瓣血供。

❷ 分离松解要充分，以免转移皮瓣时张力过大。

❸ 分层缝合时，线结不能打在结膜面，以免刺激角膜，可以做连续缝合，缝线从皮肤引出。

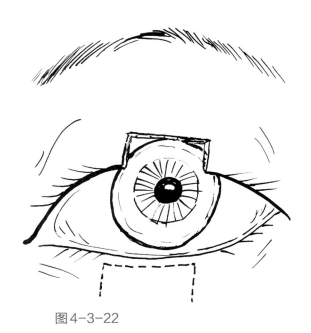

图4-3-22

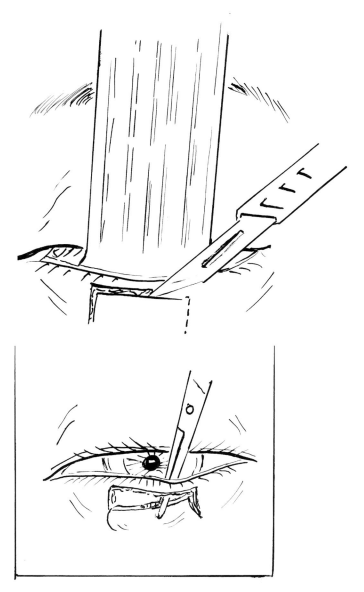

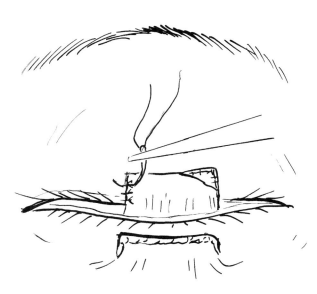

图4-3-24

图4-3-23

081

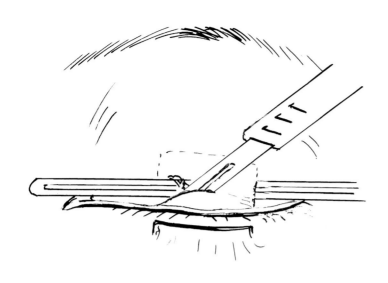

图4-3-25

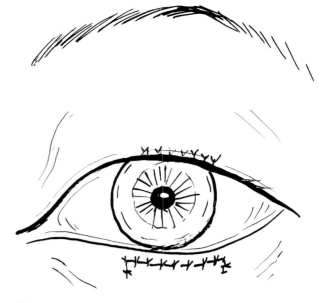

图4-3-26

术后处理	❶ 常规应用抗生素。
	❷ 每日清理结膜囊分泌物，应用抗生素眼药水滴眼，和/或红霉素眼膏涂眼。
	❸ 术后5~7天拆线。

第四节　下睑缺损修复术

适 应 证	❶ 轻度缺损：缺损范围不超过全睑长度1/3，可直接拉拢缝合。
	❷ 中度缺损：缺损范围小于全睑长度1/2，可应用下睑形成的组织瓣修复。
	❸ 重度缺损：缺损范围大于全睑长度1/2，可应用上睑或局部其他组织形成的组织瓣修复。
禁 忌 证	❶ 各种眼睛的感染性疾患，如角膜炎、结膜炎等。
	❷ 眼周的皮肤炎症。
术前准备	术前仔细检查，评估下睑缺损程度，包括位置和大小。
麻　　醉	局部浸润麻醉，小儿可用全麻。
体　　位	手术采取仰卧位。
手术步骤	

直接缝合法

❶ 切除肿物后形成三角形缺损（图4-4-1）。

❷ 沿缺损处的睑缘劈开灰线，锐性分离下睑前后叶（图4-4-2）。

❸ 在创缘一侧切除后叶一三角形组织块，包括睑板和结膜；在创缘的另一侧切除前叶一三角形组织块，包括皮肤和眼轮匝肌（图4-4-3）。

❹ 将前后叶创缘错开间断缝合，使前后叶缝合口不在同一平面上，以免直线性挛缩在睑缘形成小切迹（图4-4-4）。

结膜蒂下睑组织瓣联合垂直推进皮瓣法

❶ 将病灶行矩形切除（图4-4-5）。

❷ 将下睑翻开，在病灶的外侧设计含部分下睑板的结膜组织瓣（图4-4-6）。

❸ 将结膜蒂下睑组织瓣转移至下睑缺损部位，缝合固定（图4-4-7）。

❹ 将上睑缺损修剪成矩形，在缺损下方两侧各切除一三角形皮肤，三角形的尖角向着内外眦，三角形的底宽等于或略小于缺损的高度（图4-4-8）。

❺ 在皮瓣及邻近皮下作潜行分离，将矩形皮瓣向上推移，间断缝合（图4-4-9）。

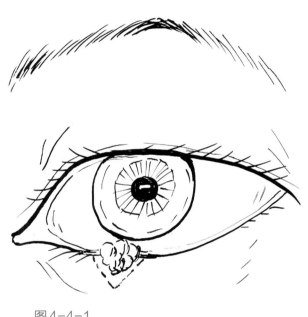

图4-4-1

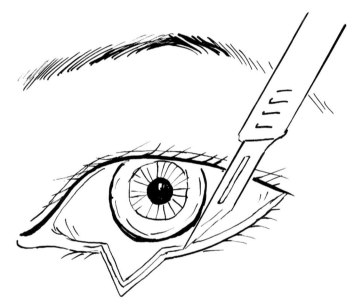

图4-4-2

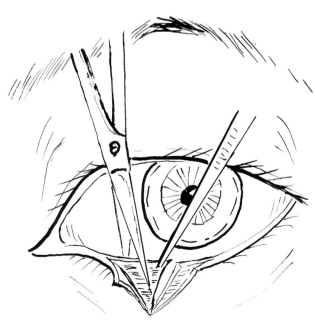

图4-4-3

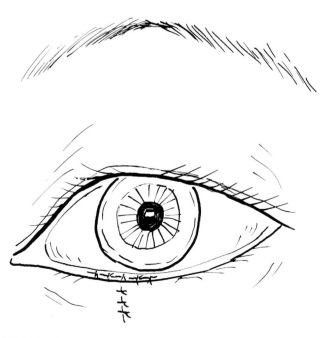

图4-4-4

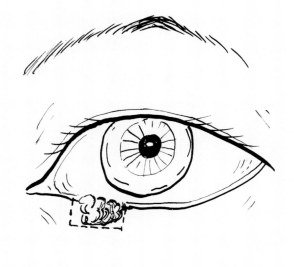

图4-4-5

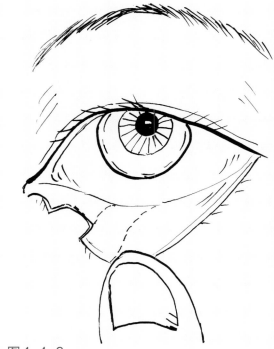

图4-4-6

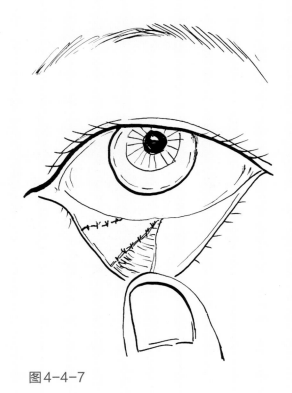

图4-4-7

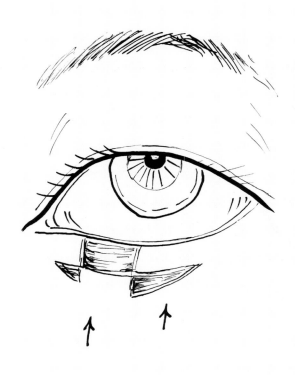

图4-4-8

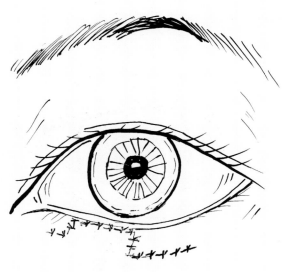

图4-4-9

霍氏（Howes）法

❶ 按缺损范围设计上睑瓣（图4-4-10）。

❷ 翻转上睑，在穹窿上方切取蒂在外侧的上睑结膜瓣，转移至下睑缺损处，缝合于下睑板，供区拉拢缝合（图4-4-11、图4-4-12）。

❸ 将上睑复位，于上睑外侧切取同缺损部位相同的蒂在外眦角的肌皮瓣，转移至下睑缺损处，覆盖于上睑结膜瓣上，缝合固定（图4-4-13）。

❹ 上睑供区拉拢缝合（图4-4-14）。

休斯（Hughes）法

❶ 修剪下睑缺损处成矩形（图4-4-15）。

❷ 翻转上睑，在缺损处距上睑缘约4mm处向上穹窿侧，设计与下睑缺损宽度一致的睑板结膜瓣，蒂在上睑提肌和上穹窿结膜。切开睑结膜和睑板，充分分离（图4-4-16）。

❸ 将舌形睑板结膜瓣向下移至下睑缺损处缝合（图4-4-17）。

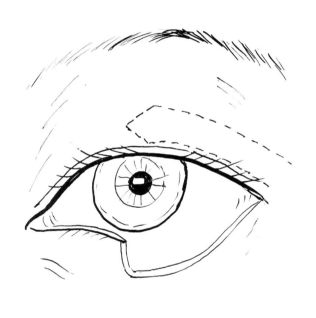

图4-4-10

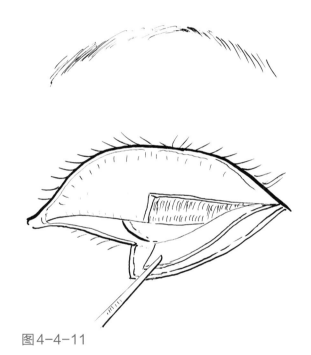

图4-4-11

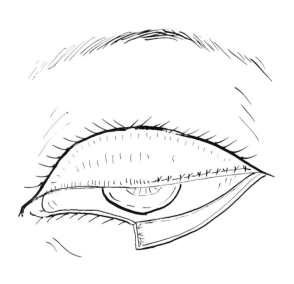

图4-4-12

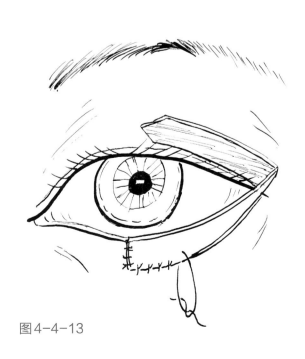

图4-4-13

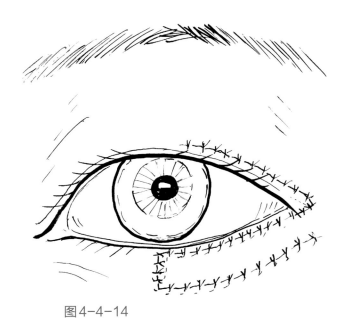

图4-4-14

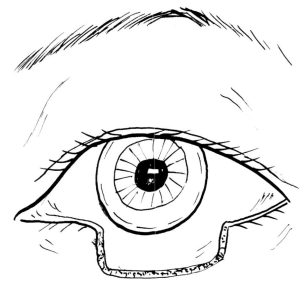

图4-4-15

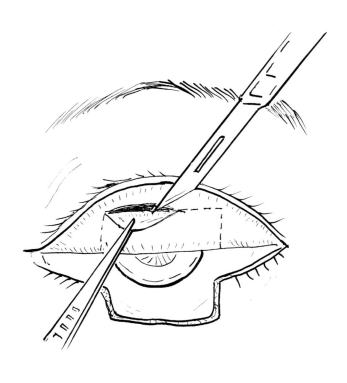

图4-4-16

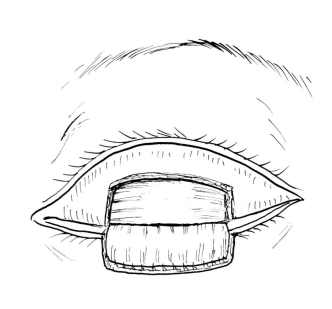

图4-4-17

❹ 上下睑板做结膜下缝合，外层创面游离植皮（图4-4-18）。

❺ 一期手术后6~8周，切断睑板结膜瓣（图4-4-19）。

❻ 修整睑板结膜瓣的两个断端后缝合（图4-4-20）。

颞浅动脉岛状皮瓣法

❶ 在耳屏前测得颞浅动脉额支走行并标记，按缺损位置确定皮瓣蒂的长度和皮瓣的位置，按缺损大小设计岛状皮瓣（图4-4-21）。

❷ 沿血管走行方向切开皮肤、皮下，分离显露颞浅动脉，在动脉两侧约3~4mm处切开皮下筋膜，切取含颞浅动脉蒂的额部岛状皮瓣，将其通过皮下隧道转移至缺损处（图4-4-22）。

❸ 间断缝合切口，供区直接缝合，如无法直接缝合，可选择游离植皮（图4-4-23）。

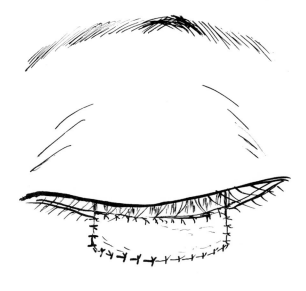

图 4-4-18

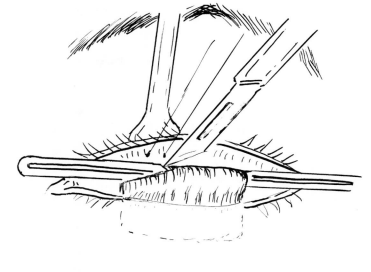

图 4-4-19

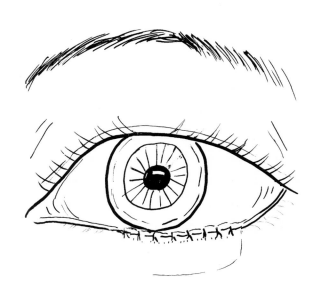

图 4-4-20

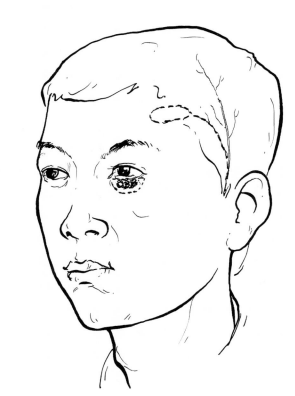

图 4-4-21

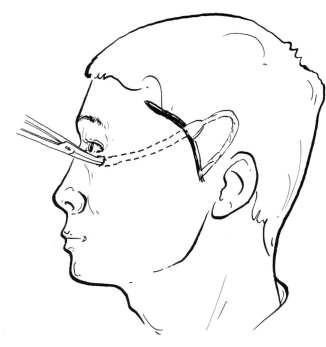

图 4-4-22

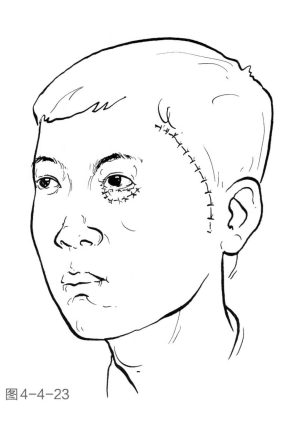

图 4-4-23

颊部旋转皮瓣法

❶ 设计颊部旋转皮瓣，按照设计线切开皮肤、皮下，将皮瓣旋转至缺损处。在外眦部应将皮瓣的皮下组织固定于眶缘骨膜，以保持皮瓣的稳定性（图4-4-24）。

❷ 间断缝合切口（图4-4-25）。

术中要点 ❶ 分离皮瓣要仔细，注意保护皮瓣血供。

❷ 分离松解要充分，以免转移皮瓣时张力过大。

❸ 分层缝合时，线结不能打在结膜面，以免刺激角膜，可以做连续缝合，缝线从皮肤引出。

术后处理 ❶ 常规应用抗生素。

❷ 每日清理结膜囊分泌物，应用抗生素眼药水滴眼，和/或红霉素眼膏涂眼。

❸ 术后5~7天拆线。

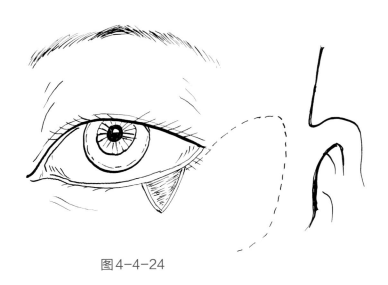

图4-4-24

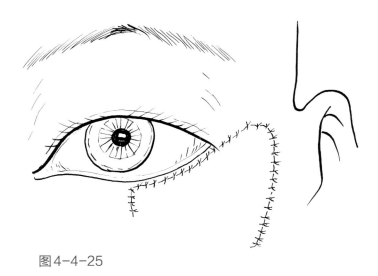

图4-4-25

第五节　睑外翻畸形矫正术

适　应　证 ❶ 麻痹性及老年性睑外翻（松弛性睑外翻）：改良Kuhut-Szymanowski法、改良Kuhut-Helmbold法、筋膜悬吊法。

❷ 瘢痕性睑外翻（缺损性睑外翻）：局限性瘢痕挛缩的轻度睑外翻可应用V-Y推进皮瓣法，由垂直于睑缘的条索状瘢痕挛缩所致的轻度睑外翻可采用"Z"成形法，伴有上睑皮肤松弛的轻度睑外翻可用上睑皮瓣法，睑外翻且颞部或全部皮肤完好可用颞部或颧部皮瓣法，任何程度的睑外翻均可用全厚皮片移植法，固定眼睑和对抗眼睑创面植皮收缩可辅以睑粘连法。

禁　忌　证 ❶ 各种眼睛的感染性疾患，如角膜炎、结膜炎等。

❷ 眼周的皮肤炎症。

术前准备	术前仔细检查，评估睑外翻的原因及程度。
麻 醉	局部浸润麻醉，小儿可用全麻。
体 位	手术采取仰卧位。
手术步骤	

改良Kuhut-Szymanowski法

❶ 用两把无菌镊夹持眼睑，估算眼睑与眼球紧贴所需缩短的长度（图4-5-1）。

❷ 用亚甲蓝在睑缘灰线内中1/3交界处向外眦上方画线，切口延伸长度为所估计睑缩短的三角形切除的底边长（图4-5-2）。

❸ 沿设计线切开，在眼轮匝肌和睑板之间分离，将眼睑分为前后两叶，前叶包括皮肤和眼轮匝肌，后叶包括睑结膜和睑板。根据外翻程度，在后叶中央或外侧（根据外翻局限的部位而定）切除一适当宽度的三角形睑板结膜组织，以下睑缝合后紧贴球结膜为宜（图4-5-3）。

❹ 将后叶组织对位缝合，结膜面不留线头（图4-5-4）。

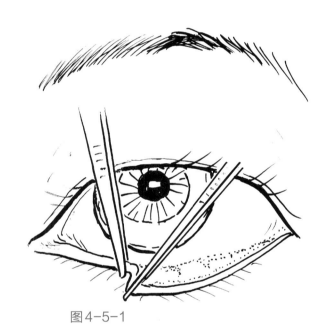

图4-5-1

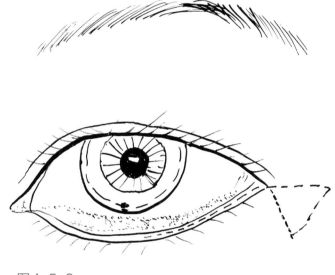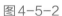

图4-5-2

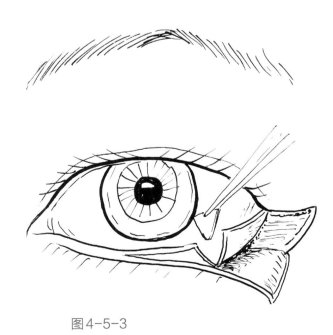

图4-5-3

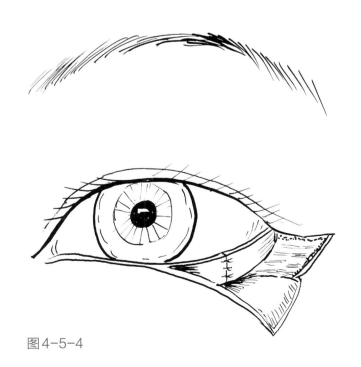

图4-5-4

❺ 将前叶肌皮瓣向外上方牵拉，切除相应的三角形组织块，以前后叶之间不留死腔为度（图4-5-5）。

❻ 前叶组织对位缝合（图4-5-6）。

改良Kuhut-Helmbold法

❶ 沿外翻处眼睑缘劈开灰线，于穹窿睑板与眼轮匝肌之间分离形成前后叶，后叶中1/3处做三角形切除（图4-5-7）。

❷ 眼睑后叶做睑板埋藏缝合，前叶内1/3处相应大小三角形切除（图4-5-8、图4-5-9）。

❸ 分层缝合眼轮匝肌和皮肤（图4-5-10）。

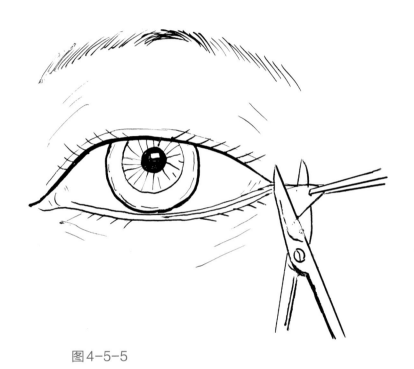

图4-5-5

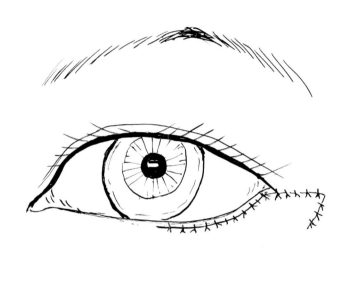

图4-5-6

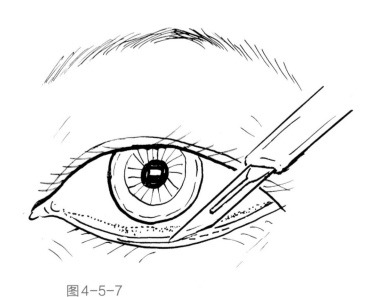

图4-5-7

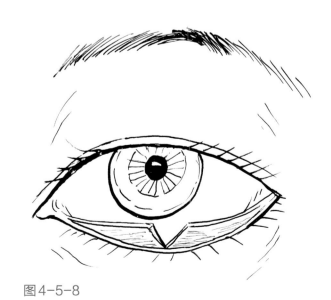

图4-5-8

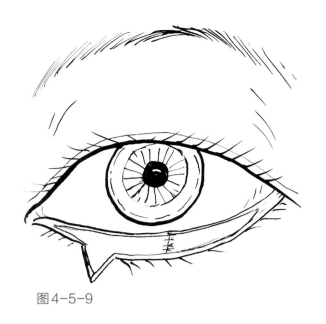

图4-5-9

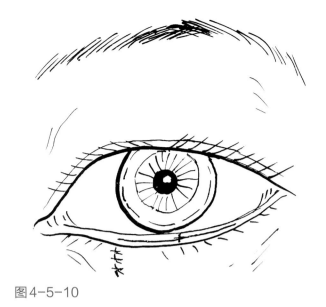

图4-5-10

筋膜悬吊法

❶ 可采用自体或同种异体筋膜。用筋膜切取器，于大腿外侧切取长约20cm、宽约0.5cm的阔筋膜。分别于健侧眉内上缘、患侧内外眦各做一约0.5~1cm的小切口，患侧颞部发际线内做3cm切口（图4-5-11、图4-5-12）。

❷ 用筋膜导引针从发迹切口皮下插入，经过外眦切口再入睑板前面，穿过内眦切口，再由两眉皮下从健侧眉切口穿出，制成皮下隧道。将筋膜条放置于皮下隧道，两端分别从颞部和健侧眉切口穿出，拉紧消除眼睑外翻（图4-5-13）。

❸ 将筋膜的一端缝合固定于患侧颞肌筋膜，另一端褥式缝合固定于健侧额肌，缝合切口（图4-5-14）。

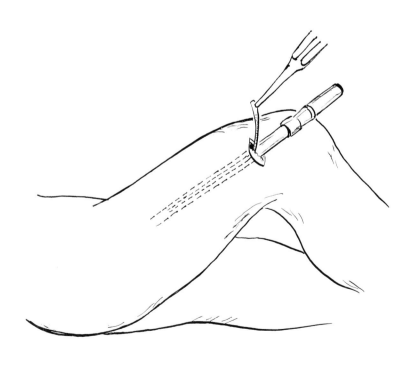

图4-5-11

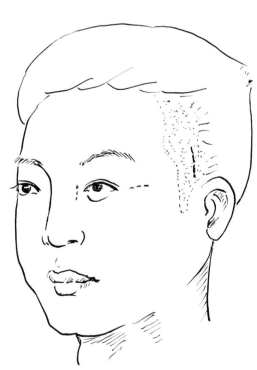

图4-5-12

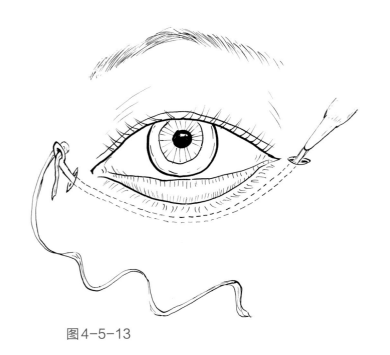

图4-5-13

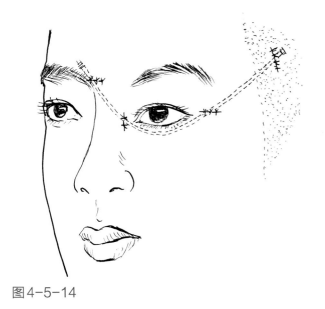

图4-5-14

V-Y推进皮瓣法

❶ 于眼睑外翻处的下方设计"V"形切口，"V"形的尖角角度根据外翻范围而定，一般以60°为宜（图4-5-15）。

❷ 沿设计线切开皮肤、皮下，充分游离"V"形皮瓣和邻近组织（图4-5-16、图4-5-17）。

❸ 将"V"形皮瓣向上推移，"Y"形缝合（图4-5-18）。

"Z"成形法

❶ 以条索状直线形瘢痕作为"Z"形瓣的中轴线，根据直线形瘢痕的长度设计多个连续"Z"形瓣（图4-5-19）。

❷ 沿设计线切开皮肤，切除明显的瘢痕组织，皮下充分分离，各三角瓣交叉互换位置（图4-5-20）。

❸ 分层缝合皮下、皮肤（图4-5-21）。

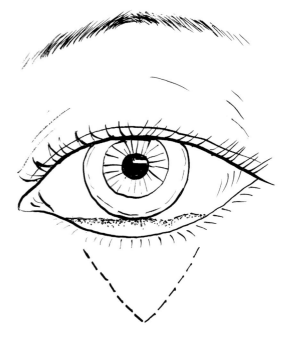

图4-5-15

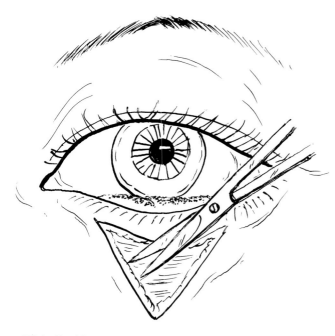

图4-5-16

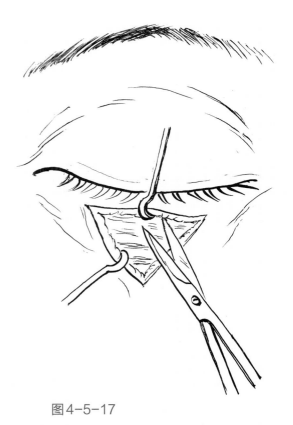

图 4-5-17

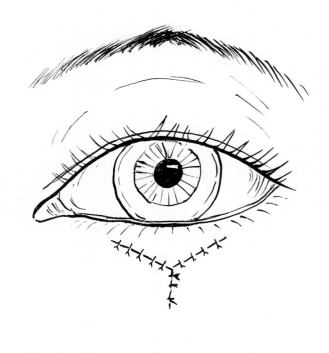

图 4-5-18

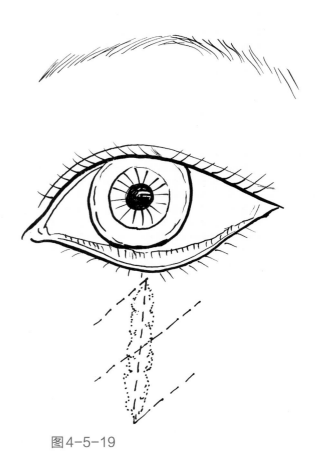

图 4-5-19

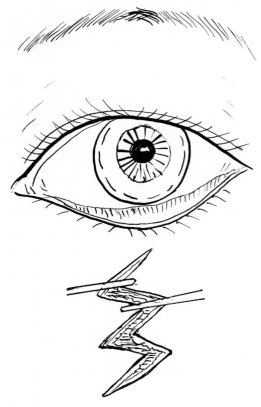

图 4-5-20

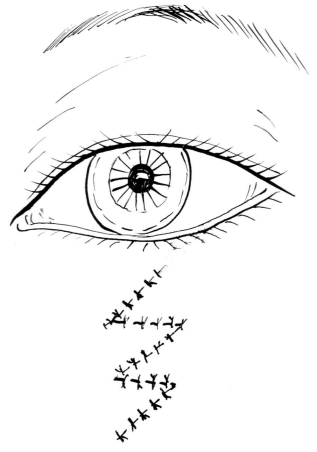

图4-5-21

上睑皮瓣法

❶ 做下睑缘横行切口，可切除部分瘢痕组织，充分分离，使下睑回复至正常位置，于上睑设计单蒂的上睑皮瓣（图4-5-22、图4-5-23）。

❷ 沿设计线切开皮瓣，将皮瓣向下睑缺损处移位，缝合固定（图4-5-24）。

❸ 供瓣区拉拢缝合（图4-5-25）。

颞部皮瓣法

❶ 于患侧颞部设计内侧缘弧度与眼睑缘形态一致的皮瓣（图4-5-26）。

❷ 切开眼睑缘切口，切除适当范围的瘢痕，皮下分离，使眼睑组织复位，切取颞部皮瓣转移至眼睑缺损处（图4-5-27）。

❸ 缝合切口（图4-5-28）。

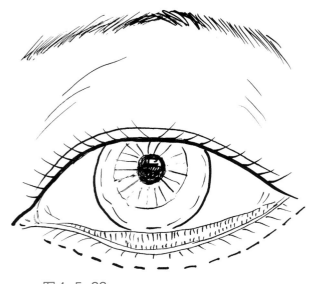

图4-5-22

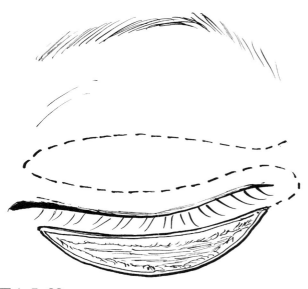

图4-5-23

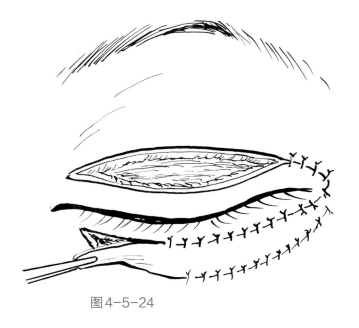

图4-5-24

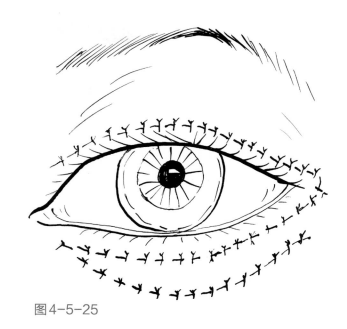

图4-5-25

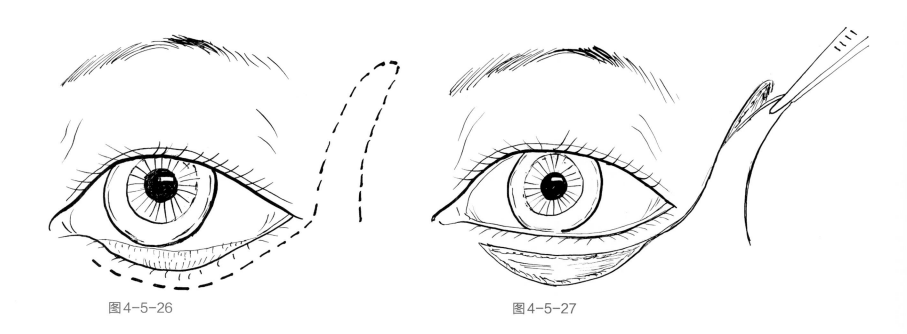

图4-5-26

图4-5-27

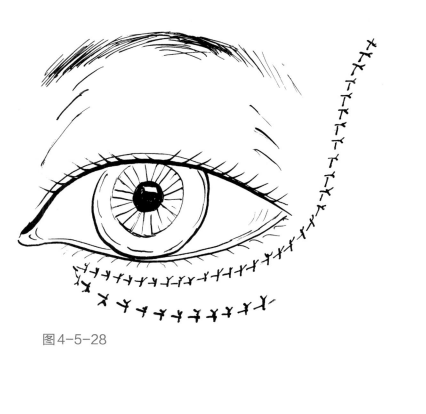

图4-5-28

颞部皮瓣法

❶ 于患侧颞部设计内侧缘弧度与眼睑缘形态一致的皮瓣（图4-5-29）。

❷ 切开眼睑缘切口，切除适当范围的瘢痕，皮下分离，使下睑组织复位，切取颞部皮瓣转移至眼睑缺损处（图4-5-30）。

❸ 缝合切口（图4-5-31）。

全厚皮片移植法

❶ 于睑缘下约3mm处设计与睑缘平行的切口，切开皮肤，充分分离使眼睑复位（图4-5-32）。

❷ 如需要切除瘢痕，则于眼轮匝肌浅层剥离，使眼睑复位（图4-5-33）。

❸ 切取自体皮肤修剪成全厚皮片（图4-5-34）。

❹ 将全厚皮片移植于缺损处，打包加压包扎（图4-5-35）。

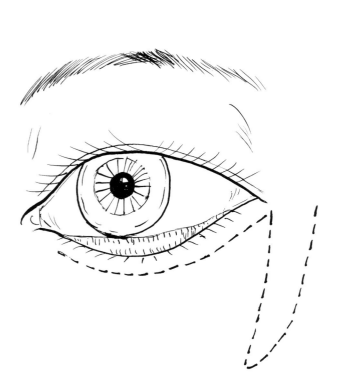

图4-5-29

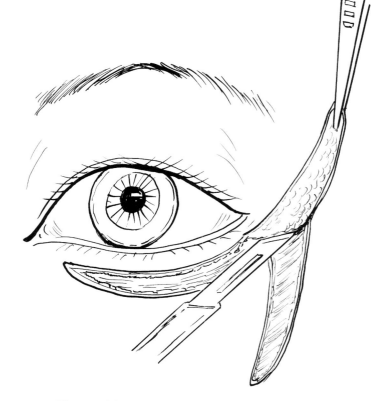

图4-5-30

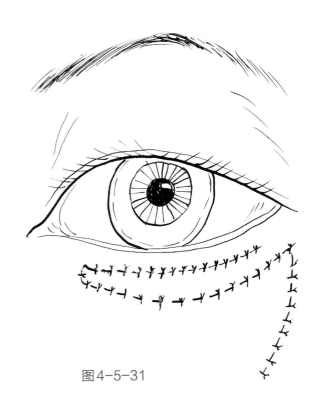

图4-5-31

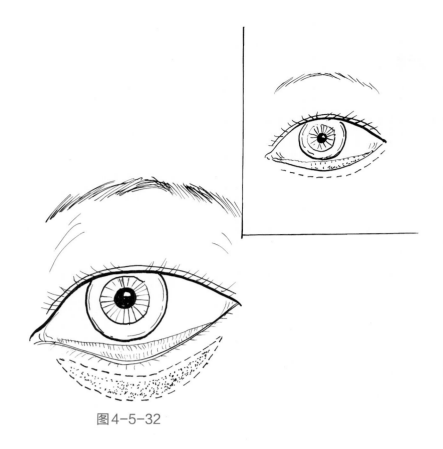

图 4-5-32

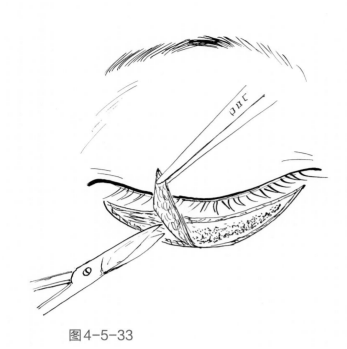

图 4-5-33

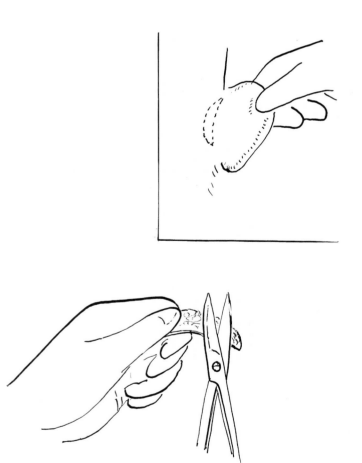

图 4-5-34

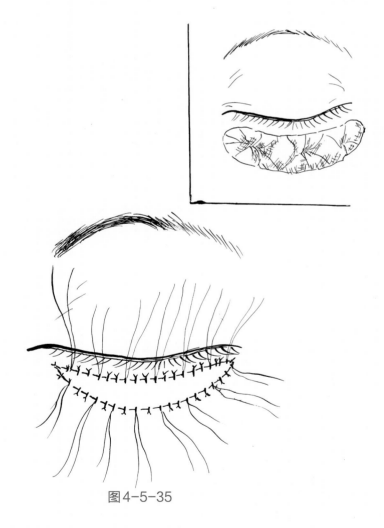

图 4-5-35

改良睑粘连法

❶ 于上下睑缘中内 1/3 和中外 1/3 交界处的灰线横行劈开约 6~8mm 形成前后层，两端各做垂直切口，形成"H"形切口（图4-5-36）。

❷ 以5-0丝线作上下睑内层褥式缝合（图4-5-37）。

❸ 上下睑外层做褥式缝合，缝线两端垫一小纱卷或橡皮片（图4-5-38、图4-5-39）。

术中要点

❶ 松弛性睑外翻的修复：去除多余组织及悬吊的程度以缝合固定后眼睑紧贴球结膜为宜。

❷ 缺损性睑外翻的修复：切除挛缩较重的瘢痕，充分松解剩余瘢痕组织，使眼睑组织回复至正常位置；注意皮瓣的长宽比例，以免影响血运。

术后处理

❶ 常规应用抗生素。

❷ 结膜囊内涂以抗生素眼药膏。

❸ 常规 5~7 天拆线；植皮 7~10 天拆包，12~14 天拆线。

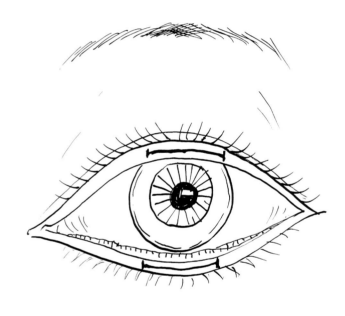

图4-5-36

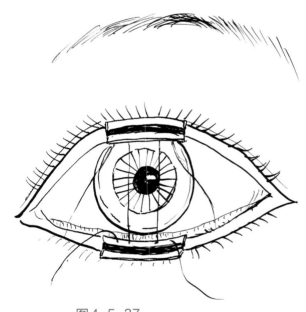

图4-5-37

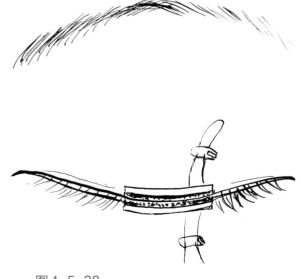

图4-5-38

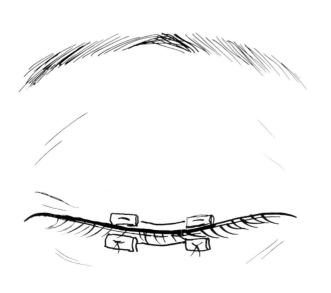

图4-5-39

睑内翻畸形矫正术

适应证	❶ 先天性及下睑瘢痕性睑内翻：皮肤眼轮匝肌切除法。
	❷ 下睑部分瘢痕性睑内翻并伴有严重倒睫："Z"成形法。
	❸ 睑板比较肥厚的上睑内翻：睑板楔形切除术。
	❹ 严重的瘢痕性睑内翻的病例，特别是那些经过多次手术，睑板、结膜已有明显畸形或缩短的病例：游离睑板-结膜瓣移植法。
	❺ 老年人由于睑板下缘失去支持及睑缘眼轮匝肌过度痉挛引起的睑内翻：眼轮匝肌增强法。
	❻ 上睑瘢痕性内翻：睑板削薄法（Hotz法）。
禁忌证	❶ 各种眼睛的感染性疾患，如角膜炎、结膜炎等。
	❷ 眼周的皮肤炎症。
术前准备	术前仔细检查，评估睑内翻的原因及程度。
麻醉	局部浸润麻醉，小儿可用全麻。
体位	手术采取仰卧位。
手术步骤	

皮肤眼轮匝肌切除法

❶ 用两把无菌镊夹持下睑皮肤，估算切除的皮肤量，以既可矫正睑内翻又不致睑外翻为宜，设计新月形切口。如皮肤不松弛，则不必切除皮肤，做横行于睑缘的横行切口（图4-6-1）。

❷ 按设计线切除新月形皮肤，显露眼轮匝肌，并适量切除一条眼轮匝肌（图4-6-2、图4-6-3）。

❸ 缝合皮肤切口，缝合时可挂住睑板（图4-6-4、图4-6-5）。

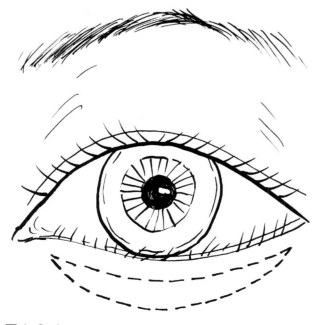

图4-6-1

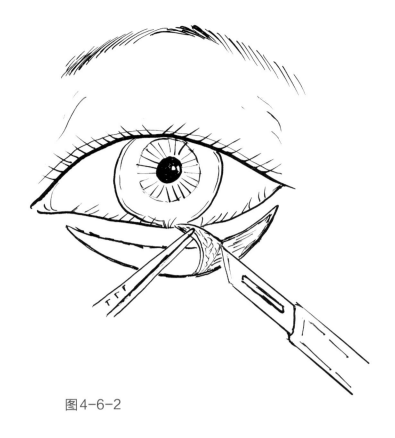

图 4-6-2

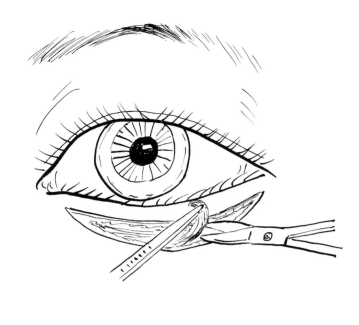

图 4-6-3

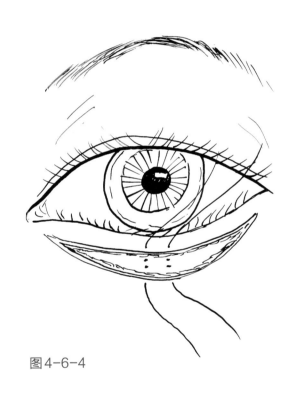

图 4-6-4

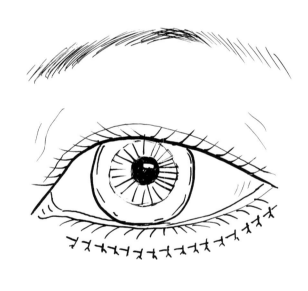

图 4-6-5

"Z"成形法

❶ 在下睑内翻处，设计两条狭长的"Z"形皮瓣，其中一个应包含睫毛及毛囊（图 4-6-6）。

❷ 按设计线切开皮肤，掀起含睫毛毛囊的皮瓣及另一条狭长皮瓣（图 4-6-7）。

❸ 将两条皮瓣互换位置缝合（图 4-6-8）。

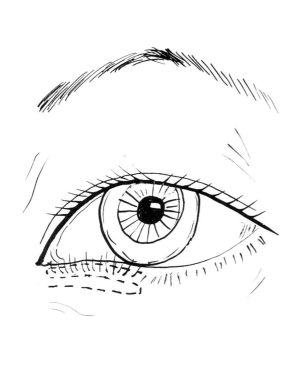

图4-6-6

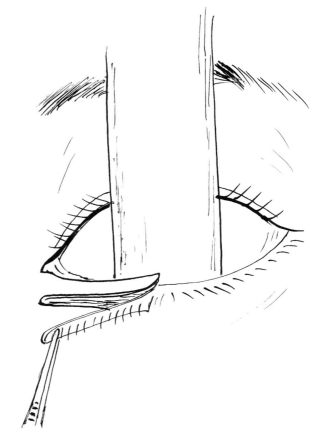

图4-6-7

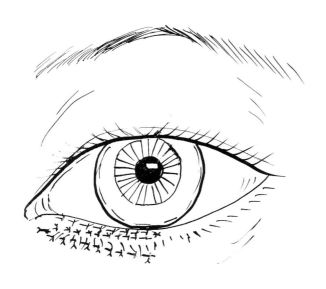

图4-6-8

睑板楔形切除术

❶ 沿重睑线做切口（皮肤松弛者，可适当切除一条眼睑皮肤），皮下分离，显露眼轮匝肌（图4-6-9、图4-6-10）。

❷ 切除宽约4mm的眼轮匝肌，显露睑板，切除一条宽2mm的楔形睑板，切勿穿透结膜（图4-6-11、图4-6-12）。

❸ 缝合时缝线先在切口下缘皮肤穿入，再经睑板楔形切口上缘及切口上缘皮肤穿出。如此穿入5~7根缝线，结扎。睑缘翻转向外，同时形成重睑（图4-6-13、图4-6-14）。

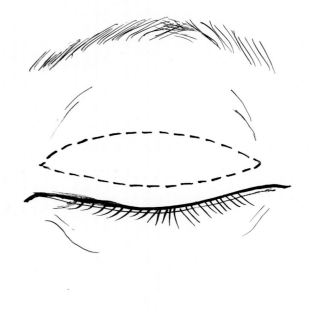

图 4-6-9

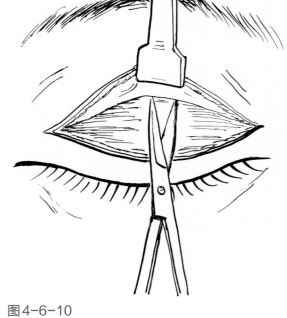

图 4-6-10

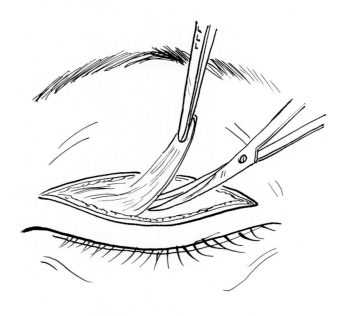

图 4-6-11

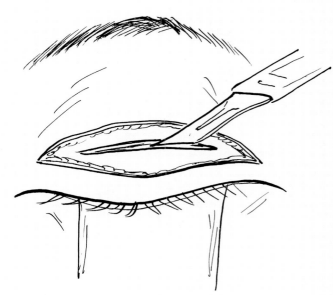

图 4-6-12

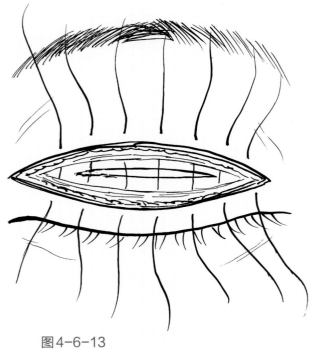

图 4-6-13

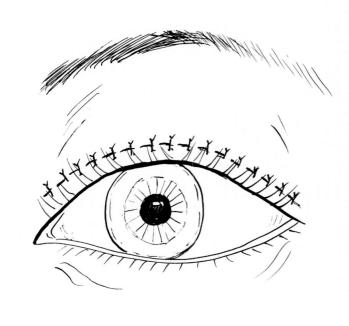

图 4-6-14

游离睑板－结膜瓣移植法

① 翻转下睑，距睑缘2mm处做一与睑缘平行的睑结膜切口，切开睑结膜及睑板，暴露眼轮匝肌。于切口两侧，将睑板与眼轮匝肌分离，形成容纳新月形睑板－结膜瓣的创面，其中央最宽2~3mm（图4-6-15）。

② 翻转上睑，于上睑中部切取宽约2~3mm的新月形睑板－结膜瓣，上睑供瓣区做睑板与其下眼轮匝肌分离，连续缝合上睑切口，两端线头穿过眼轮匝肌从皮肤面引出，如结扎后上睑有内翻倾向，也可不缝合，让结膜上皮逐渐增生覆盖（图4-6-16）。

③ 将上睑睑板—结膜瓣移植于下睑缺损处，间断或连续缝合（图4-6-17）。

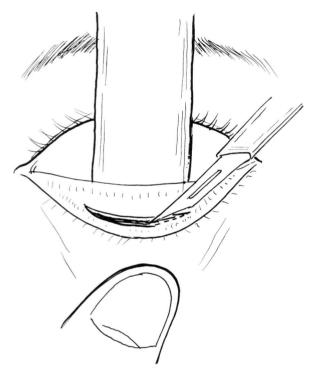

图4-6-15

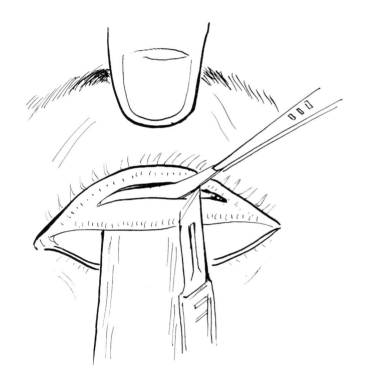

图4-6-16

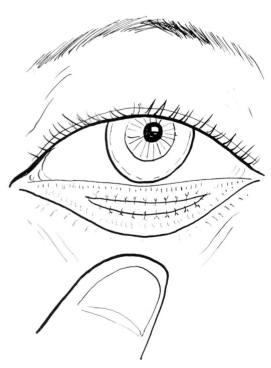

图4-6-17

103

眼轮匝肌增强法

❶ 距下睑缘2mm做与睑缘平行的皮肤切口（图4-6-18）。

❷ 分离皮肤，显露眼轮匝肌，在下睑板前方分离一条宽约8mm的眼轮匝肌（图4-6-19）。

❸ 将眼轮匝肌中央切断，可剪除中间一段长约3~4mm的眼轮匝肌。将双针缝线分别穿过睑板下缘，再穿过眼轮匝肌的两残端，结扎缝线，使眼轮匝肌缩短并向后压迫，睑内翻得以矫正（图4-6-20）。

❹ 缝合皮肤切口（图4-6-21）。

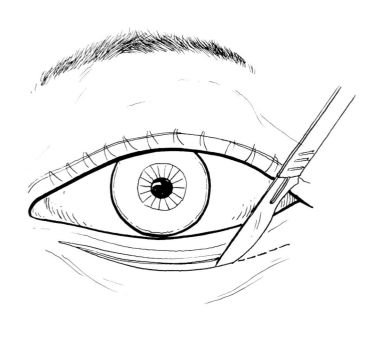

图4-6-18

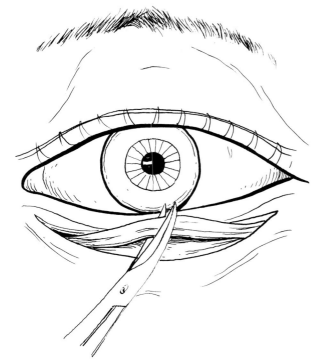

图4-6-19

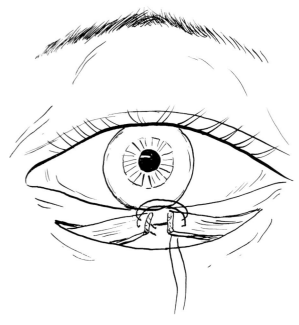

图4-6-20

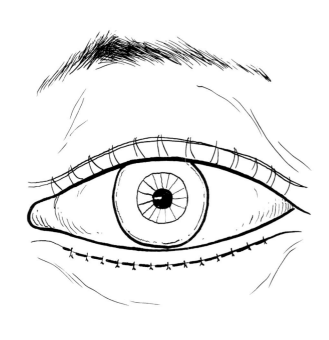

图4-6-21

睑板削薄法（Hotz法）

❶ 取重睑线切口，根据睑内翻程度在切口上缘切除一块宽度适当的梭形皮肤及眼轮匝肌（图4-6-22、图4-6-23）。

❷ 显露睑板，用锐刀将增厚的睑板组织削薄，削到正常厚度或已不再显现坚硬的感觉为止（图4-6-24）。

❸ 缝合时缝线先穿过近睑缘侧皮肤，在挂住睑板，最后从另一侧创缘穿出皮肤，缝合5~7针，结扎（图4-6-25、图4-6-26）。

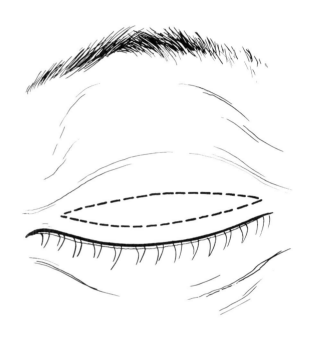

图4-6-22

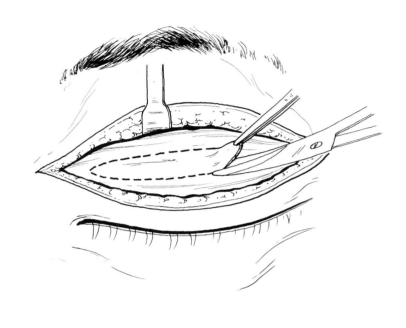

图4-6-23

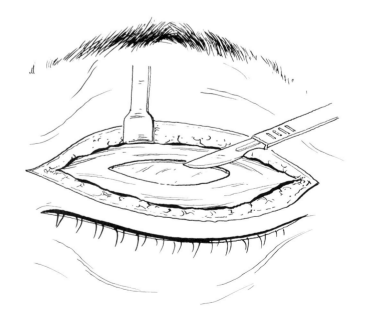

图4-6-24

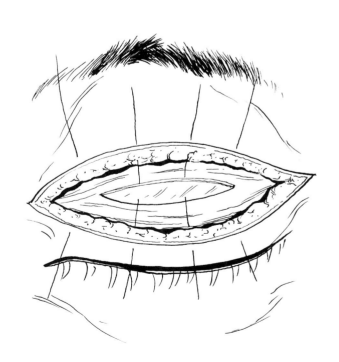

图4-6-25

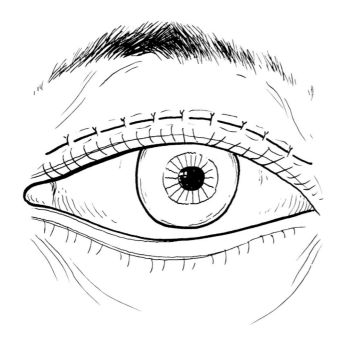

图4-6-26

术中要点	❶	切勿矫枉过正，造成睑外翻。
	❷	术中注意保护角膜。
术后处理	❶	常规应用抗生素。
	❷	结膜囊内涂以抗生素眼药膏。
	❸	常规5~7天拆线；睑板－结膜瓣7~10天拆线。

第七节　　眼窝再造术

适 应 证	❶	存留部分健康结膜的结膜囊狭窄，不能安装合适的义眼：皮肤眼轮匝肌切除法。
	❷	严重眼窝闭锁，结膜全部或大部分缺损：包埋植皮法、耳后乳突区岛状皮瓣法。
禁 忌 证	❶	各种眼睛的感染性疾患，如角膜炎、结膜炎等。
	❷	眼周的皮肤炎症。
术前准备		术前仔细检查残余结膜囊，评估眼窝大小情况。
麻　　醉		局部浸润麻醉，小儿可用全麻。
体　　位		手术采取仰卧位。
手术步骤		

下穹窿成形法

❶ 从结膜囊中央水平偏下方做一从内眦到外眦的横切口（图4-7-1）。

❷ 沿结膜下层向下分离，松解或适当切除眶下缘瘢痕，剥离范围必须到眶下缘前部，暴露宽约6~10mm的骨膜（图4-7-2）。

❸ 取颊部口腔侧黏膜或中厚皮片移植于缺损处，间断缝合（图4-7-3）。

❹ 用凡士林纱布加压包扎填塞固定，使移植的黏膜或皮片能紧紧地贴附在眶下缘的骨膜上（图4-7-4）。

❺ 上下睑做暂时性闭合（图4-7-5）。

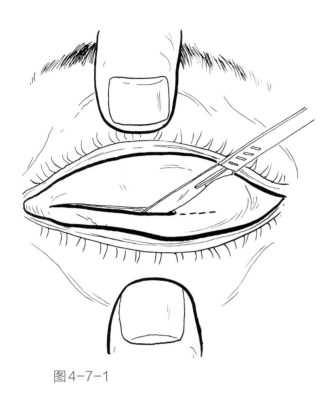

图4-7-1

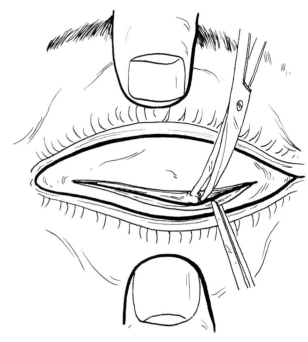

图4-7-2

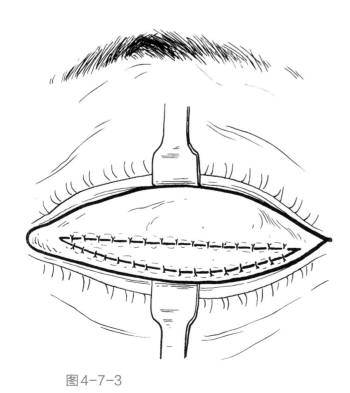

图4-7-3

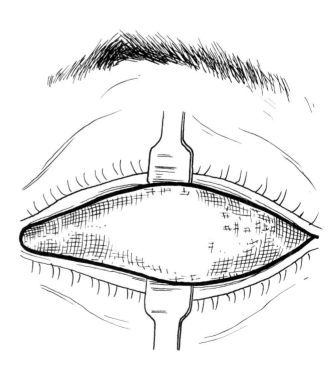

图4-7-4

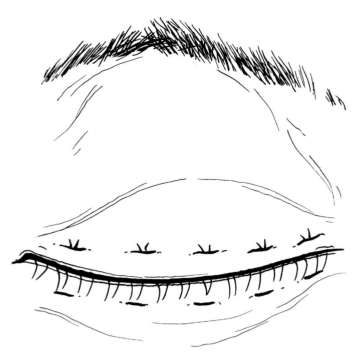

图 4-7-5

包埋植皮法

❶ 于眼窝距眶缘内下约3mm处做自内眦至外眦的横行切口（图4-7-6）。

❷ 切除瘢痕组织和残余结膜，剥离囊腔，一般要比义眼大，下至眶下缘下约0.5~1cm（图4-7-7）。

❸ 囊腔制备后暂时填塞纱布止血，然后用印膜胶制成与囊腔大小、形状一致的眼模。切取上臂内侧或腹部无毛区的全厚皮片约10cm×10cm大小，将其表皮面向内缝包于眼模上，然后移植于囊腔内，使缝合线恰好在上下睑裂线上（图4-7-8）。

❹ 上下睑暂时性闭合，外加敷料包扎（图4-7-9）。

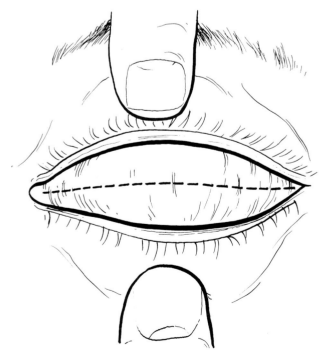

图 4-7-6

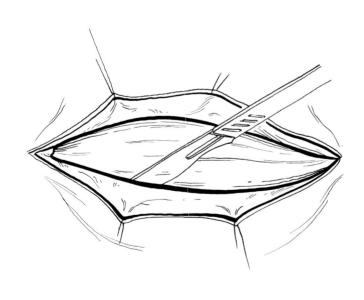

图 4-7-7

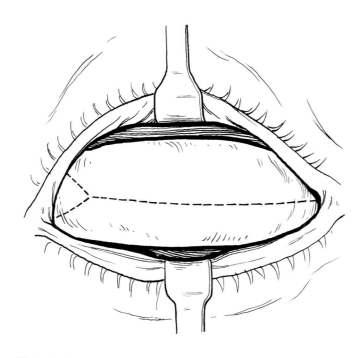

图4-7-8

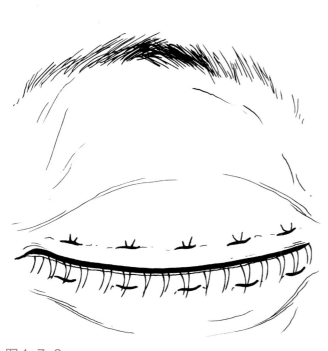

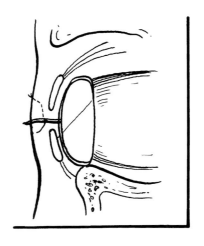

图4-7-9

耳后乳突区岛状皮瓣法

❶ 同"包埋植皮法"步骤1。

❷ 同"包埋植皮法"步骤2。

❸ 于耳后乳突区按眼窝大小设计岛状皮瓣（图4-7-10）。

❹ 切开耳前皮瓣蒂部切口，皮下剥离，在颞浅筋膜及耳郭软骨膜浅面，切取含颞浅动静脉及耳后动静脉的岛状皮瓣（图4-7-11）。

❺ 将岛状皮瓣通过皮下隧道转移至眶内，与上下睑缘后唇缝合，蒂部切口直接缝合，供区创面游离植皮。放置引流条，眶内轻塞凡士林纱布，适当加压包扎（图4-7-12）。

术中要点　剥离松解要彻底，但要注意上穹窿剥离范围不要涉及眶上缘，以免伤及上睑提肌。

术后处理

❶ 常规应用抗生素。

❷ 下穹窿成形法　术后5~7天换药，从睑裂缝滴入抗生素眼药水及眼膏，术后10~12天拆线，并植入眼模，加压包扎，每周换药2次。换药时注意观察穹窿的深度变化，根据情况调整眼模。术后3个月，创面愈合，黏膜或皮片收缩已稳定，即可安装义眼。

❸ 包埋植皮法　术后14天拆线，取出印模胶，冲洗植皮区后再放入眼模，之后隔日换药，3周后安装义眼。

❹ 耳后乳突区岛状皮瓣法　术后7~10天拆线，切口愈合即可安装义眼。

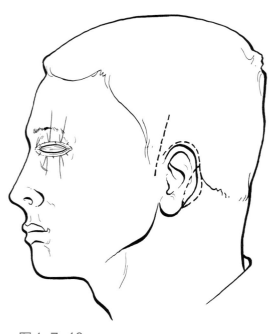

图 4-7-10

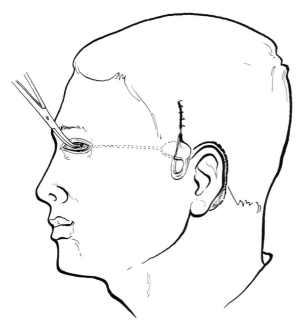

图 4-7-11

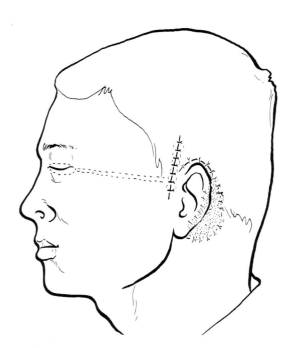

图 4-7-12

第五章
鼻畸形与缺损的修复

扫描二维码，
观看本书所有
手术视频

第一节　　鞍鼻矫正术

适 应 证	先天性或后天性如外伤以及感染导致的鞍鼻畸形，面中1/3凹陷的"碟形面"畸形；鼻背短，鼻孔上翘，皮肤组织量不足不宜用硅胶填充者；合并梨状孔周围的软组织塌陷者。
禁 忌 证	出血倾向、身体及精神状况不佳、局部皮肤感染、未成年人。
术前准备	避开月经期，停用活血药物，常规体格检查及血生化检查，行颅骨及上颌骨X线片检查，或颌骨3D-CT了解鼻骨畸形情况，预估鼻背皮肤量，判断其是否足够下移纠正鼻孔上翘，是否需要进行面中部及鼻底填充。
麻　　醉	应以安全和保证呼吸道通畅为原则，施行气管插管全身麻醉。
体　　位	手术采取仰卧位。
手术步骤	

鼻支架填充、矫正鼻畸形

❶ 可选用自体颅骨外板、自体髂骨游离移植。笔者常用第7肋软骨，及第8、9肋软骨，雕刻拼接成"L"形，供区切口逐层缝合（图5-1-1）。另有异体骨、异体软骨、人工材料如膨体等可作为支架材料植入。

❷ 单纯隆鼻者取一侧鼻前庭鼻翼软骨下边缘切口，行鼻尖整形者取鼻小柱中下部"W"形开放切口，掀起鼻小柱皮肤瓣显露鼻大翼软骨，在鼻骨表面用剥离子或剪刀分离，分离范围宽约1~1.2cm，上至鼻根部，离断鼻翼软骨外侧脚附着韧带，利于鼻翼鼻尖下移（图5-1-2）。

❸ 雕刻肋软骨，去掉肋软骨骨皮质，雕刻拼接后呈"L"形，将鼻尖处软骨边缘锐利处修整光滑。

❹ 将"L"形肋软骨插入腔隙，将"L"的短臂缝合固定与前鼻棘处骨膜，复位鼻小柱皮肤瓣，缝合创口（图5-1-3）。

面中部凹陷畸形填充矫正

❶ 口腔内以过氧化氢、生理盐水、氯己定水交替冲洗，取上唇穹窿顶部横向切口，分离显露梨状孔底部，适当分离局部组织，使鼻翼、鼻小柱及上唇上部能够充分松解（图5-1-4）。

❷ 切取一块肋软骨按需要矫正凹陷的程度调整雕刻软骨的大小、形状及厚度，长度为两鼻翼间距，约2.5cm，宽度为梨状孔底至上唇穹窿间距，约1.0cm，将软骨与深处组织缝合固定（图5-1-5）。

❸ 缝合上唇穹窿部切口。

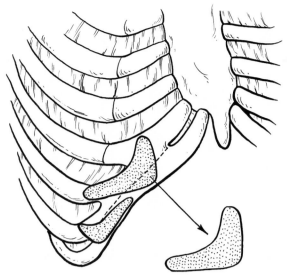

图 5-1-1

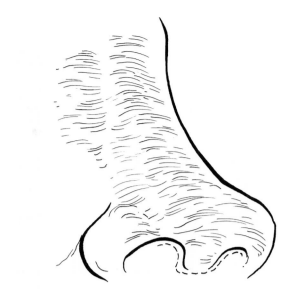

图 5-1-2

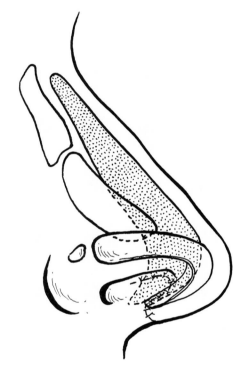

图 5-1-3

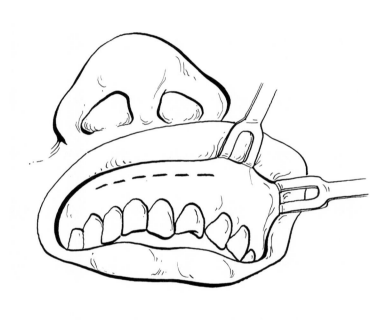

图 5-1-4

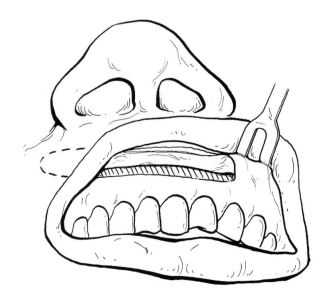

图 5-1-5

113

重度鞍鼻鼻孔上翘矫正术

❶ 切取右胸壁第7~9肋软骨，并雕刻成"L"形。

❷ 一侧鼻孔内侧缘切口经鼻小柱下部横向延至另一侧鼻孔内侧切开，广泛分离鼻背及两侧，鼻腔内侧衬里皮肤组织设计V-Y皮瓣，延长衬里使鼻尖下移（图5-1-6、图5-1-7）。

❸ 放入软骨，适当缝合固定，缝合切口（图5-1-8）。

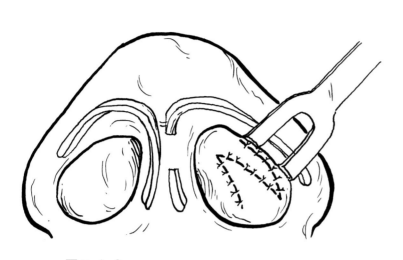

图5-1-6

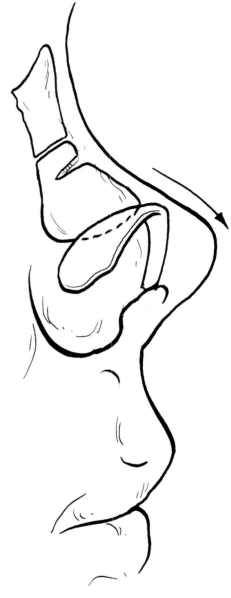

图5-1-7

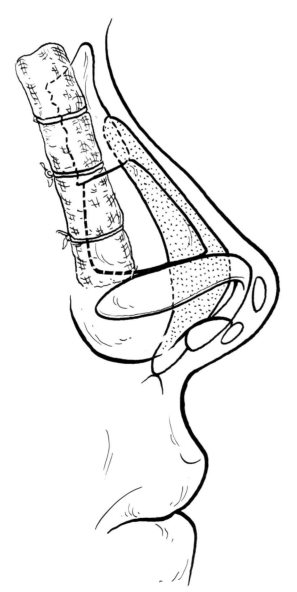

图5-1-8

术中要点	❶ 鼻支架的重建应根据不同患者不同畸形程度个性化选择方法。
	❷ 对于大翼软骨的充分分离，及皮肤和衬里组织量的判断是非常重要的，张力过大的皮肤包裹是术后鼻软骨支架变形的重要原因之一。
	❸ 部分成人的肋软骨钙化较严重，此时作为鼻尖填充物可能引起皮肤受压破溃，应联合鼻中隔软骨、耳郭软骨移植，避免支架顶破皮肤。
术后处理	预防性应用抗生素；防止外伤；保持清洁，2~3天更换鼻孔支撑管外缠纱布，7天拆线；鼻孔内皮瓣成活后，为防止收缩变形，鼻孔支撑管应放置2~3个月。

第二节 鼻孔狭窄及闭锁的修复

适 应 证	先天性或外伤后所导致的鼻孔狭窄，鼻孔通气不畅，鼻翼形态不良。
禁 忌 证	外伤后半年内仍处于瘢痕增殖期者，局部皮肤感染者，未成年者。
术前准备	常规体格检查，检查鼻孔瘢痕及阻塞气道程度，有无鼻翼塌陷，有无鼻中隔偏曲。
麻　　醉	局部麻醉或全身麻醉（必要时）。
体　　位	手术取仰卧位。
手术步骤	

鼻唇沟皮瓣

❶ 设计鼻唇沟皮瓣：测量正常侧鼻底宽度，在狭窄侧设计一个鼻唇沟皮瓣，按"Z"字瓣原理，交叉后使双侧鼻孔底部等宽（图5-2-1）。

❷ 按"Z"字瓣原理，切开鼻唇沟皮瓣，切开鼻翼，两瓣交叉，分层缝合（图5-2-2）。患侧鼻孔用硅胶管支撑1年。

内嵌植皮法

❶ 沿原鼻孔缘作环形切口，彻底切除瘢痕组织，修整鼻孔内侧缘（图5-2-3）。

❷ 选用长约1.5cm的硅胶管，口径与对侧鼻孔相同，取耳后薄中厚皮片，表皮面向硅胶管缝合成皮管，插入鼻孔，鼻孔皮片边缘缝合数针（图5-2-4、图5-2-5）。

❸ 术后10天取出硅胶管观察皮片成活情况，为防止皮片收缩，留置硅胶管支撑1年（图5-2-6）。

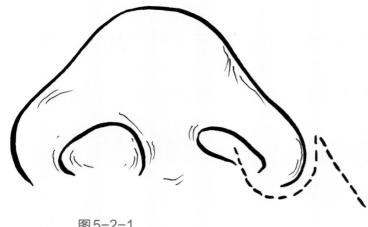

图5-2-1

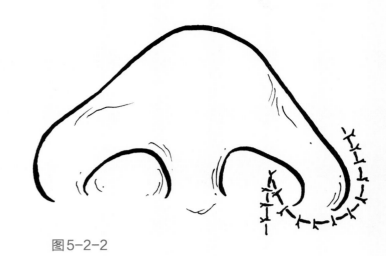

图5-2-2

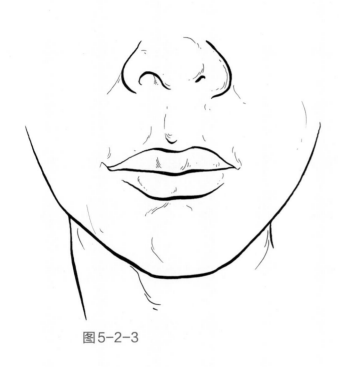

图5-2-3

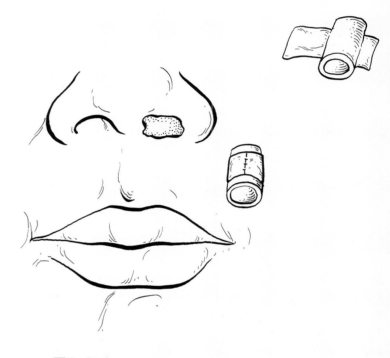

图5-2-4

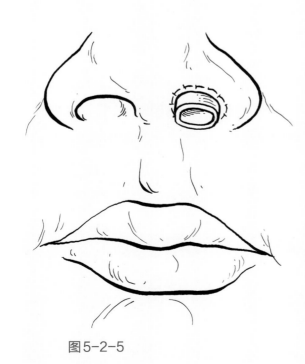

图5-2-5

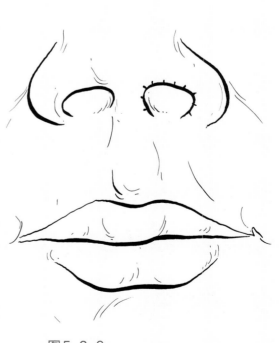

图5-2-6

鼻翼外移植皮法

❶ 于患侧鼻小柱内侧及鼻翼外侧切口，将鼻翼外移至与对侧鼻孔大小一致的位置（图5-2-7、图5-2-8）。

❷ 切取中厚皮片移植于创面上（图5-2-9）。

鼻翼外侧岛状皮瓣内移法

❶ 以皮肤深层筋膜组织为蒂，在患侧鼻翼外侧设计岛状皮瓣（图5-2-10、图5-2-11）。

❷ 切开并外移鼻翼，岛状皮瓣内移至鼻孔底，缝合切口（图5-2-12、图5-2-13）。

术中要点

❶ 鼻孔内植皮应使得皮片必须展平，与鼻内创面贴合紧密，这样更有利于植皮成活。

❷ 鼻唇沟皮瓣法转移皮瓣应兼顾修复创面、气道通畅和外形矫正，当皮瓣面积不够时可考虑与植皮并用。

❸ 外缠2~3层纱布保持鼻孔支撑管松紧度适当，大小形状与健侧形状相同。

术后处理

预防性应用抗生素；防止外伤；保持清洁，2~3天更换鼻孔支撑管外缠纱布，7天拆线，植皮缝线10天拆除；鼻孔内植皮或转移皮瓣成活后，为防止收缩变形，鼻孔支撑管应放置2~3个月。

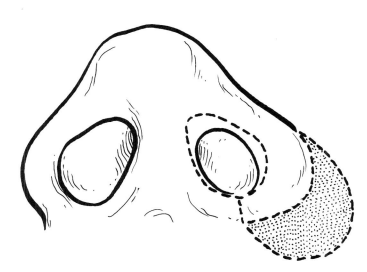

图5-2-7

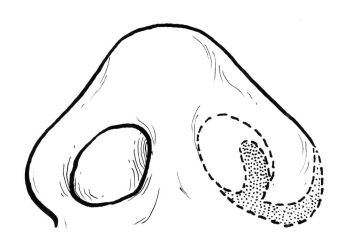

图5-2-8

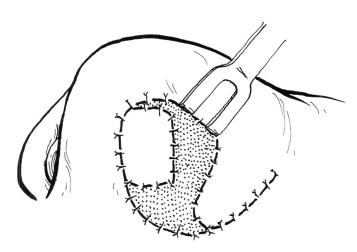

图5-2-9

117

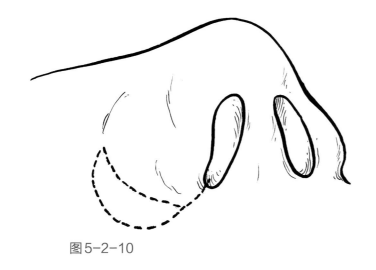

图 5-2-10

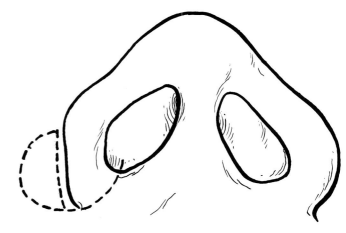

图 5-2-11

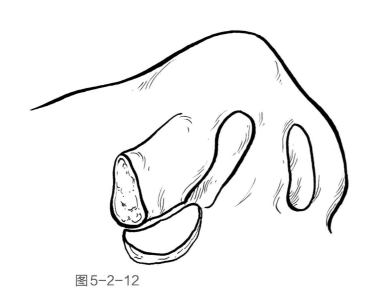

图 5-2-12

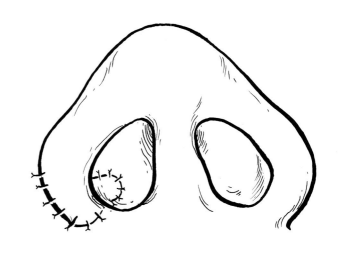

图 5-2-13

第三节　　鼻端鼻翼缺损修复术

适 应 证	先天性、外伤、感染或肿物切除所致的鼻翼缺损。
禁 忌 证	外伤伤口未愈合；瘢痕增生期；身体或精神状况不佳者；婴幼儿等不能合作者。
术前准备	❶ 常规体格检查。
	❷ 测量鼻翼缺损面积。
麻 醉	局部麻醉或静脉麻醉。
体 位	手术取仰卧位。

手术步骤

局部翻转皮瓣植皮法

❶ 在距缺损鼻翼缘2~4mm处切开，分离皮下组织形成以创缘为蒂的局部皮瓣，向外翻转使正常皮肤形成鼻衬里，并增加外侧鼻翼复合组织移植的接触面积（图5-3-1、图5-3-2）。

❷ 切取耳轮复合组织或耳后全厚皮肤，移植于鼻翼缺损创面。缝合打包，鼻孔放置硅胶管支撑（图5-3-3、图5-3-4）。

鼻唇沟皮瓣法

❶ 沿鼻翼缺损缘切开，形成创面。

❷ 于患侧鼻唇沟设计舌形或岛状皮瓣（图5-3-5）。

❸ 切开皮肤及皮下组织达肌层。

❹ 将皮瓣覆盖至鼻翼切开创面，缝合创口，供区拉拢缝合（图5-3-6）。

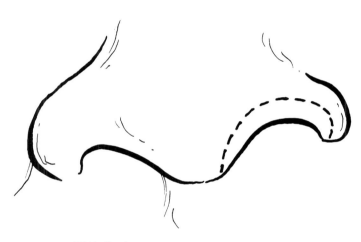

图5-3-1

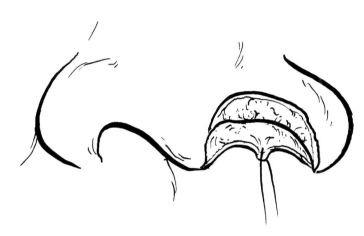

图5-3-2

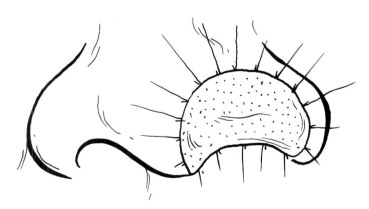

图5-3-3

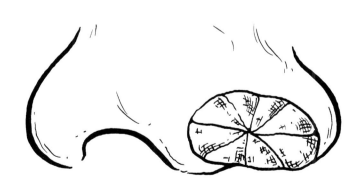

图5-3-4

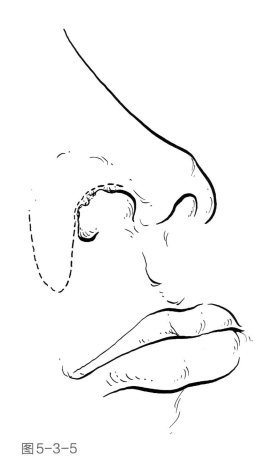

图5-3-5

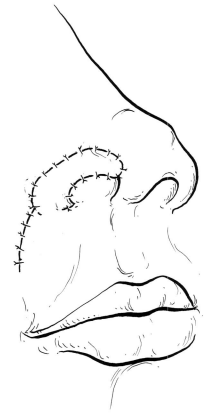

图5-3-6

耳郭复合组织瓣移植法

❶ 切取耳郭顶部边缘三角形皮肤软组织，创面缝合（图5-3-7）。

❷ 切开鼻翼缺损处，去除瘢痕，修整创面成三角形（图5-3-8）。

❸ 将切取的三角形复合软组织移植于缺损处缝合（图5-3-9）。

耳后岛状皮瓣法

❶ 于耳后乳突区设计岛状皮瓣，沿耳前颞浅动脉方向作皮肤纵向切口，并向发际线内延长约8cm，于颞浅筋膜浅层分离，切取岛状皮瓣，与耳后上部及颞浅筋膜形成的筋膜血管蒂相连接，拉拢缝合耳后及耳郭上部供区创面（图5-3-10）。

❷ 沿鼻翼缺损缘切开，切除瘢痕。于耳郭前经皮下向缺损鼻翼处分离隧道，宽约1.5cm，将带蒂岛状皮瓣经隧道覆盖于鼻翼缺损创面（图5-3-11）。

上臂皮管法

❶ 于鼻翼缺损同侧上臂内侧以近段为蒂，纵向切取U形皮瓣，约2.5cm×4cm大小，皮瓣缝合成皮管，供区创面拉拢缝合。

❷ 修整鼻翼缺损处，去除瘢痕，上臂上举屈肘，使皮管远端与鼻翼创面相连并缝合。使皮管无明显张力，用石膏固定上臂（图5-3-12、图5-3-13）。

❸ 3~4周后切断皮管上臂的根部，修整鼻部外形，上臂创口缝合（图5-3-14）。

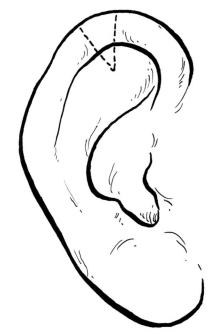

图 5-3-7

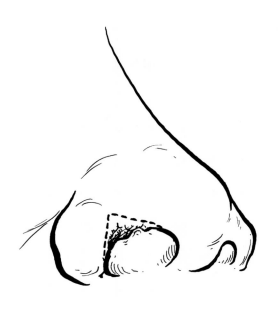
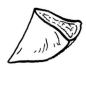

图 5-3-8

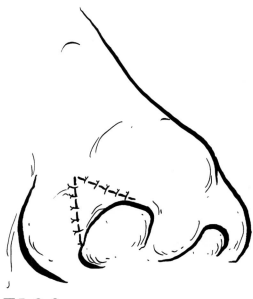

图 5-3-9

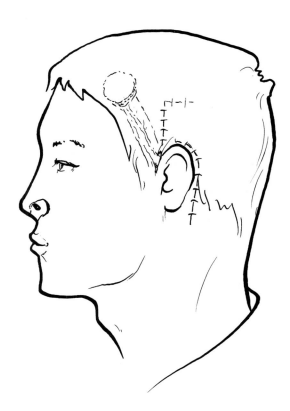

图 5-3-10

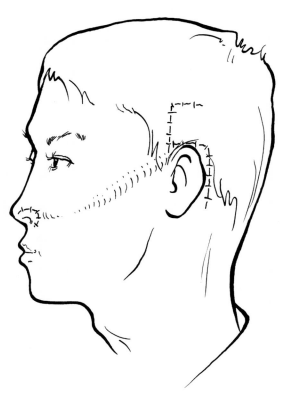

图 5-3-11

121

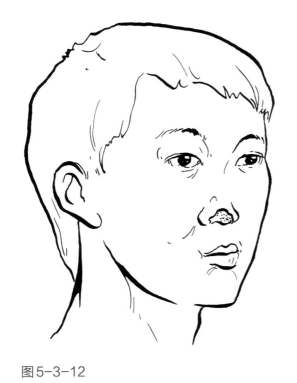

图5-3-12

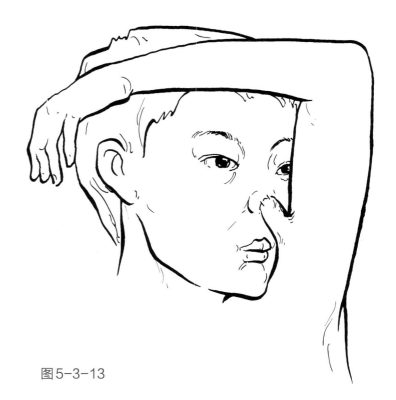

图5-3-13

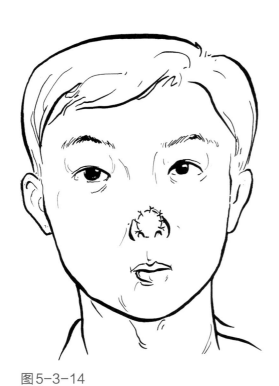

图5-3-14

额部皮瓣法

❶ 在额部发际线边缘设计岛状皮瓣，在皮瓣下方至眉间纵向切开皮肤，于切口两侧皮下分离，形成筋膜蒂岛状皮瓣（图5-3-15）。

❷ 切开鼻翼缺损边缘，去除瘢痕。

❸ 皮下分离眉间至鼻翼缺损处形成隧道，将岛状皮瓣经隧道覆盖至鼻翼，修整鼻形态（图5-3-16）。

❹ 供区创面及创缘缝合，创面面积过大不能拉拢缝合者，可植皮修复。

耳郭复合组织移植法延长鼻小柱

❶ 切取耳门处耳郭皮肤软骨复合组织、楔形皮肤及条形软骨，最长径不超过1.5cm（图5-3-17）。

❷ 于鼻小柱作横切口，提高鼻尖形成楔形缺损（图5-3-18、图5-3-19）。

❸ 将切取的皮肤复合组织移植于鼻小柱缺损处（图5-3-20）。

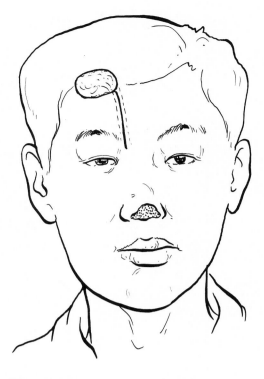

图5-3-15

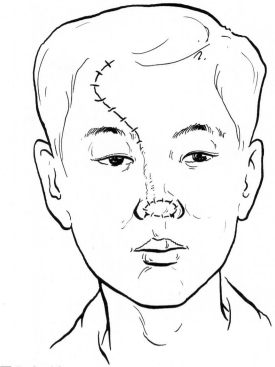

图5-3-16

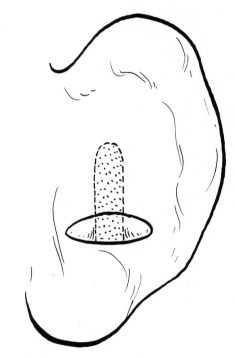

图5-3-17

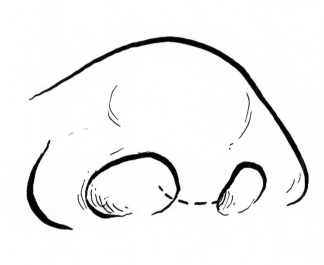

图5-3-18

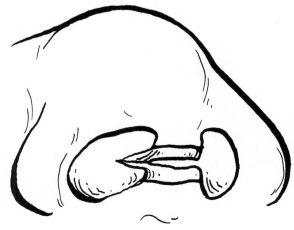

图5-3-19

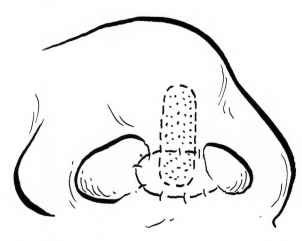

图5-3-20

耳后复合组织移植修复鼻尖缺损

❶ 于耳甲腔切取与鼻尖缺损相应大小的复合组织瓣，供区视缺损面积大小直接或附加切口后缝合（图5-3-21）。

❷ 剖开鼻尖缺损处，切除瘢痕，修整创面。

❸ 将复合组织瓣覆盖于缺损创面，间断缝合（图5-3-22）。

鼻唇沟皮瓣二期修复鼻小柱缺损畸形

❶ 一期手术，于鼻唇沟处设计形成一个2cm×5cm大小的皮管（图5-3-23）。

❷ 一期手术术后3周，在两鼻孔内侧切口，皮管下端断蒂移至鼻尖处间断缝合，为Ⅱ期手术（图5-3-24）。

❸ 二期手术术后3周，于鼻小柱基部切开，并切断皮管另一端，将其缝合于鼻小柱基部，形成鼻小柱（图5-3-25、图5-3-26）。

术中要点

❶ 局部皮瓣翻转植皮法或耳郭复合组织移植法，不宜用于修复鼻尖鼻翼缺损过大，以免血供差，移植不成功。

❷ 耳后岛状皮瓣法血管蒂长，且无直接皮肤血管，切取时应保证足够蒂的宽度，利于皮瓣成活。

❸ 上臂皮管术后石膏应固定可靠，避免皮管与鼻连接张力过大，影响创口愈合及皮管成活。

术后处理

鼻尖鼻翼修复后，鼻孔内用硅胶管支撑；保持伤口清洁；伤口愈合后，鼻胶管继续支撑2~3周；预防性应用抗生素，防止术后感染；术后7~8天拆线。

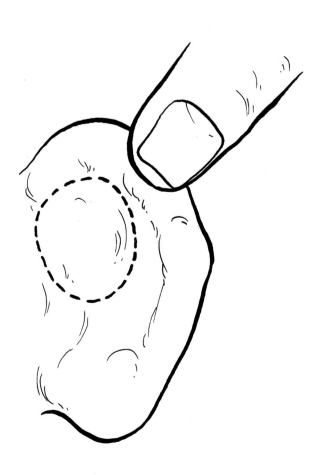

图5-3-21

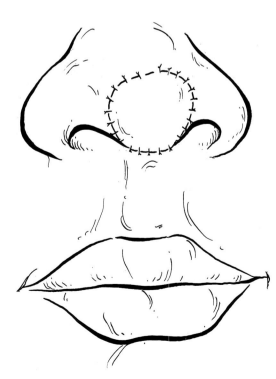

图5-3-22

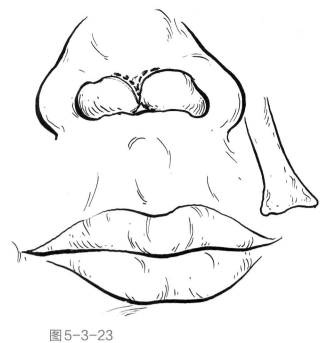

图5-3-23

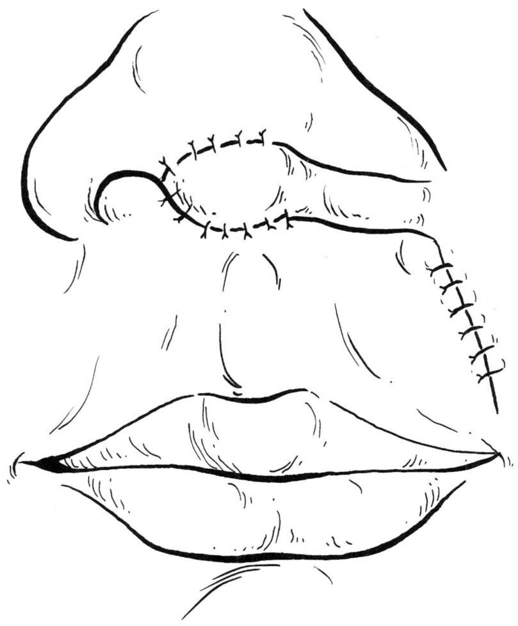

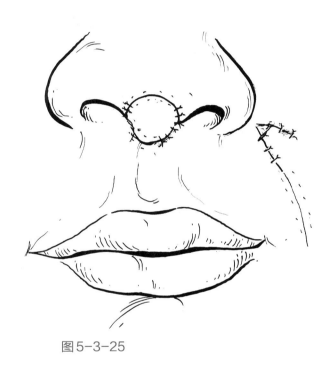

图5-3-24

图5-3-25

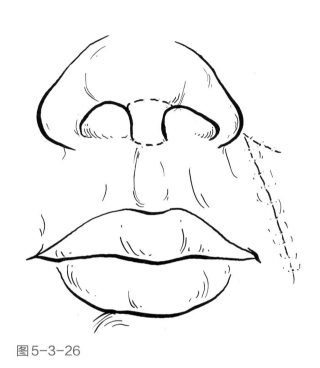

图5-3-26

第四节　全鼻再造术

适 应 证	先天性、感染外伤或肿物切除所致的鼻缺损。
禁 忌 证	伤口未愈合；局部感染；瘢痕增生期；身体状况不佳；婴幼儿等不能合作者。
术前准备	常规体格检查；测量鼻缺损的部位及面积大小，确定手术方式及所需皮瓣大小。
麻　　醉	全身麻醉。

体　位	手术取仰卧位。

手术步骤

额部皮瓣法

❶ 以双侧或一侧颞浅动脉浅支或滑车上和眶上神经血管束穿出点为蒂，在额部中央设计岛状三叶皮瓣，蒂宽1.5~2.0cm，从上往下进行皮瓣剥离，剥离的层次为额肌下、骨膜上，在额肌下将皮瓣掀起（图5-4-1）。

❷ 于鼻翼缺损部位正常皮肤边缘处切开，向下翻转瘢痕瓣形成鼻腔衬里（图5-4-2）。

❸ 切取一侧胸部第6或7肋软骨，雕刻成"L"形做鼻支撑。

❹ 将切取的有蒂额部岛状皮瓣经鼻根部皮下隧道潜行至鼻部覆盖移植软骨，隧道内皮瓣去表皮，缝合修整鼻形态，鼻孔放置鼻塞支撑鼻孔。

❺ 蒂部直接缝合，前额岛状皮瓣供区采用中厚皮片移植（图5-4-3）。
另外，根据前额额部宽度及鼻缺损程度不同可采用不同形式额部皮瓣：以颞浅动脉为蒂部的额瓣（图5-4-4），额部较窄时以双侧滑车上动脉为蒂部的旁正中额瓣（图5-4-5），额部较宽时以双侧滑车上动脉为蒂部的正中额瓣（图5-4-6），根据皮管所需长度及额部宽度不同，设计走行不同的额瓣（图5-4-7~图5-4-9）。

上臂皮管Ⅱ期法

❶ 于鼻翼缺损同侧上臂内侧设计U形皮瓣，近心端为蒂，约4.5cm×8cm大小，皮瓣缝合成皮管，供区创面拉拢缝合。

❷ 于鼻翼缺损正常皮肤处切开，掀起皮瓣至空洞边缘，皮瓣向中央拉拢缝合形成衬里（图5-4-10）。

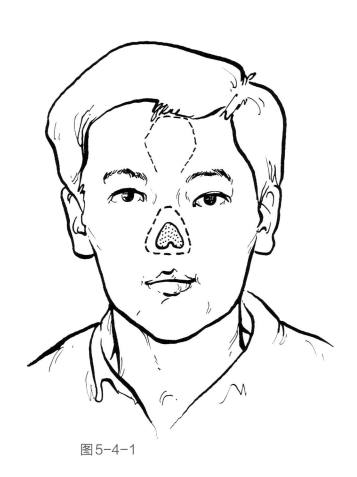

图5-4-1

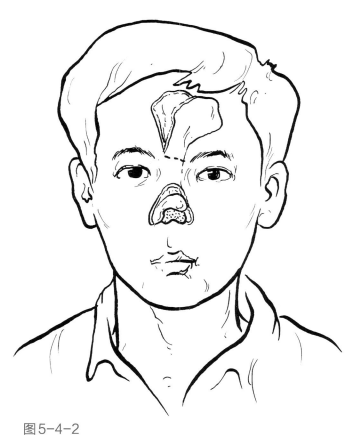

图5-4-2

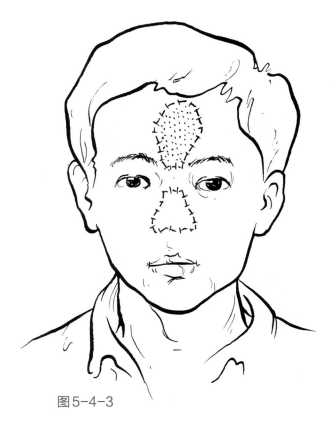

图5-4-3

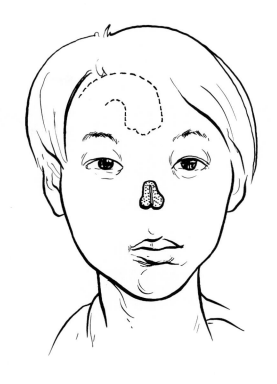

图5-4-4

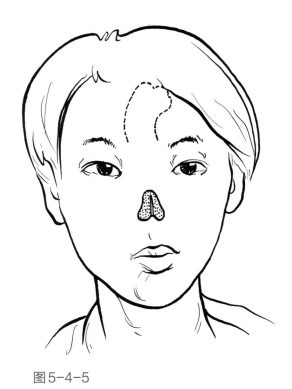

图5-4-5

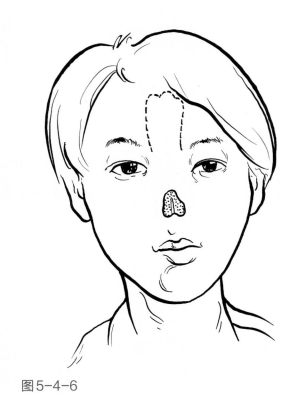

图5-4-6

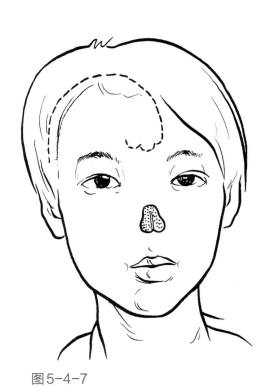

图5-4-7

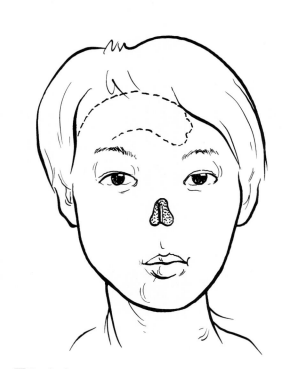

图5-4-8

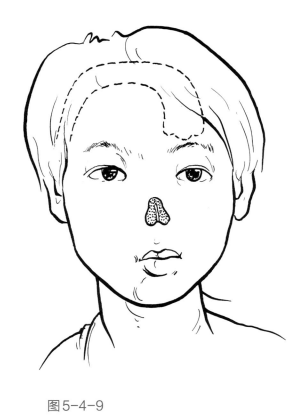

图5-4-9

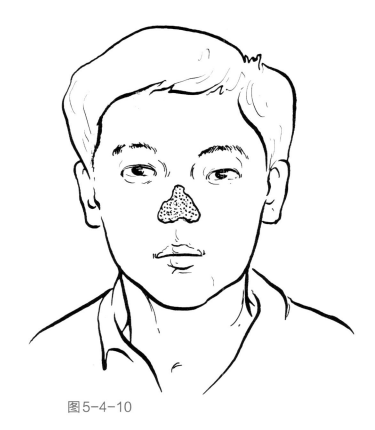

图5-4-10

❸ 切取左侧第5或6肋软骨，雕刻成"L"形做鼻背支撑。

❹ 上臂抱头，使皮管远端与鼻尖创面相连并缝合，覆盖移植的软骨，形成鼻孔及鼻小柱（图5-4-11）。

❺ 保证皮管无明显张力，用石膏固定上臂。

❻ 两鼻孔放置鼻塞支撑。

❼ 术后3周行Ⅱ期手术（图5-4-12）：①切断皮管上臂的根部，上臂创口缝合；②修整鼻部外形。

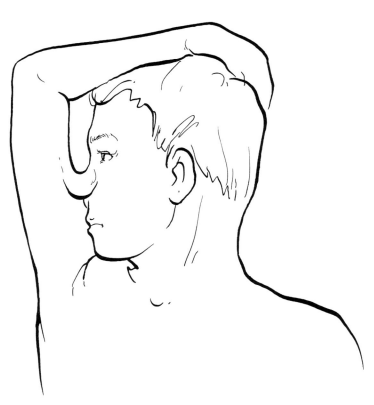

图5-4-11

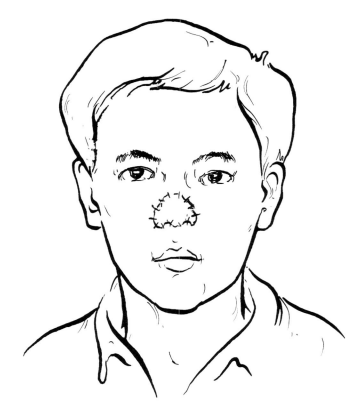

图5-4-12

术中要点	❶	在鼻两侧基底部及鼻翼两侧切开正常皮肤、形成皮瓣向中央并拢缝合，形成鼻腔衬里，皮瓣两侧在中央缝合形成鼻中隔。
	❷	切取额部皮瓣应有足够的宽度及长度，蒂部仔细分离，尽可能保留血管周围的筋膜肌肉组织，保持皮瓣血运。
	❸	额部皮瓣切取时应保留骨膜完整，利于植皮的中厚皮片成活。
	❹	上臂皮管应保留足够的长度及宽度，皮管张力不宜过大，上臂石膏固定应牢靠。
	❺	预扩张的额瓣能改善传统额瓣术后局部臃肿的形态，供区可直接拉拢缝合，外观及功能较植皮明显改善。
术后处理		上臂皮管法术后石膏应固定可靠，避免皮管张力过大，影响皮管血运及伤口愈合；保持伤口清洁，术后2~3天换药；预防性应用抗生素，防止术后感染；鼻孔内支撑应保持清洁通畅，伤口愈合后继续留置2~3周；术后7~9天拆线。

第六章
先天性唇腭裂修复术

扫描二维码，
观看本书所有
手术视频

第一节　单侧唇裂修复术

适 应 证	单侧唇裂患儿的手术时机为3~6个月，同时患儿体重超过5kg。
禁 忌 证	血红蛋白低于100g/L；白细胞高于$10×10^9$/L；凝血功能检查异常。
术前准备	术前1周开始练习使用汤匙喂养；术前6小时禁食禁水；术晨做局部皮肤准备；术前30分钟肌内注射阿托品类抑制腺体分泌药物。
麻 醉	应以安全和保证呼吸道通畅为原则，施行气管插管全身麻醉。
体 位	手术采取仰卧位。

手术步骤及
术中要点

三角瓣法唇裂修复术

【手术步骤】

060101

ER6-1-1
单侧不完全
唇裂整复术

❶ 设计：点1为健侧唇峰点，点2为人中切迹，在健侧裂隙的唇缘定点3，2~3=1~2。裂隙缘两旁鼻底线上定点5和点6，点5至鼻小柱基部距离与点6至鼻翼基部距离之和等于健侧鼻底宽度。在健侧鼻底线中点定点4，自点3向健侧定点7，5~3~7=4~1，但不要超过健侧人中嵴。5~3~7角度通常呈90°~120°。患侧红唇最厚处红唇缘定点8，裂隙外侧皮肤定点9，6~9=5~3，8~9=3~7，在9点裂隙侧定点10，8~10=9~10=3~7，连接5~3~7及6~9~10~8（图6-1-1）。

❷ 按设计线全层切开5~3~7及6~9~10~8，使双侧上唇下降充分，5~3~3'=6~10~8=健侧唇高（图6-1-2）。

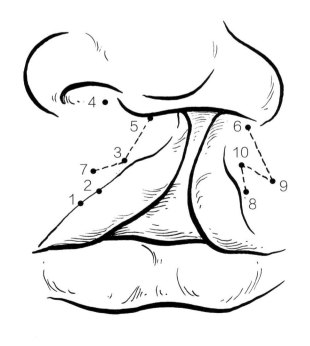

图6-1-1

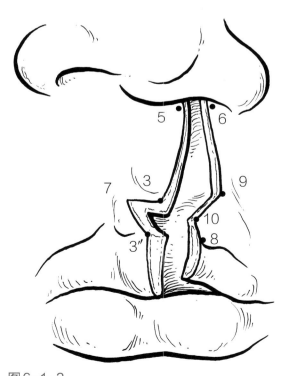

图6-1-2

❸ 分离裂隙两侧口轮匝肌，充分松解，减少张力。

❹ 逐层缝合口腔黏膜，口轮匝肌及皮肤。

❺ 修整红唇，并缝合黏膜及口轮匝肌，成形唇珠。

【术中要点】 ❶ 按设计线切开，充分松解两侧唇瓣使其下降完全。

❷ 注意分离口轮匝肌充分减张，并褥式对位缝合，成形人中嵴，完成功能性重建。

❸ 修整红唇时，勿去除过多的唇红组织，防止术后形成口哨畸形。

旋转推进法唇裂修复术

【手术步骤】 ❶ 设计：点1为健侧唇峰点，点2为人中切迹，在健侧裂隙的唇缘定点3，2~3=1~2。患侧裂隙红唇最厚处相当于唇峰处定点4，鼻小柱健侧基部定点5，裂隙缘两旁鼻底线上定点6和点7，点6至鼻小柱基部距离与点7至鼻翼基部距离之和等于健侧鼻底宽度。在相当于鼻底水平线的稍下外方定点8，自点5横过鼻小柱基底下方向点3画一弧线，下段与健侧人中嵴平行。再从点3沿皮肤黏膜交界线至点6连线，自点7向点4、点8连线，切开后分别形成A瓣、C瓣和B瓣，旋转推进至既定位置后，使C瓣尖端3'~3=8~4，确定点8位置（图6-1-3）。

❷ 全层切开6~3~5，4~7，3~5=4~7，先保留唇红组织，用以修复红唇，注意松解鼻底处上唇组织，使得唇瓣下降充分，根据C瓣尖端3'~3=8~4，确定点8位置，并切开7~8。

❸ 分离裂隙两侧口轮匝肌，充分松解，减少张力。

❹ 充分分离后，旋转C瓣插入患侧鼻底，推进B瓣进入A瓣与C瓣之间，分层缝合口腔黏膜，口轮匝肌及皮肤，口轮匝肌行褥式外翻缝合，成形人中嵴，注意准确对位（图6-1-4，图6-1-5）。

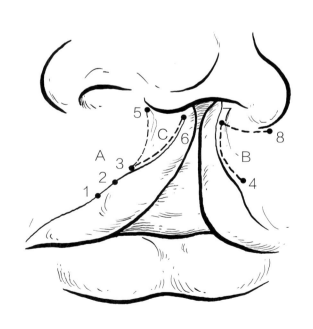

图6-1-3

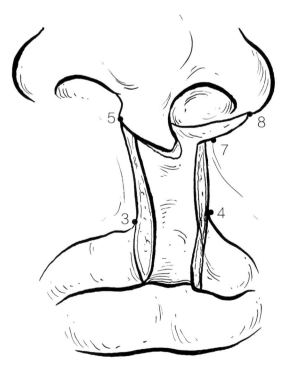

图6-1-4

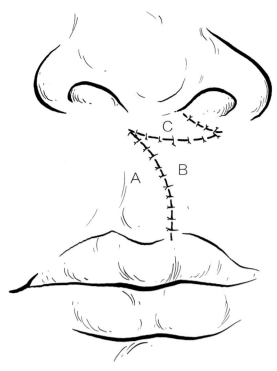

图6-1-5

❺ 修整红唇，并缝合黏膜及口轮匝肌，成形唇珠。

【术中要点】 ❶ 对于裂隙较宽的患者，分离范围裂隙侧可到达鼻唇沟或进行骨膜上分离，健侧不超过对侧人中嵴。

❷ 术中若发现上唇下降高度不足，可向健侧移动点5，但需注意不能超过健侧人中嵴。

❸ 注意勿过多去除红唇组织，成形唇珠时，可形成两个对偶三角瓣，交叉缝合，防止形成直线瘢痕造成瘢痕挛缩畸形。

术后处理 患儿全身麻醉清醒后4小时，可用汤匙给予少量水或奶；唇部创口术后当天覆盖敷料，第2天予以暴露，每日以碘伏或0.5%氯己定清洁创口；使用自制唇弓至少10日；术后应给予适量抗生素；术后视患儿情况适量补液；创口术后5~7天拆除缝线，唇部及口腔内缝线可稍晚拆除或任其自行脱落。

第二节　双侧唇裂修复术

适 应 证 双侧唇裂患儿的手术时机为6~12个月，同时患儿体重超过5kg。

禁 忌 证 血红蛋白低于100g/L；白细胞高于10×10⁹/L；凝血功能检查异常。

术前准备 术前1周开始练习使用汤匙喂养；术前6小时禁食禁水；术晨做局部皮肤准备；术前30分钟肌内注射阿托品类抑制腺体分泌药物。

麻 醉 应以安全和保证呼吸道通畅为原则，施行气管插管全身麻醉。

体 位 手术采取仰卧位。

直线缝合法

【手术步骤】　❶　设计：位于鼻小柱根部外侧为点3，点2位于前唇缘相当于两侧唇峰的位置。前唇缘中点为点1，2—3连线参考正常人中嵴位置调整。侧唇定点4，不仅定于侧唇的红唇最厚处，可用下唇1/2长度或接近此长度，由口角测量而定出点4。沿红唇皮肤嵴向上连线至点5（图6-2-1）。

❷　全层切开2—3及4—5皮肤及黏膜，保留足够唇红组织用以修复红唇，同法行另一侧手术（图6-2-2）。

❸　分离两侧唇瓣内口轮匝肌，充分松解，减少张力。

❹　对位逐层缝合口腔黏膜、口轮匝肌及皮肤。

❺　修整红唇，并缝合黏膜及口轮匝肌，成形唇珠（图6-2-3）。

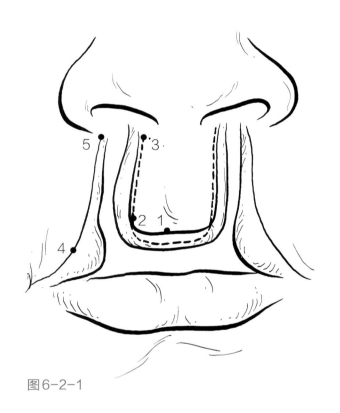

图6-2-1

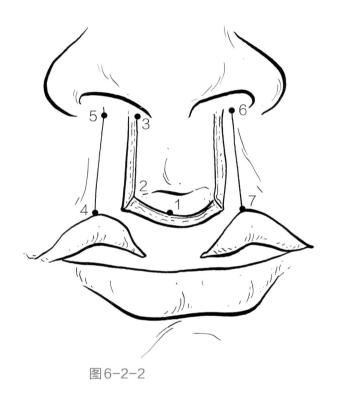

图6-2-2

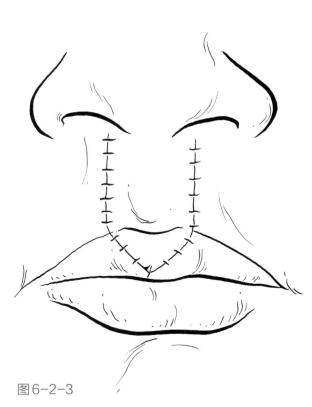

图6-2-3

135

| 【术中要点】 | ❶ 术中需注意形成正常的人中形态，不可直接应用前唇形态作为人中形态。 |
| | ❷ 术中应注意修复口轮匝肌的连续性。 |

叉形瓣修复法

【手术步骤】	❶ 设计：在前唇中线与唇红缘交点定点1，在其外侧两唇红缘定点2，1—2为2~3mm，2即术后唇峰位置，鼻小柱基部外侧定点3，侧唇唇红最厚处定点4，使点4至同侧口角距离与对侧相等，点4上方2~3mm处定点5，4—5=1—2。鼻底裂隙两侧分别定点6和点7，6—3距离与点7至鼻翼基部距离之和即为修复后鼻底宽度，并在鼻翼基部下方定点8（图6-2-4）。
	❷ 全层切开2—3、2—6及4—5—7—8皮肤及黏膜，保留足够唇红组织用以修复红唇，同法行另一侧手术（图6-2-5）。
	❸ 分离两侧唇瓣内口轮匝肌，充分松解，减少张力。
	❹ 将2'—3—6皮瓣旋转至鼻底插入侧唇瓣形成储备皮瓣，对位逐层缝合口腔黏膜、口轮匝肌及皮肤。
	❺ 前唇唇红组织翻转形成口腔衬里，修整两侧唇红组织瓣，并缝合黏膜及口轮匝肌，成形唇珠。

【术中要点】	❶ 术中需彻底分离2'—3—6皮瓣及前唇瓣，保证无异常附丽，能够充分旋转及下降。
	❷ 术中应注意修复口轮匝肌的连续性。
	❸ 术中储备之2'—3—6皮瓣用于二期延长鼻小柱。
	❹ 术中需注意勿用前唇的唇红组织成形红唇，需翻转形成口腔衬里。

| 术后处理 | 患儿全身麻醉清醒后4小时，可用汤匙给予少量水或奶；唇部创口术后当天覆盖敷料，第2天予以暴露，每日以碘伏或0.5%氯己定清洁创口；使用自制唇弓至少10日；术后应给予适量抗生素；术后视患儿情况适量补液；创口术后5~7天拆除缝线，唇部及口腔内缝线可稍晚拆除或任其自行脱落。 |

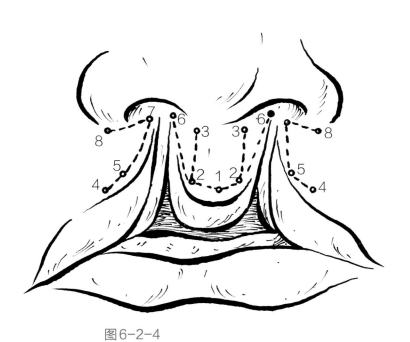

图6-2-4

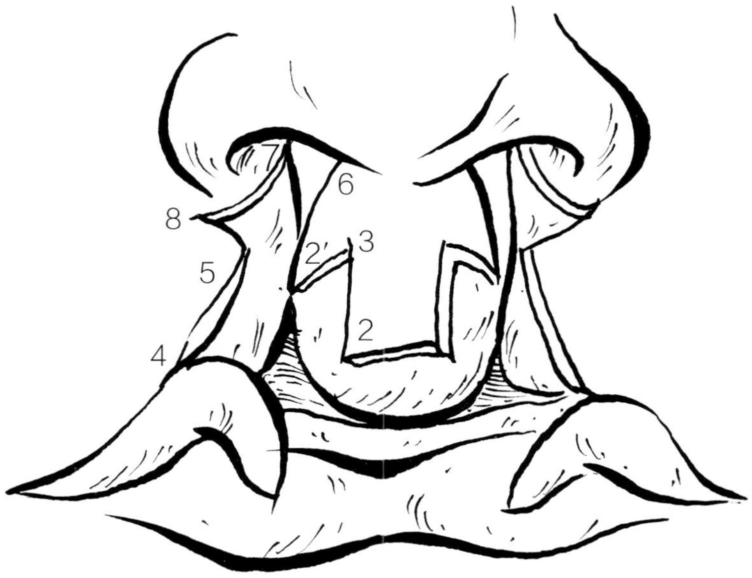

图6-2-5

第三节 唇裂Ⅱ期修复术

<table>
<tr><td>适 应 证</td><td>经唇裂修复术后，仍残留或继发的鼻唇部畸形的患者。</td></tr>
<tr><td>禁 忌 证</td><td>术前检查白细胞、血红蛋白、出凝血时间等存在异常；患者身体状况不佳。</td></tr>
<tr><td>术前准备</td><td>术前对患者进行全面的健康检查，保持口腔、鼻腔清洁，细致检查口腔颌面部，如局部有炎症，先予以治疗。</td></tr>
<tr><td>麻 醉</td><td>根据不同术式可采取不同麻醉，全身麻醉、神经阻滞麻醉、局部浸润麻醉等。</td></tr>
<tr><td>体 位</td><td>手术采取仰卧位。</td></tr>
<tr><td>手术步骤</td><td></td></tr>
</table>

上唇畸形修复

❶ 于上唇原瘢痕边缘设计切口线，完整切除瘢痕，于红唇设计"Z"形皮瓣（图6-3-1）。

❷ 充分分离两侧唇瓣的口轮匝肌，保证切口无张力，并做褥式外翻缝合，成形人中嵴，缩小鼻槛，并缝合上唇皮肤（图6-3-2）。

❸ 红唇切口行"Z"成形术，将外侧唇红组织插入内侧，丰满唇珠，且避免直线瘢痕，防止挛缩（图6-3-3）。

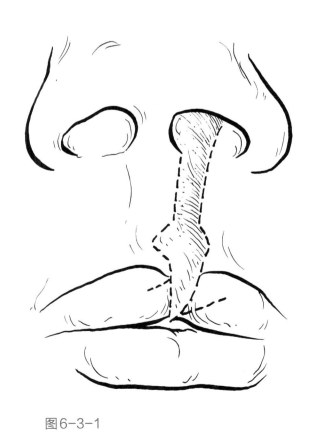

图6-3-1   图6-3-2

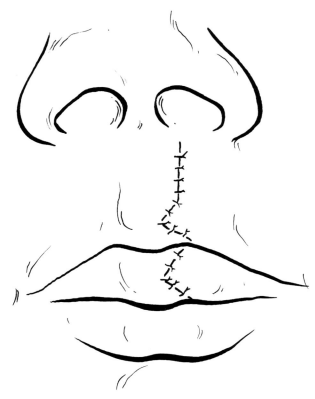

图6-3-3

鼻翼塌陷、鼻尖畸形矫正术

❶ 做经鼻小柱下1/3的"飞鸟形"鼻翼内侧切口,并显露双侧大翼软骨(图6-3-4、图6-3-5)。

❷ 彻底分离大翼软骨,解除异常附丽,并将患侧塌陷的鼻大翼软骨离断,与健侧大翼软骨膝部悬吊缝合纠正塌陷畸形(图6-3-6)。

❸ 去除患侧穹窿处新月形多余皮肤,逐层缝合创口(图6-3-7、图6-3-8)。

鼻翼上部塌陷"Z"成形矫正术

❶ 于患侧鼻翼前庭嵴塌陷处设计"Z"形瓣,顺行画中轴线,两端分出45°~60°角延长线成"Z"字瓣(图6-3-9)。

❷ 切开前庭黏膜,易位两瓣,使鼻翼上部丰满(图6-3-10)。

鼻翼基底内旋塌陷畸形矫正术

患侧鼻翼上内及鼻小柱内侧切口,向下经鼻孔下缘至鼻翼外侧切开,另于切口线1cm处前庭平行至鼻小柱顶部切开,将条形皮肤向鼻尖推进并与相应的部位缝合(图6-3-11~图6-3-13)。

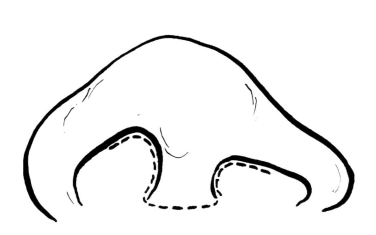

图6-3-4

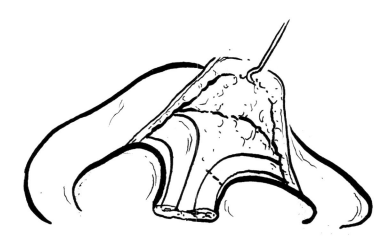

图6-3-5

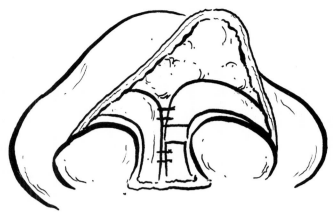

图6-3-6

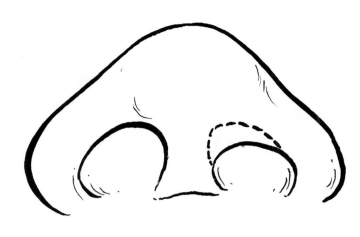

图6-3-7

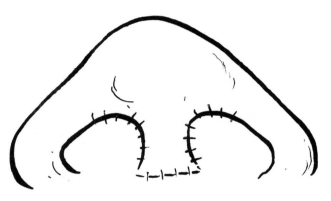

图6-3-8

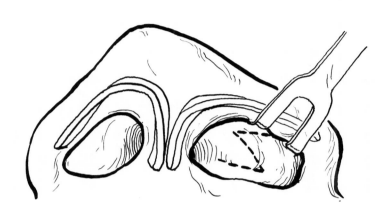

图6-3-9

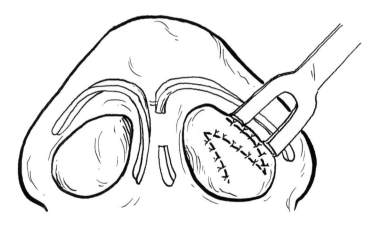

图6-3-10

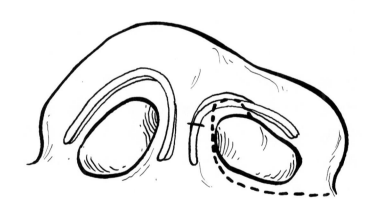

图6-3-11

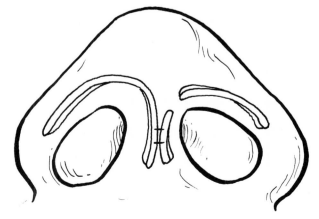

图6-3-12

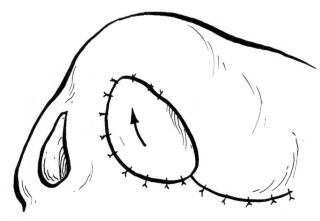

图6-3-13

单侧鼻孔过小矫正术

❶ 于患侧鼻翼外侧设计一蒂在下方的三角形皮瓣，易位缝合至鼻槛处，从而增加鼻孔底部的宽度（图6-3-14、图6-3-15）。

❷ 设计软组织三角处以鼻翼为蒂的宽约3~5mm三角形皮瓣，充分分离后旋转至鼻孔内鼻前庭处切口，并成形鼻翼缘，扩大患侧鼻孔（图6-3-16~图6-3-18）。

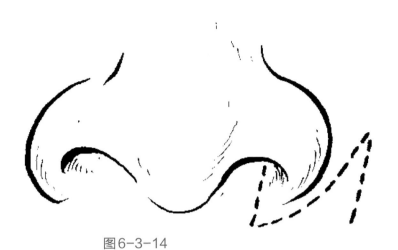

图6-3-14

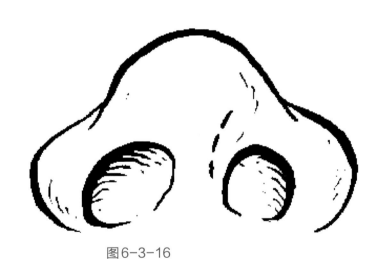

图6-3-16

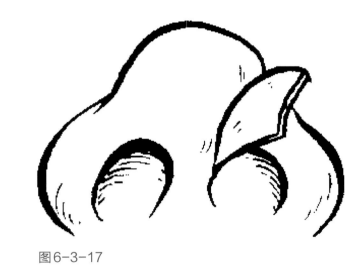

图6-3-17

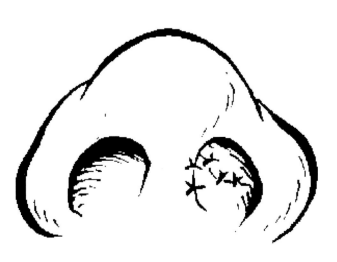

图6-3-18

图6-3-15

口哨畸形矫正术

❶ 于口哨畸形处前庭沟做倒"V"形切口，分离唇红组织瓣，将其向唇红缘方向推进，做倒"Y"形缝合（图6-3-19~图6-3-22）。

❷ 于红唇口哨畸形处设计双"Y"形切口，将两侧的"V"形唇红组织瓣向中央推进并交叉缝合（图6-3-23、图6-3-24）。

❸ 在两侧厚唇及中间薄唇处做横向"S"形切口，两红唇瓣掀起并做充分游离，两侧红唇瓣中央移位使之增厚成唇珠，两侧创缘直接缝合（图6-3-25~图6-3-27）。

唇峰不齐的矫正

患侧唇峰不齐是最常见的唇裂畸形，在唇峰不齐处设计"Z"形皮瓣，易位缝合红唇瓣和上唇皮瓣，准确对位缝合（图6-3-28、图6-3-29）。

唇珠成形术

❶ 红唇切迹或需增厚的唇珠处设计成"Z"字皮瓣（图6-3-30）。

❷ 切开皮肤掀开皮瓣，将两对偶三角瓣换位缝合，使切迹消失或形成唇珠（图6-3-31）。

术中要点

❶ 唇裂的二期手术修复应根据不同患者不同畸形个性化选择手术方法，往往需要多种修复方法的联合应用。

❷ 鼻部畸形尤其是鼻翼塌陷畸形，对于大翼软骨的充分分离并重置其位置是非常重要的，必要时可考虑放置软骨移植物。

❸ 对于上唇部畸形，应充分松解口轮匝肌，减少上唇张力，并恢复其连续性。

❹ 红唇切口设计应为曲线或折线，避免直线瘢痕，防止瘢痕挛缩，形成口哨畸形。

术后处理

唇部创口术后当天覆盖敷料，第2天予以暴露，每日以碘伏或0.5%氯己定清洁创口；术后应给予适量抗生素；创口术后5~7天拆除缝线。

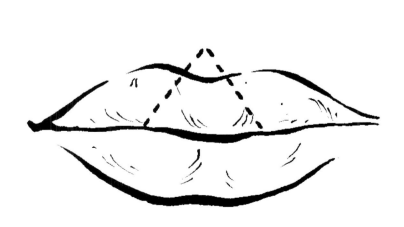

图6-3-19

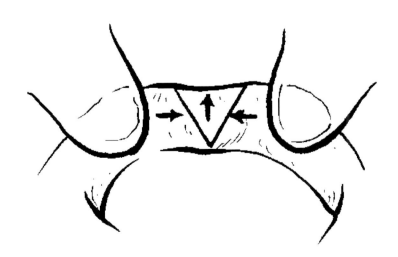

图6-3-20

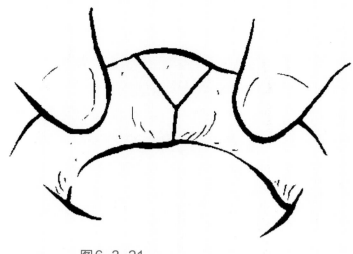

图6-3-21

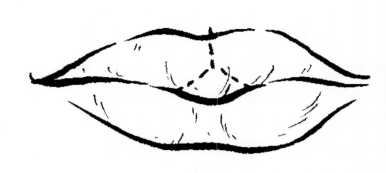

图6-3-22

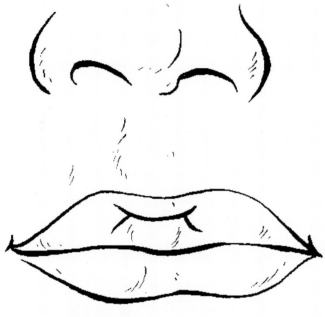

图6-3-23

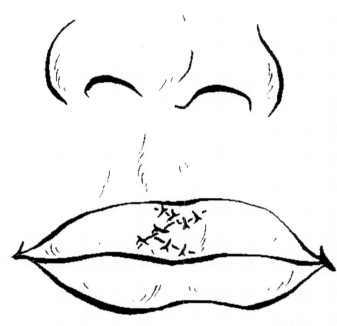

图6-3-24

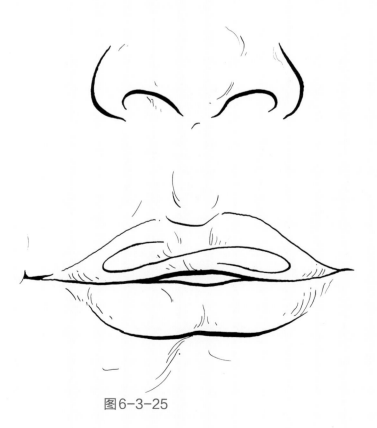

图6-3-25

图6-3-26

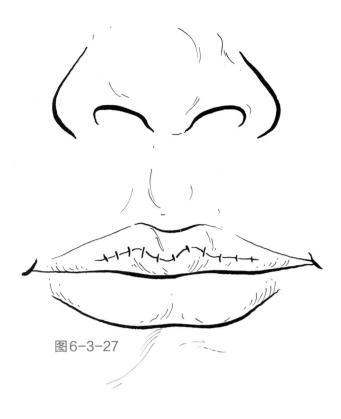

图6-3-27

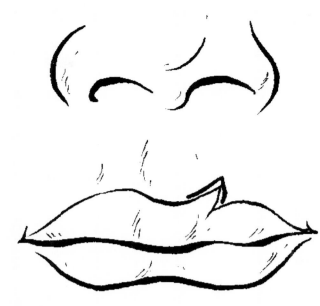

图6-3-28

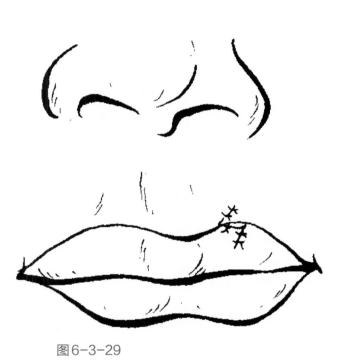

图6-3-29

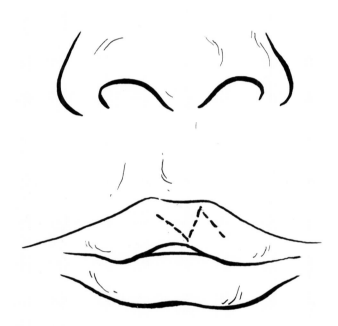

图6-3-30

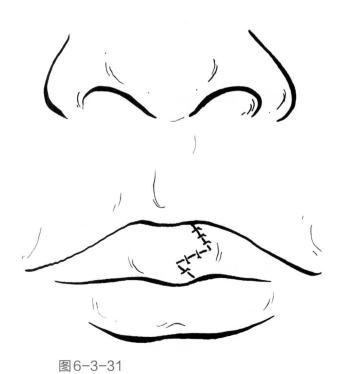

图6-3-31

第四节　　腭裂修复术

适 应 证	腭裂患儿生后12~18个月，可行腭裂修复术；对于腭咽闭合功能不全患者可行咽成形术。
禁 忌 证	患儿生长发育不足，营养状况欠佳，或合并其他对麻醉和手术影响较大的先天性畸形，术前检查中胸片、血常规、出、凝血时间异常等。
术前准备	术前对患者进行全面的健康检查，保持口腔、鼻腔清洁，细致检查口腔颌面部，如局部有炎症，先予以治疗。
麻 醉	应以安全和保证呼吸道通畅为原则，施行气管插管全身麻醉。
体 位	手术采取仰卧位，头后仰。
手术步骤	

两瓣法腭裂修复术

❶ 距齿龈缘2~3mm切开硬腭黏膜，深达骨面，向后直到上颌结节，再绕过后磨牙。剖开裂隙缘，显露软腭的肌肉，同法切开对侧切口（图6-4-1）。

❷ 在骨膜下分离黏骨膜瓣，分离至硬腭骨后缘时需注意不要损伤腭大血管神经束。两侧分别进行，形成两块硬腭的黏膜骨膜瓣，并填塞含肾上腺素止血水纱布条止血。

❸ 在腭大孔穿出的腭大血管神经周围钝性分离，切勿损伤血管神经束。在磨牙后内显露翼突钩和腭帆张肌，钝性分离，离断翼突钩，可使两侧黏骨膜瓣向裂隙侧松解，保证切口无张力。

❹ 在硬腭后缘显露腭腱膜，沿腭骨后缘剪断腭腱膜。

❺ 于硬腭裂隙边缘充分分离两侧鼻腔黏膜，使其能在中央缝合，鼻腔侧打结（图6-4-2）。

❻ 缝合悬雍垂及软腭鼻侧黏膜，鼻腔侧打结。缝合肌层，恢复其正常的解剖结构。最后缝合口腔侧的软硬腭的黏膜层，结打在口腔侧。碘仿油纱条填塞于两侧松弛切口处（图6-4-3）。

咽后壁组织瓣咽成形术

❶ 咽后壁组织瓣设计：牵拉软腭向前，显露咽后壁，在咽后壁设计一蒂在上方的舌形瓣，相当于第一颈椎平面上方，瓣的宽度约为咽后壁宽度的2/3，长度为舌形瓣转移至腭部后可无张力缝合为准（图6-4-4）。

❷ 局部注射含1：20万肾上腺素的0.2%利多卡因，按设计切开舌形瓣，切透黏膜、咽筋膜及咽上缩肌，深达锥前筋膜浅面。用弯组织剪剥离，形成咽后壁黏膜肌瓣，向上翻起达软腭中后部鼻侧面，咽后壁两侧创缘稍分离，向中央拉拢缝合，消除咽后创面。

❸ 在软腭中后交界处的鼻侧黏膜面形成一蒂在腭垂方向的黏膜瓣，将鼻侧黏膜瓣向后翻转，形成的创面与咽后壁组织瓣缝合（图6-4-5）。

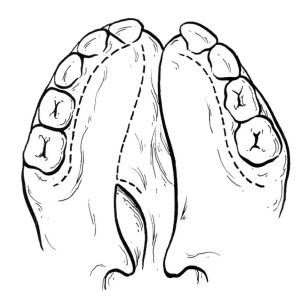

图6-4-1

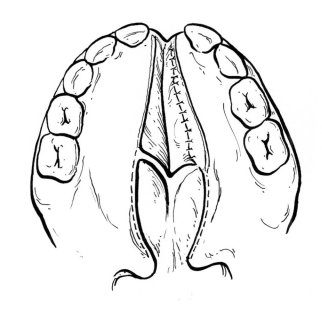

图6-4-2

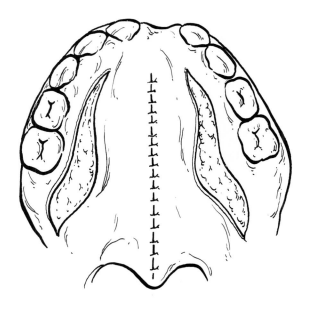

图6-4-3

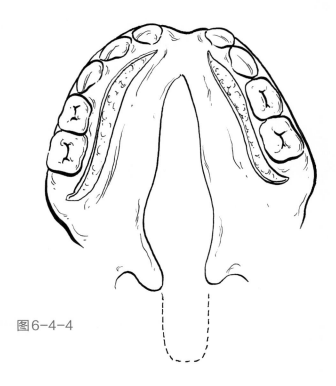

图6-4-4

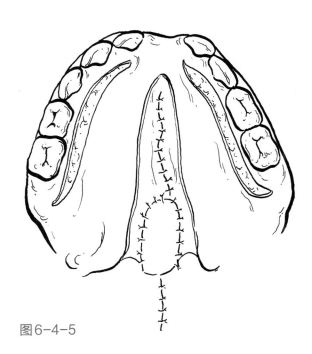

图6-4-5

145

| 术中要点 | ❶ | 剖开裂隙缘时，适度向口腔侧倾斜，保证鼻腔侧黏膜能够松弛地在中央缝合，减少张力，消灭鼻腔侧创面，若裂隙过宽，鼻腔侧黏膜无法缝合，可做犁骨膜瓣。 |

术中要点

❶ 剖开裂隙缘时，适度向口腔侧倾斜，保证鼻腔侧黏膜能够松弛地在中央缝合，减少张力，消灭鼻腔侧创面，若裂隙过宽，鼻腔侧黏膜无法缝合，可做犁骨膜瓣。

❷ 腭裂黏骨膜瓣剥离时应避免损伤腭大神经血管束。

❸ 裂隙宽度等于或大于腭宽1/3者需要松解腭大神经血管束。

❹ 硬腭后缘腭腱膜需彻底分离剪断，以防张力过大，伤口裂开。

❺ 行咽后壁组织瓣咽成形术时，需注意咽后壁组织瓣的宽度，长度，长宽比例及蒂的位置。

术后处理

术后宜使患儿屈膝、侧卧，头侧位或头低位。患儿完全清醒4小时后，可喂以少量水，观察半小时，如无呕吐可进流食。流质饮食维持至术后1~2周，半流质1周，2~3周后可进普食。保持术后口腔清洁，鼓励患儿食后多饮水。避免过度哭闹及抓挠，碰撞伤口部位。术后5~6天可撤除创口内碘仿油纱条，腭部创口缝线于术后2周拆除或任其自行脱落。腭裂术后常规应用抗生素2~3天。

第七章

耳郭畸形与缺损的修复

扫描二维码，
观看本书所有
手术视频

巨耳矫正术

适 应 证
❶ 先天性一侧耳郭比另一侧大，但比例关系正常。
❷ 小耳畸形再造耳比对侧小，将对侧正常耳缩小而使双侧对称。

禁 忌 证
❶ 患有严重的心肺疾病，不能耐受手术。
❷ 手术野有感染性病灶。

术前准备
❶ 常规化验检查、心电图。
❷ 术前参照正常侧耳郭大小做模型，以便术中比对。

麻　　醉　　选择局麻，小儿不能耐受手术采用全麻。

体　　位　　仰卧位，头向健侧偏斜。

手术步骤

耳郭上部切除缩小术

❶ 切口：用术前做好的对侧耳模型来确定需要去除耳郭的宽度。从耳郭边缘向耳屏的方向画出拟切除的三角形，再在三角形的两边再各做一个三角形切除（图7-1-1）。
❷ 按图全层切开耳郭组织，将设计切口内的组织块全部切除。电凝止血后分层缝合耳郭软骨和耳前后的皮肤（图7-1-2~图7-1-4）。

耳郭中上部切除缩小术

❶ 切口：在耳舟状窝沿着耳轮的内侧缘从对耳轮上脚延伸到对耳屏平面。
❷ 切除设计线内的全层耳郭组织，分层缝合创缘（图7-1-5、图7-1-6）。

耳垂切除缩小术

❶ 切口：以拟切除的耳垂宽度为底边，设计三角形切口。以三角形的一边或两边画出小三角切口。
❷ 切除设计线内的耳垂组织，使耳垂在长宽两个方向缩小（图7-1-7、图7-1-8）。

术中要点
❶ 按照对侧耳的大小术前取耳模型便于术中比对。
❷ 分层缝合耳郭前后层的皮肤和软骨。

术后处理
❶ 术后应用抗生素。
❷ 局部包扎。

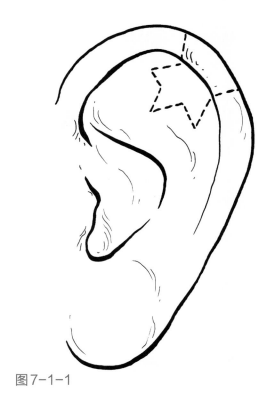

图7-1-1

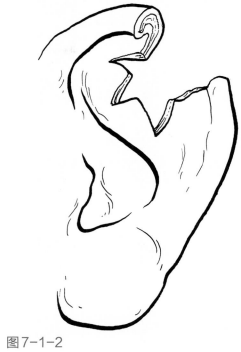

图7-1-2

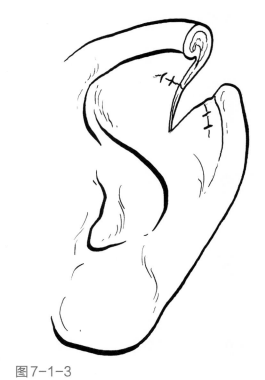

图7-1-3

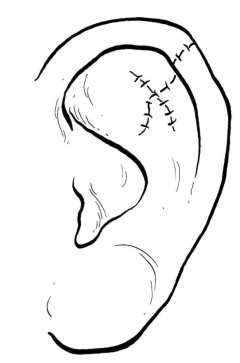

图7-1-4

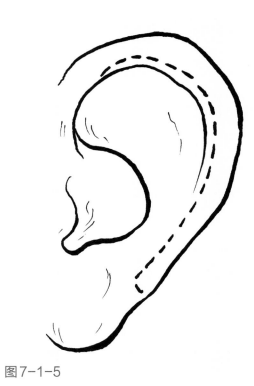

图7-1-5

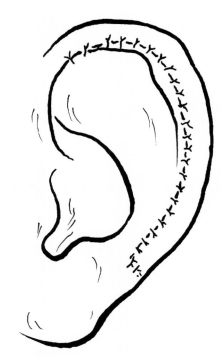

图7-1-6

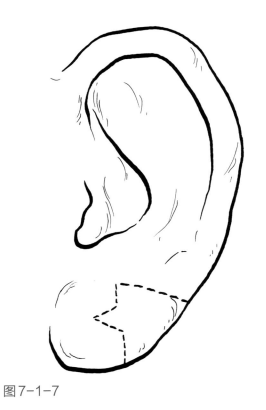

图 7-1-7

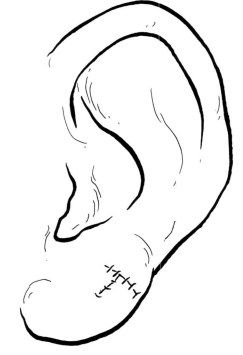

图 7-1-8

第二节　　招风耳矫正术

适 应 证	❶	患者的年龄大于7岁。
	❷	舟甲角过大，耳甲较深的患者。
	❸	耳垂外展的患者。
	❹	耳郭整体平面与颅侧壁之间的夹角大于30°。
	❺	舟甲角过大接近180°，对耳轮消失。
禁 忌 证	❶	年龄过小，耳软骨还在发育过程中。
	❷	局部有感染。
	❸	局部有瘘孔，应该先处理瘘孔。
术前准备	❶	常规化验检查、心电图。
	❷	术前参照正常侧耳郭大小做模型，以便术中比对。
麻　　醉		成人选择局麻，小儿不能耐受手术采用全麻。
体　　位		仰卧位，头向健侧偏斜。

手术步骤

软骨条平行切开法

❶ 显示对耳轮　检查者用手指向耳后方向轻压耳舟，使耳郭和颅侧壁恢复到正常的角度时，可以看到原来扁平的耳郭上部显示出自然圆钝的对耳轮（图7-2-1）。

❷ 亚甲蓝标记　在对耳轮及其后脚中线的两侧各约5mm，用针头刺破耳前皮肤、耳郭软骨，耳后皮肤。在拔出针头之前用蘸有亚甲蓝的棉签涂一下针尖。这样在耳郭的皮肤和软骨上留有亚甲蓝印记（图7-2-2、图7-2-3）。

❸ 在耳后纵向切开皮肤，在软骨膜表面进行剥离，沿对耳轮及其后脚在软骨上切开2条，但不切透耳郭前面的软骨膜。

❹ 在软骨平行切口的外侧进行软骨的褥式缝合，使两侧软骨对合，形成对耳轮及后脚（图7-2-4）。

❺ 缝合耳后皮肤。

软骨管法

❶ 术前确定对耳轮的位置和软骨标记同软骨条平行切开法。

❷ 在耳后做纵向切口（图7-2-5），于软骨膜表面和皮下组织之间剥离，找到软骨标记点，按照标记点连线切开软骨。不要切破耳前皮肤（图7-2-6）。

❸ 将耳软骨与耳前方的皮肤进行剥离，将平行切开的软骨两边卷曲缝合，形成软骨管（图7-2-7）。

❹ 将软骨切口两侧的软骨拉拢缝合（图7-2-8）。

❺ 缝合耳后皮肤（图7-2-9）。

耳甲后壁过高的矫正

❶ 有一种招风耳畸形的特点是耳甲后壁过高，造成颅耳角过大。在进行这种耳畸形的矫正时，要在耳后壁切除一条梭形或者新月形的软骨，然后去除多余的耳后皮肤（图7-2-10~图7-2-12）。

❷ 有的招风耳畸形还合并有过度外展的耳垂，这种畸形的矫正需要在耳垂后方做鱼尾样切口，进行皮肤切除缝合（图7-2-13、图7-2-14）。

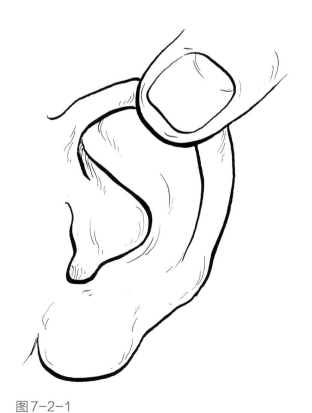

图7-2-1

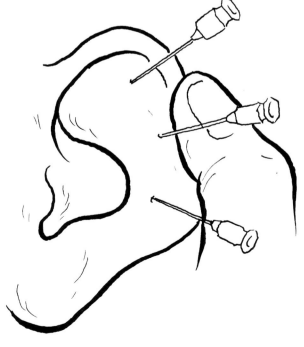

图7-2-2

151

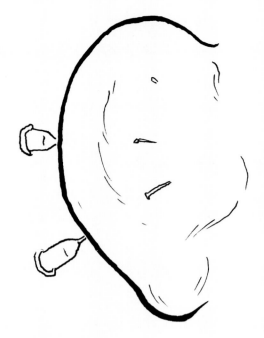

图7-2-3

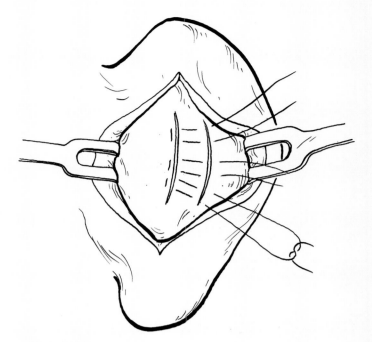

图7-2-4

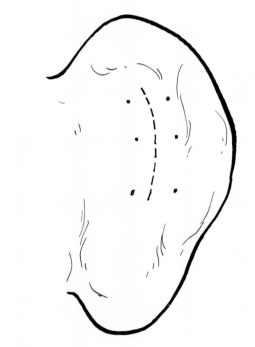

图7-2-5

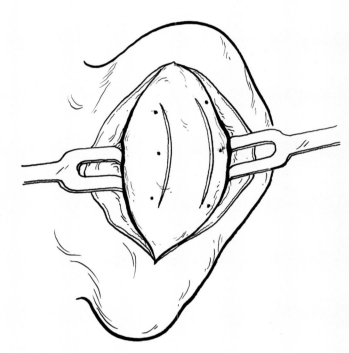

图7-2-6

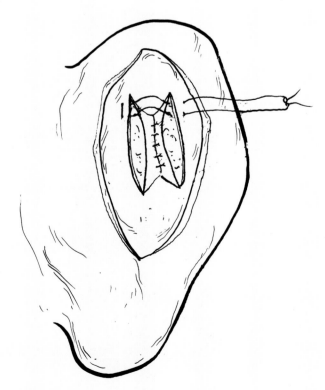

图7-2-7

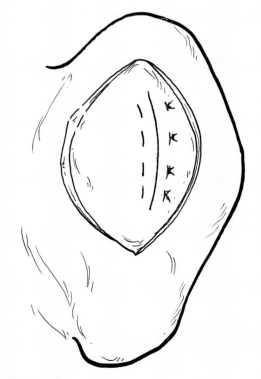

图7-2-8

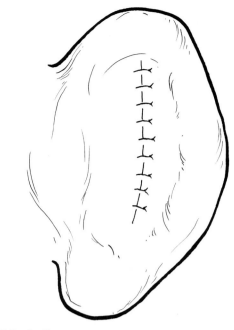

图 7-2-9

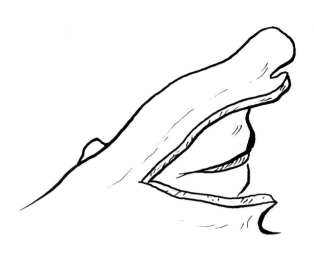

图 7-2-10

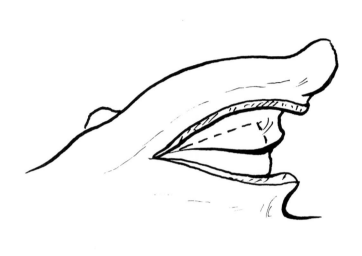

图 7-2-11

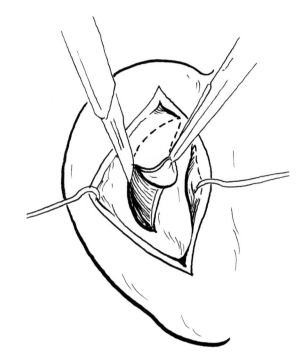

图 7-2-12

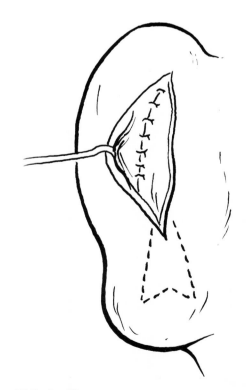

图 7-2-13

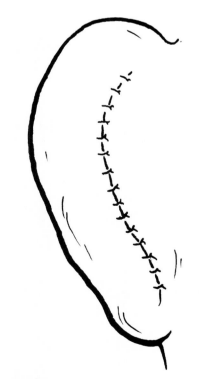

图 7-2-14

153

杯状耳矫正术

适 应 证
❶ 患者的年龄大于7岁。

❷ 耳轮紧缩，耳轮和耳郭软骨卷曲黏着。

❸ 耳轮脚向下移位，对耳轮及其后脚扁平甚至消失。

❹ 耳舟变宽，耳轮缘弯向耳甲艇。

禁 忌 证
❶ 重度的杯状耳畸形适合采用耳再造术。

❷ 年龄过小，耳软骨还在发育过程中。

❸ 局部有感染。

❹ 局部有瘘孔，应该先处理瘘孔。

术前准备
❶ 常规化验检查、心电图。

❷ 术前参照正常侧耳郭大小做模型，以便术中比对。

麻　　醉　成人选择局麻，小儿不能耐受手术采用全麻。

体　　位　仰卧位，头向健侧偏斜。

手术步骤

耳后皮瓣加软骨移植法

❶ 该方法主要适用于颅耳间沟宽大，耳轮的上1/3短缩，耳甲和耳的下半部基本正常的患者。

❷ 在耳轮脚上方做皮肤和软骨的全层切开，将卷曲的耳轮充分复位。复位后耳轮和耳舟会形成楔形的缺损（图7-3-1~图7-3-3）。

❸ 自耳甲腔切取略超过缺损宽度的一条耳甲软骨，将软骨移植于缺损区，缝合固定。从耳后切取一舌形皮瓣转移覆盖在软骨创面。耳轮处用油纱钉固定皮瓣。耳后供瓣区拉拢缝合（图7-3-4、图7-3-5）。

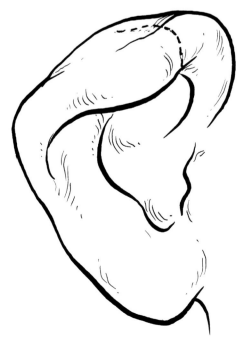

图7-3-1

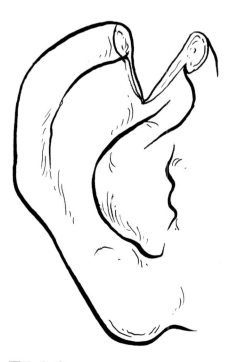

图7-3-2

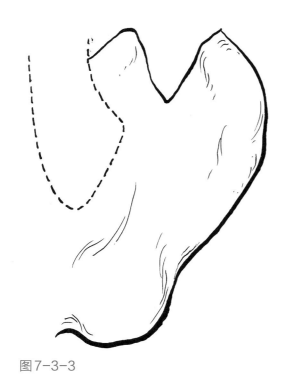

图7-3-3

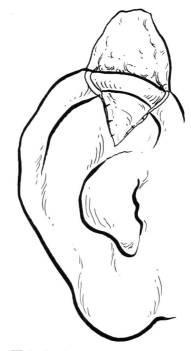

图7-3-4

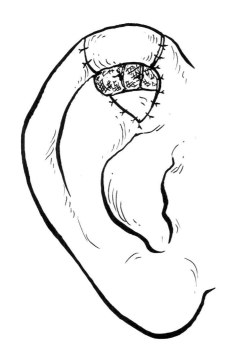

图7-3-5

耳后皮瓣加软骨二期修复法

❶ 该方法主要适用于中度耳轮紧缩，有良好的软骨供区和耳后发际线较高的患者。

❷ 在畸形的杯状耳上部全层切开，将耳郭展平，形成楔形缺损（图7-3-6、图7-3-7）。

❸ 在耳后做一个较缺损大10%的"V"形皮瓣，皮瓣的蒂部对着发际线（图7-3-8）。从健侧耳甲切取一条软骨，将软骨条移植到耳轮做支架。将皮瓣覆盖在软骨表面（图7-3-9）。

❹ 3周后断蒂，连同移植的软骨及紧贴其上的薄层软组织一并掀起。切取中厚皮片移植在供皮瓣区的创面上（图7-3-10、图7-3-11）。

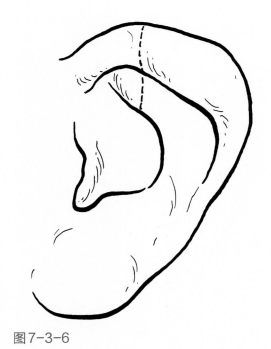

图 7-3-6

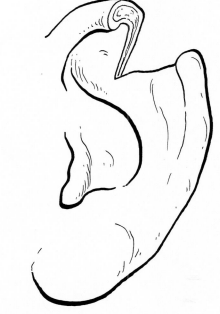

图 7-3-7

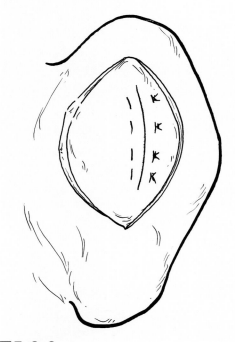

图 7-3-8

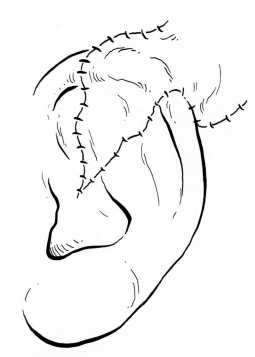

图 7-3-9

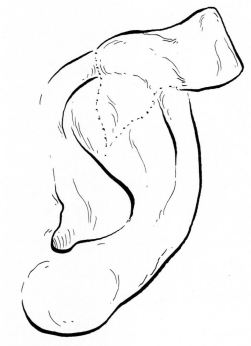

图 7-3-10

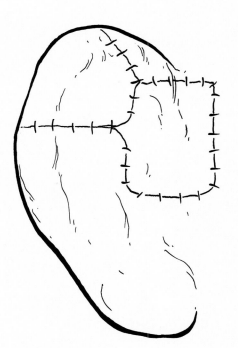

图 7-3-11

耳再造术

适 应 证 　❶ 年龄大于6周岁。

❷ 先天性小耳畸形。

❸ 外伤或手术切除造成耳郭部分或全层缺损。

❹ 耳后及周围有正常的皮肤。

❺ 重度的杯状耳畸形。

禁 忌 证 　❶ 耳后缺乏正常的皮肤或为瘢痕组织。

❷ 患者年龄过小，肋软骨量不足。

❸ 患者软骨钙化严重。

术前准备 　❶ 术前拍摄X线片或三维CT，了解肋软骨及钙化情况。

❷ 根据健侧耳的形态，用胶片制作耳模型以便术中雕刻耳软骨支架。

❸ 术前在再造耳区进行划线制定出再造耳的位置。

❹ 患侧头皮备皮。

麻 　 醉 　全身麻醉。

体 　 位 　仰卧位，头偏向健侧。

手术步骤

耳再造一期手术

❶ 切取肋软骨

（1）在患耳的对侧切取肋软骨。

通常肋软骨切取在第6~8肋。其中第6、7肋软骨作为底板，保留二者之间的联合。并在其上雕刻出对耳轮和耳舟状窝。将第8肋修薄作为耳轮缘（图7-4-1、图7-4-2）。

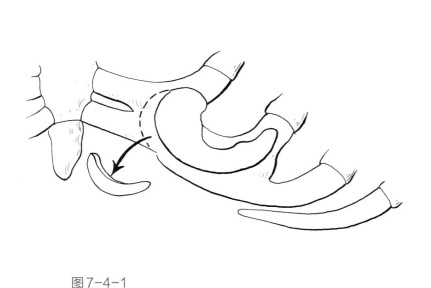

图7-4-1

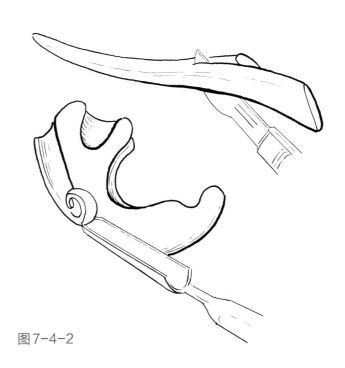

图7-4-2

ER7-4-1
小耳畸形矫
正术
（Nagata
法耳再
造术）

（2）保留一块肋软骨作为二期颅耳角的支撑物并埋置在皮下组织。

（3）封闭胸部切口之前，要进行胸部正压通气，以防止切取肋软骨时损伤胸膜造成气胸。

❷ 在耳后的皮下组织层进行剥离，形成能容纳耳郭支架的囊袋。剥离的范围要大于耳郭支架，以便能表现出耳部的精细结构。在剥离囊袋的同时完全取出残耳软骨。在残耳的后方注意保留约1cm的皮下蒂不进行剥离。

❸ 耳垂和耳下部转位

（1）对于腊肠型小耳畸形，切开残耳下部的皮肤，形成蒂在耳垂最下端的皮瓣，将部分耳垂向后方旋转，缝合固定。

（2）对于耳甲腔型小耳畸形，切口线经过耳甲腔，形成蒂在下方包含耳下部软骨的复合组织瓣。

❹ 再造耳软骨支架的雕刻

（1）将第6、7肋软骨作为底板，在联合处雕刻对耳轮和其上脚、下脚。

（2）用带凹槽的骨凿雕刻出耳舟状窝和三角窝。

（3）用软骨雕刻成对耳轮及其上脚、下脚。

（4）用第8肋雕刻成耳轮（图7-4-3、图7-4-4）。

❺ 耳郭支架植入

将雕刻好的耳软骨支架移植到耳后预先剥离的囊袋。放置负压引流管。缝合耳软骨支架表面的皮肤囊袋。

❻ 埋置二期软骨

在切取肋软骨的切口皮下层进行剥离，形成皮下囊袋。将预先留置的肋软骨块，放入皮下囊袋内，缝合。

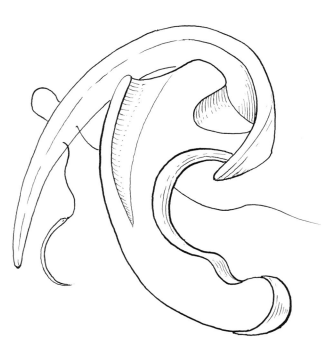

图7-4-3

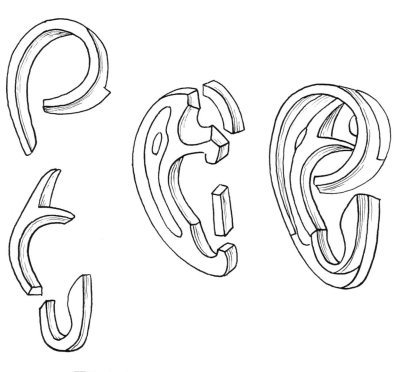

图7-4-4

耳再造二期手术

❶ **切取颞浅筋膜** 在同侧的颞部"T"形切开头皮，在皮下层进行两侧剥离，注意保护颞浅动静脉。然后在颞浅筋膜深面剥离，形成颞浅筋膜瓣（图7-4-5、图7-4-6）。

❷ **掀起再造耳** 在一期再造耳郭的外缘0.5cm切开头皮，从后向前方剥离，掀起耳郭支架和表面的皮肤。

❸ **取出一期埋置的软骨** 在胸部切开皮肤，取出一期埋置的肋软骨块。逐层缝合胸部伤口。将肋软骨块进行雕刻修整。

❹ **包裹耳后软骨块** 将一期的软骨块放在耳后，用线固定。用颞浅筋膜瓣包裹软骨块（图7-4-7）。

❺ **取皮** 在腹股沟区切取全厚皮片，供区皮肤缝合。将切取的全厚皮片修薄。移植到耳后的区域，留长线打包固定。也可以切取头皮，保留毛囊。切取后头皮油纱布包扎（图7-4-8）。

术中要点
❶ 一期手术的残留软骨要切除干净。

❷ 一期皮瓣剥离的厚度要适中，过厚影响耳结构的表现，过薄容易皮肤坏死。

❸ 二期手术注意筋膜瓣的血运，保护好血管蒂。

❹ 植皮时压力要适中。

术后处理
❶ 引流管接负压，胸部的引流管超过48小时，引流量小于20mL拔除。

❷ 耳部的负压管保留5天，以便皮肤和深部的软骨支架贴服。

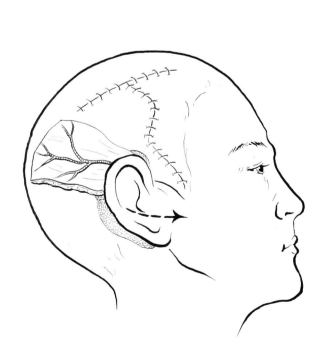

图7-4-5

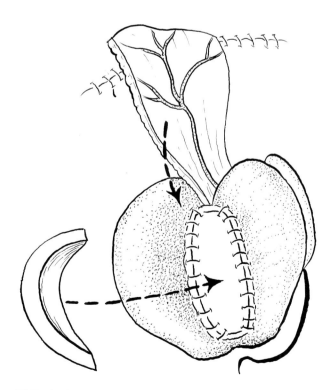

图7-4-6

159

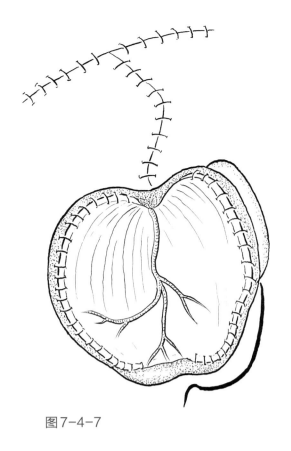

图 7-4-7

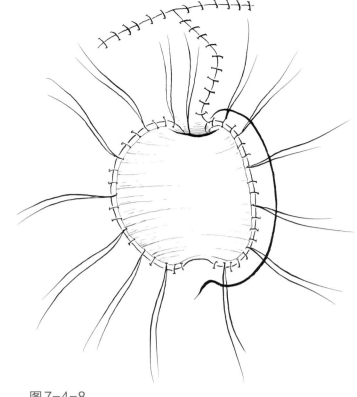

图 7-4-8

第五节　耳部分缺损的修复

适 应 证	❶ 外伤造成的部分耳郭结构缺失。
	❷ 先天性发育不足。
	❸ 肿瘤切除后继发缺损。
禁 忌 证	❶ 外伤出现伤口感染。
	❷ 局部瘢痕增生严重。
	❸ 全身情况不允许。
术前准备	❶ 伤口周围备皮。
	❷ 按照正常侧的耳郭大小制备模型以便术中比对。
麻　　醉	多数采用局麻，小儿患者采用全麻。
体　　位	仰卧位，头偏向健侧。
手术步骤	

耳郭复合组织移植

这种方法又称为 Nagel 法，它适用于小范围的耳郭缺损。

❶ 将耳郭缺损的两边进行修正，形成楔形的缺损。

❷ 在对侧耳甲腔或耳郭切取复合组织，复合组织的大小小于 1.5cm。

❸ 将切取的耳后复合组织缝合在缺损处（图7-5-1~图7-5-3）。

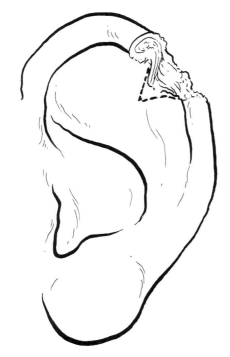

图 7-5-1

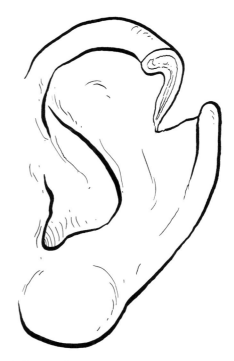

图 7-5-2

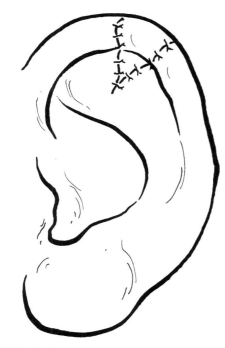

图 7-5-3

耳轮皮肤软骨瓣推进法

这种方法也称作 Antia 法，它适用于局限于耳轮部小范围的耳郭缺损。

❶ 切除伤口两侧的皮肤，形成创面。

❷ 在缺损两侧，耳郭的前面，沿着耳轮下缘向两侧延伸手术切口。前端延伸到耳轮脚，后端延伸到耳垂。切口切透耳前皮肤，到达软骨表面。耳轮前角的三角瓣下端全层切开游离，上端保留颅耳间沟皮肤。

❸ 在耳郭后面的皮肤进行广泛的游离，以方便耳后切口两侧的皮肤能直接缝合（图 7-5-4~图 7-5-8）。

耳后皮瓣推进法

这种方法以缺损侧的耳郭后部和耳后乳突皮肤作为修复材料。

❶ 以耳郭缺损缘为蒂设计皮瓣，皮瓣宽度超过缺损缘的宽度，皮瓣的长度视缺损的面积而定，但一般长宽比例不超过 2:1。

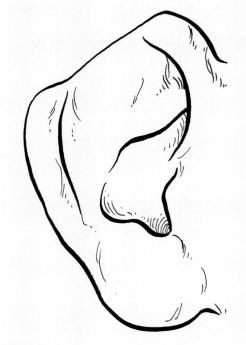

图7-5-4

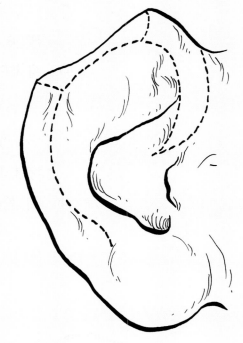

图7-5-5

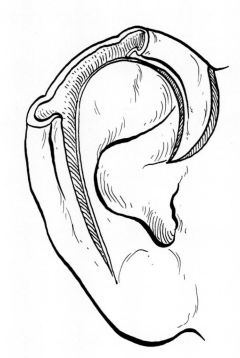

图7-5-6

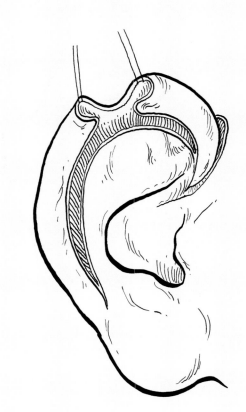

图7-5-7

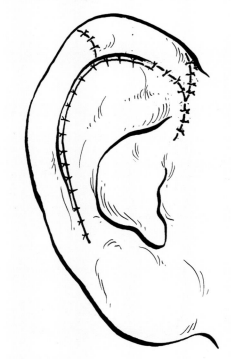

图7-5-8

❷ 缺损的软骨可以取自对侧健康耳的耳甲腔软骨。从健侧耳郭的后侧切开皮肤，切取相应大小的耳甲腔软骨。用耳后皮瓣包裹软骨。

❸ 继发的创面进行植皮（图7-5-9~图7-5-14）。

耳后预制皮瓣法

该方法也称为 Dieffenbach 法。这种方法适用于耳郭中部严重的组织缺损患者。方法是：

❶ 将缺损的耳郭按在乳突区，按照缺损的大小在耳后乳突区设计一个蒂部在发际侧的皮瓣。

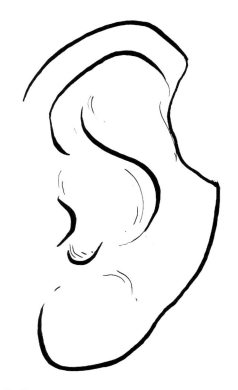

图7-5-9

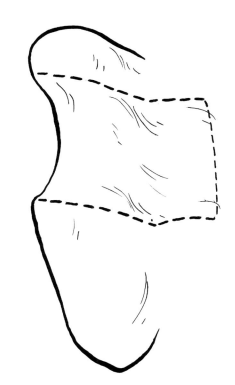

图7-5-10

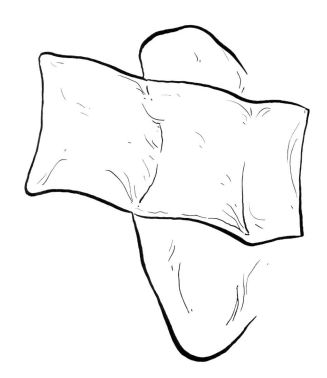

图7-5-11

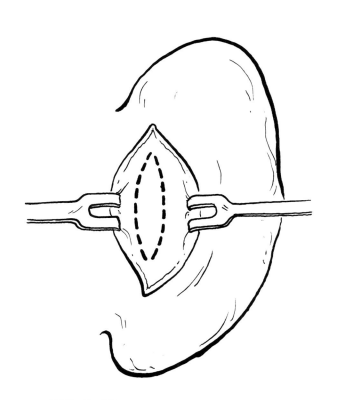

图7-5-12

163

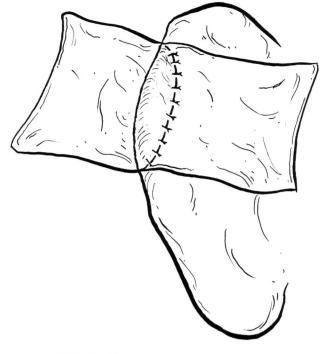

图7-5-13

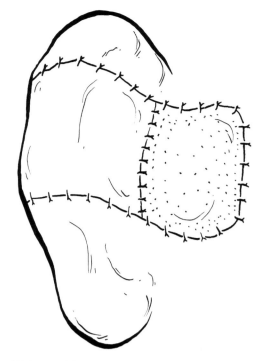

图7-5-14

❷ 在患者的第6、7肋按照耳郭缺损大小切取肋软骨，并进行雕刻（图7-5-15）。

❸ 切开耳轮缘的切口，在耳郭软骨的表面分离耳郭前后面的皮肤（图7-5-16）。

❹ 将雕刻好的肋软骨与耳软骨进行缝合固定。

❺ 将耳郭后部的皮肤与耳后乳突区的皮肤缝合。

❻ 将皮瓣向前方推移，皮瓣的前端与耳郭前面的皮肤缝合（图7-5-17）。

❼ 3周后进行皮瓣断蒂。切取耳后乳突区的皮肤，形成蒂在耳郭的皮瓣包裹耳后皮肤缺损（图7-5-18）。

❽ 乳突区继发的创面进行植皮覆盖（图7-5-19）。

耳垂缺损修复

耳垂缺损多见于外伤，而且由于一般头发无法覆盖耳垂的区域，因此有必要进行耳垂再造。采用耳后双叶皮瓣法瘢痕不明显，不需要植皮，这种方法也称为Kazanjian法。

❶ 在耳垂后方设计与正常耳垂相差大小等大的皮瓣，称为a瓣，在颅耳间沟设计同样大小的b瓣（图7-5-20）。

❷ 按照切口线切开皮瓣，将a瓣向下方翻转，形成耳垂的前面。

❸ 将b瓣向下方旋转覆盖在耳垂后方（图7-5-21、图7-5-22）。

❹ 将b瓣继发创面直接缝合（图7-5-23、图7-5-24）。

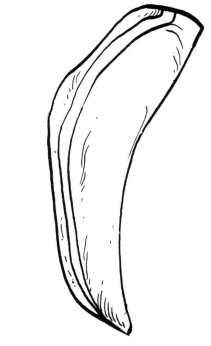

图 7-5-15

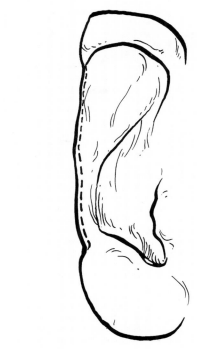

图 7-5-16

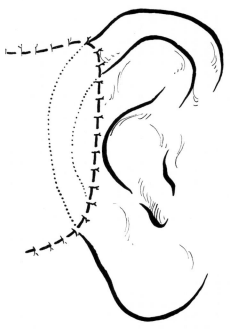

图 7-5-17

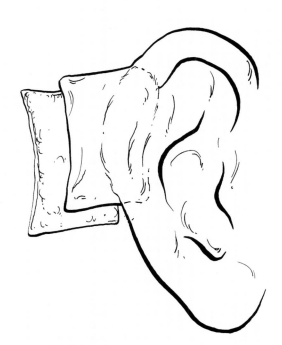

图 7-5-18

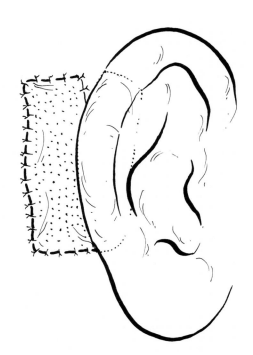

图 7-5-19

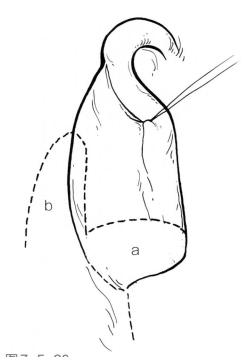

图 7-5-20

165

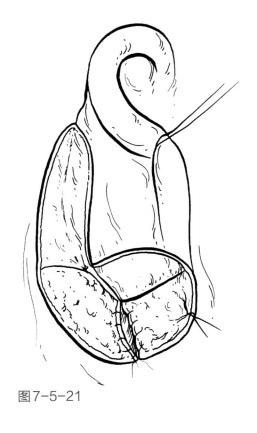

图7-5-21

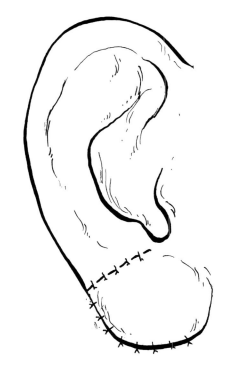

图7-5-22

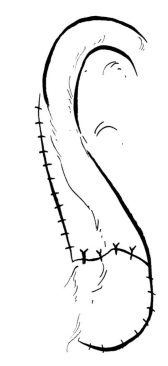

图7-5-23

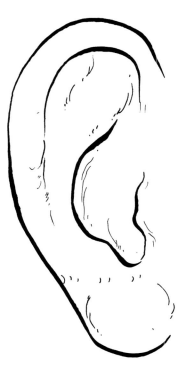

图7-5-24

第六节　　隐耳矫正

适 应 证	❶	耳轮的上部隐藏在头皮下，耳郭的大小形态正常。
	❷	耳郭上部的颅耳角消失。
	❸	年龄大于6岁。
禁 忌 证	❶	年龄小于6岁，耳郭尚可能发育。
	❷	局部感染灶，或者窦道感染。

术前准备	❶ 术前化验检查。
	❷ 头皮备皮。
体　位	仰卧位，头偏向健侧。
麻　醉	局麻，小儿全麻。
手术步骤	

Z成形术

❶ 用手指捏住耳郭上部，向外侧牵拉。于皮肤最紧处作为Z的中轴线。Z的一条臂沿着耳轮上缘到达耳轮脚。Z的另一条臂沿着发际线在颅耳间沟走行，到达耳垂上缘（图7-6-1）。

❷ 按照切口线切开皮肤，将折叠的软骨膜做适当的松解（图7-6-2）。

❸ 将皮瓣交错放置缝合（图7-6-3）。

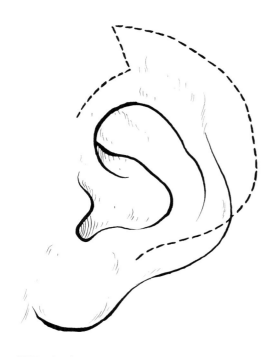

图7-6-1

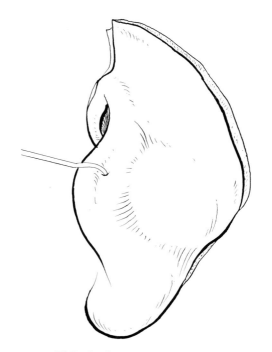

图7-6-2

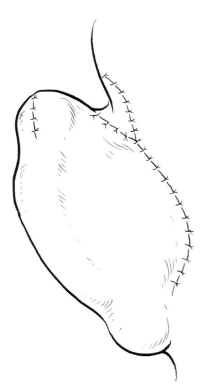

图7-6-3

面肌瘫痪、半侧颜面萎缩整复术

面肌瘫痪整复术

一 面神经吻合术

适 应 证
❶ 锐性损伤造成面神经完全或不完全断裂,伤后6~8个月内。
❷ 面神经切割伤病程少于1年,表情肌无明显萎缩。
❸ 面神经缺损小于0.5cm,神经吻合无张力。

禁 忌 证
❶ 患有严重的心肺疾病,不能耐受手术。
❷ 手术术野有感染性病灶。

术前准备
❶ 常规化验检查、心电图。
❷ 肌电图。
❸ 准备手术放大镜和显微器械。
❹ 耳周发际内5cm,备皮。

麻 醉
多数情况选择全身麻醉,也可根据患者配合程度和手术难易选择局麻。

体 位
仰卧位,垫肩,头向健侧偏斜。

手术步骤
❶ 切口:采用面部外伤瘢痕切口,或耳前-下颌切口(图8-1-1)。
❷ 解剖面神经切开皮肤和皮下组织,根据面神经断裂部位解剖面神经的近、远心端。有时神经断端难以找到,可借助神经刺激仪帮助寻找(图8-1-2)。在耳前沿下颌缘切开皮肤和皮下组织到达腮腺筋膜,继续向前方分离,在腮腺前缘约1cm处的腮腺导管上下寻找面神经,顺着面神经的走行寻找面神经断端(图8-1-3)。
❸ 面神经吻合:面神经的两个断端在无张力的情况下,可进行神经外膜缝合、束膜缝合和外膜-束膜联合缝合。神经吻合可以用9-0~11-0的尼龙缝线,缝合2~4针(图8-1-4)。
❹ 伤口缝合:分层缝合,放置引流。对于打开腮腺包膜者,可将腮腺包膜缝合,加压包扎,防止出现腮腺漏。

术中要点
❶ 神经的断端要进行修整,去除瘢痕和神经瘤,吻合时应去除神经断端少许神经外膜,防止外膜卷入影响神经纤维生长。
❷ 神经吻合时只缝合外膜即可,缝针不要穿过神经,一般缝合2~4针,不要过密。

术后处理
❶ 术后应用抗生素,可以用激素消除肿胀。
❷ 局部加压包扎,防止出现水肿和腮腺瘘。

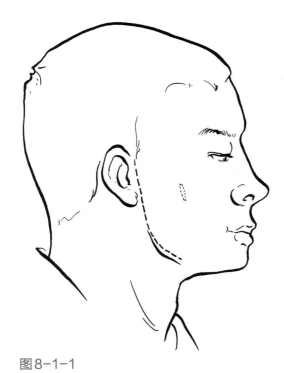

图8-1-1

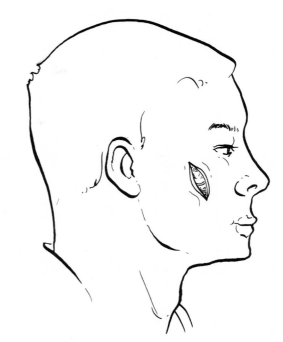

图8-1-2

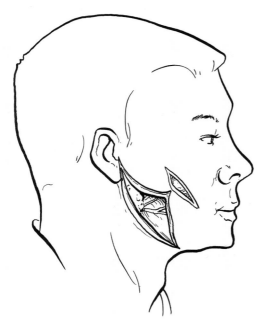

图8-1-3

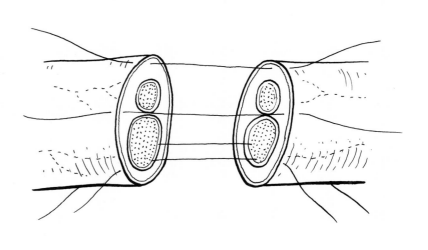

图8-1-4

二　　颞肌瓣转移术

适 应 证　❶ 陈旧性周围性和中枢性面瘫引起的口鼻明显歪斜和兔眼畸形。

　　　　　❷ 病程超过2年。

　　　　　❸ 支配颞肌的血管神经正常。

禁 忌 证　❶ 心脑血管疾病、糖尿病、高血压病。

　　　　　❷ 支配颞肌的血管神经损伤。

　　　　　❸ 局部感染病灶。

术前准备　❶ 确定矫正后口角的位置。

　　　　　❷ 测量患侧颧弓上缘到矫正后口角的距离，估计需要颞肌瓣的长度和肌瓣转位后固定的张力。

　　　　　❸ 口周、腮腺区和颞区备皮，小儿备血。

麻　　醉　全身麻醉。

体　　位　仰卧位，肩部垫枕，头偏向健侧。

手术步骤　❶ 切口：颞部做弧形切口或半冠状切口（图8-1-5），显露整块颞肌及其起点外2cm的帽状腱膜（图8-1-6），切断并将肌肉连同腱膜一并掀起，向下翻起颞肌及显露颞肌浅面的筋膜，达颧弓上缘的平面。从骨膜下剥起颞肌（图8-1-7）。

　　　　　❷ 矫正眼轮匝肌：颞肌的前1/3用于矫正眼轮匝肌，剖开肌肉及腱膜形成两条肌瓣，上下眼睑处做皮下隧道。上、下隧道在内眦部相通，将两条带腱膜的肌肉条通过隧道缝合在内眦韧带上（图8-1-8），缝合时要注意保持足够的张力，其标准为上眼睑要覆盖下眼睑数毫米。

　　　　　❸ 矫正口周肌肉：于上唇、口裂及下唇处沿鼻唇沟稍内侧做两个各1cm长的皮肤切口，并与颊部皮下隧道及内侧口轮匝肌相通，将肌肉条自皮下隧道内引出。为了达到这个目的，可用拉钩将鼻唇沟处的皮肤尽量向外上方牵拉抬起面下1/3，将肌肉条越过鼻唇沟内侧覆盖在口轮匝肌表面与该处皮肤的真皮层缝合，这样术后当肌肉牵拉时可形成自然的鼻唇沟形态（图8-1-9）。如果患侧仍有表情肌存留，应将颞肌条交叉穿过它们，以期手术后获得更多的肌肉功能恢复。

　　　　　❹ 关闭切口：切口放置一枚橡皮引流片，间断缝合切口，纱布加压包扎（图8-1-10）。

术中要点　❶ 切取颞肌瓣时由于支配颞肌运动的颞深神经从颞下窝的下界到颞窝分布到颞肌，并且越向上越细，术中不易找到，注意要从骨膜下剥起肌肉，防止损伤神经。

　　　　　❷ 颞肌切取后的供区会出现凹陷，可以进行假体或自体脂肪填充矫正畸形。

　　　　　❸ 上下睑处做皮下隧道时注意勿损伤提上睑肌。

　　　　　❹ 矫正口周肌肉时要注意肌肉的切口不要太高，以免损伤血管神经。

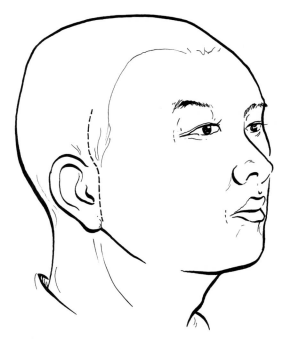

图8-1-5

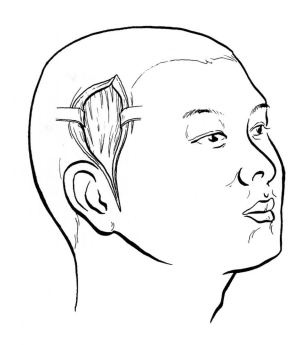

图8-1-6

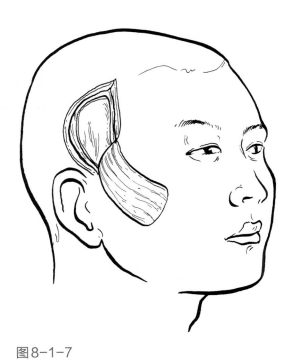

图8-1-7

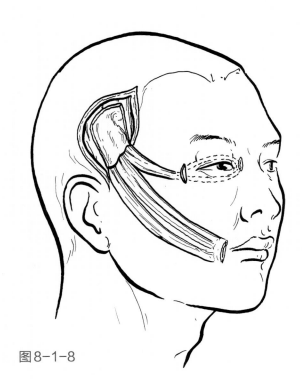

图8-1-8

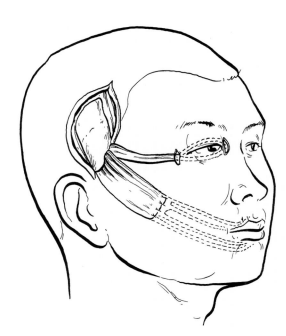

图8-1-9

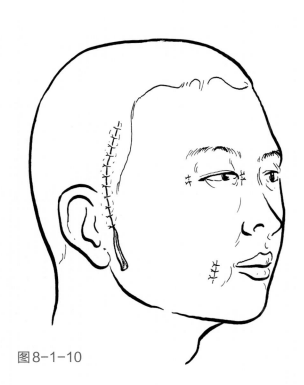

图8-1-10

173

❺ 如果肌肉太厚，可以截除颧弓，能增加肌瓣的长度约2cm。

❻ 矫正口角时，需要矫枉过正，通常几周后，过矫的口角会恢复。

术后处理　❶ 应用抗生素3天。

❷ 放置橡皮引流片，48小时拔除。

三　筋膜悬吊术

适 应 证　❶ 不能或不宜行各种神经修复手术或游离神经肌肉移植者。

❷ 经过上述手术失败的患者。

禁 忌 证　❶ 患者全身情况不允许。

❷ 局部存在感染灶。

术前准备　❶ 面部和大腿备皮。

❷ 小儿备血。

麻　　醉　全身麻醉或局麻。

体　　位　❶ 仰卧位，头偏向健侧。

❷ 手术侧大腿屈髋、屈膝，方便切取阔筋膜。

手术步骤　❶ 面部切口：在上下唇中央稍偏健侧沿唇红缘各做一个小的横切口，在患侧口角外侧靠近唇红缘处做弧形切口，另在患侧鼻翼外侧鼻唇沟处做弧形切口。上述各个切口的深度均位于肌肉层。另外在患侧内眦角上方做一纵行切口，深达骨膜。在患侧发际内做长约5cm的切口，深度到颞浅筋膜层（图8-1-11）。

❷ 切取大腿阔筋膜：于大腿外侧做纵行切口，用筋膜切取器切取长约20cm，宽约3mm的阔筋膜4条，用盐水纱布包裹备用。如果没有筋膜切取器，可在大腿外侧纵行切开皮肤，皮下，显露大腿的阔筋膜。按照面瘫矫正的需要切取相应大小的阔筋膜。矫正一侧面瘫约需要切取20cm×2.5cm大小的阔筋膜。将切取的阔筋膜剪成20cm长3mm宽的筋膜条备用（图8-1-12）。

❸ 皮下植入阔筋膜：用特制的筋膜针将一根阔筋膜的两端经过口角切口引入，经过口轮匝肌浅层从上下唇红缘的切口引出。再将这两根筋膜条从唇红缘的切口引入，经过口轮匝肌的深层从口角的切口引出。稍稍拉紧筋膜条将其打结并缝合固定在此（图8-1-13）。

用筋膜针在颞部切口的颞浅筋膜表面将一根筋膜条的一端由颞部切口引入，经过皮下隧道引至口角外切口。将筋膜与前面环绕口周的筋膜绕一下再将其从颞部切口引出。将另一个筋膜从颞部切口穿入，从鼻外侧切口穿出，将此筋膜的末端与鼻翼外侧切口深部的肌肉缝合固定。最后将第三根筋膜从颞部切口穿入，经过下睑缘下方的皮下隧道从内眦上方穿出，将其末端缝合固定在鼻骨骨膜上（图8-1-14）。

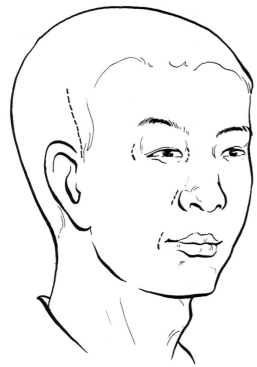

图 8-1-11

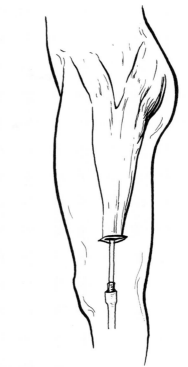

图 8-1-12

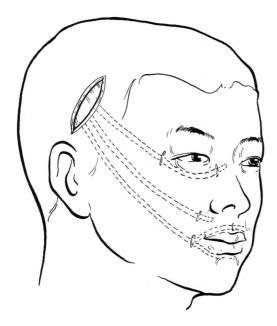

图 8-1-13

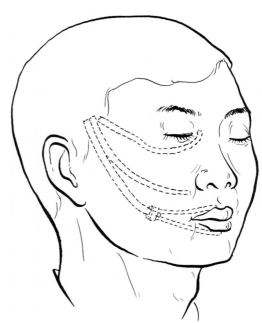

图 8-1-14

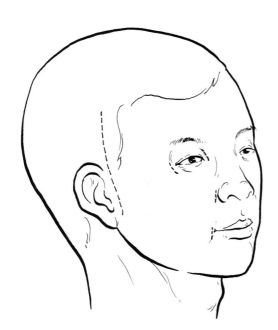

图 8-1-15

❹ 颞部切口处的筋膜固定：在颞深筋膜做几个顺颞深筋膜纤维方向的小切口，切口之间间隔约1cm。将连接于口角的筋膜的上端从颞深筋膜的一个小切口穿入，从另一切口穿出，再将穿出的筋膜反折与筋膜自身进行缝合固定。形成一个穿过颞深筋膜的环。缝合固定之前调整张力，使口角位于最佳位置。用同样方法，将一端固定于鼻翼和内眦的筋膜调整好张力后缝合固定到颞深筋膜。

❺ 缝合大腿和面部皮肤伤口（图8-1-15）。

术中要点　❶ 从颞部切口到鼻翼外侧切口分离皮下隧道时，要注意解剖层次，防止损伤面神经的颞支和颧支。

❷ 应用阔筋膜经过面部皮下隧道穿行时要防止出现腮腺瘘。

❸ 应用导引针进行筋膜悬吊时不要过浅，防止出现皮肤凹陷。也不要过深而损伤面神经分支。

术后处理　❶ 术毕可用宽胶布将上下唇及面颊部皮肤向颞部方向上提牵拉。

❷ 术后两周内上下颌骨制动。

四　跨面神经移植术

适　应　证　❶ 外伤或肿瘤切除后导致的神经缺损，无法进行神经吻合和神经移植。

❷ 面瘫病程小于1年的早期病例，患侧未出现严重的肌肉萎缩。

❸ 陈旧性面瘫，损伤侧面部肌肉出现严重萎缩，作为神经血管游离肌肉移植的准备手术。

术前准备　❶ 术前化验和肌电图

❷ 测量两侧面神经吻合之间的距离，确定移植神经的切取长度。设计跨面神经移植的皮下隧道。

麻　　醉　全身麻醉或局麻，仰卧位，身体偏向非供腿一侧，供腿屈髋屈膝，内收。

手术步骤　❶ 受区手术

（1）切口：可在左右侧面部分别设计腮腺切除术的"S"形切口，该切口暴露充分，特别适用于健侧多个面神经分支做跨面神经移植（图8-1-16）。也可按面部神经分支的体表投影，在健侧分别做三个切口，逆行解剖面神经各个分支：①眶部，在眶外缘1cm处做2cm切口，解剖面神经颞支；②颊部，沿鼻唇沟做2~4cm切口，解剖面神经上、下颊支；③下颌下缘区，在面动脉下方做2cm切口，于下唇方肌浅层解剖显露面神经下颌缘支（图8-1-17）。

（2）解剖和确认双侧面神经分支：根据需要分别解剖健侧和患侧的面神经上、下颊支，颧支和下颌缘支。

（3）形成组织隧道：根据手术需要，在患侧的眶外侧区，鼻唇沟区及下颌下缘区做皮肤切口，或由患侧耳屏前做1cm长的皮肤切口，在面部表情肌浅面做潜行分离，分别形成横跨额部、上唇和下唇部的隧道。隧道内填塞纱布止血。

❷ 腓肠神经切取术

（1）在小腿后外方，于外踝和跟腱之间做"S"形切口，切开皮肤和皮下组织。也可以用多个横小切口显露腓肠神经。

（2）显露切取腓肠神经：在外踝与跟腱之间的小隐静脉后方找到腓肠神经，按所需长度分离并切断神经两端，并标记好近颅端和远颅端，并即刻植入受植床吻合。

（3）伤口处理：创面清洗、止血，分层缝合切口，绷带加压包扎。

❸ 神经移植

分别通过由患侧到健侧的相应隧道，根据吻合神经的数目，从腓肠神经的两个断端分离出相应的神经束，继将腓肠神经束的近颅端与健侧相应面神经分支远颅端吻合，然后再将腓肠神经的另一端与患侧相应面神经分支远颅端吻合（图8-1-18）。也可以将移植神经的末端分成更细的分支，分别植入患侧相应的肌肉所形成的肌袋内，并用9-0的无损伤线缝合固定肌膜与神经外膜（图8-1-19）。

❹ 伤口处理：冲洗创面，严密止血，分层缝合，放置引流，加压包扎。

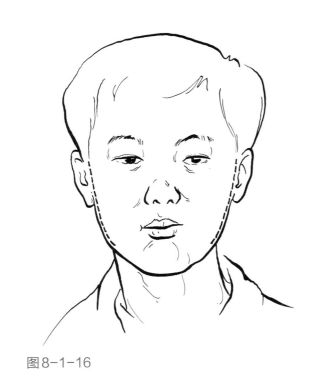

图8-1-16

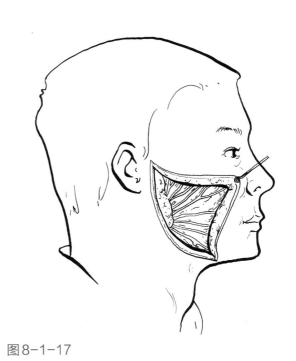

图8-1-17

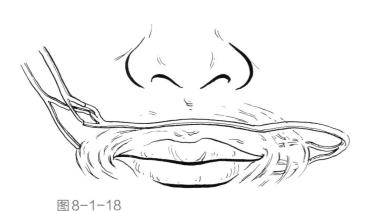

图8-1-18

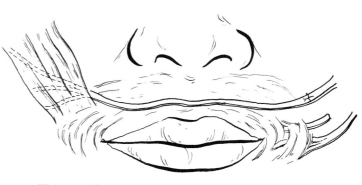

图8-1-19

术中要点	❶	移植的腓肠神经宜与相应粗细的面神经吻合，每段腓肠神经有 2~4 条神经束，故可酌情采取分束移植。
	❷	形成的皮下隧道应保持在同一个解剖层次，避免损伤表情肌，充分止血。
	❸	若受区癥痕组织广泛或进行过放疗，局部血运较差，可采用带血管的腓肠神经、腓深神经或桡神经浅支跨面移植，以利于神经的愈合、再生。
	❹	横跨面部神经移植的神经有时需要较长，如果属于为带神经血管的肌肉游离移植做准备的一期手术，则还可在术后 6 个月左右，且患侧面部神经移植区域出现针刺样感觉，提示健侧面神经纤维已长入移植的腓肠神经，即可考虑进行第二期的肌肉游离移植术。
术后处理	❶	术后抗感染治疗。
	❷	应用营养神经的药物，B 族维生素和神经生长因子。

五　　游离肌瓣移植

临床上经常采用胸小肌、股薄肌、背阔肌、足蹈展肌作为移植肌肉的供区。

适 应 证	❶	各种原因导致的一侧晚期面瘫或陈旧性面瘫。
	❷	不能进行神经吻合术、神经移植术或手术失败者。
	❸	跨面神经移植术因患侧表情肌萎缩而失败者。
术前准备	❶	手术取侧卧位，术前用超声多普勒血流仪检查胸背动脉走行。
	❷	腋区和胸背部备皮。
麻　　醉		全身麻醉。
体　　位		侧卧位，头偏向健侧。
手术步骤	❶	超长蒂背阔肌节段肌瓣的切取（图 8-1-20~图 8-1-22）
	❷	健侧面部血管神经的准备　采用耳前除皱手术切口。在腮腺导管上、下方分离出上、下颊支，用神经探测仪检测，选择能引起上唇、口角抽动的吻合支予以切断，作为受区供吻合的神经。选择上、下颊支的吻合支之一予以切断，以供吻合，其直径在 1mm 以上，其远端尚有交叉的吻合支保存，勿损伤上、下颊支的主干。切断这些吻合支还能起到减少健侧肌肉收缩力的作用，更加有助于术后两侧肌力的平衡。在下颌角前方分离出面动静脉供吻合。
	❸	患侧面部受区准备　采用面部除皱手术切口，自耳前上方颞部起始，沿耳郭前缘下降至耳垂下方。掀起颊部皮瓣，上方暴露颞浅筋膜，下方到达下颌缘，向前到达口角和鼻唇沟。在颧骨上制备一块 1cm×4cm 的筋膜骨瓣，蒂在上，作为肌瓣的附着处。在上唇制作皮下隧道与健侧相同。隧道可容纳血管神经蒂通过。在肌瓣着床之前做腮腺筋膜和颞浅筋膜的折叠缝合，用来矫正面部松弛。

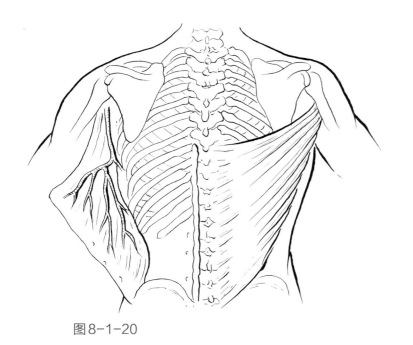

图 8-1-20

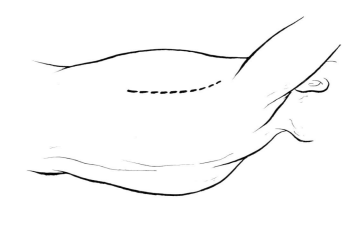

图 8-1-21

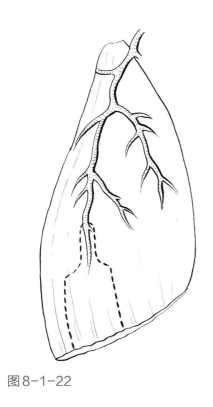

图 8-1-22

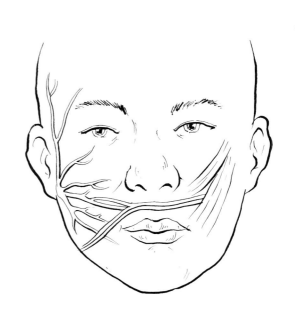

图 8-1-23

❹ 肌瓣移植　将节段肌瓣的蒂部三叶分别固定于上唇、鼻唇沟、口角和下唇。按切取前肌瓣的肌肉张力，使肌肉止点固定在颧骨骨膜筋膜瓣上。切除多余的肌肉。应用显微外科技术依次吻合静脉、动脉、神经（图8-1-23）。在完成血管吻合后，可见胸背神经的断端有活跃的渗血，再做神经束膜吻合，使胸背神经与面神经颊支的吻合支吻合，此时可见肌瓣边缘有渗血。由于面瘫后患侧皮肤、皮下组织松弛，为此常需切除1~5cm多余的皮肤，以达到皮肤收紧的目的。

术中要点　❶ 肌瓣的固定应该在一定的张力下进行，在静态下要保持患侧的口角与健侧的对称。

❷ 切取的肌瓣要包括运动神经防止肌肉萎缩。

❸ 血管神经的吻合要在显微镜下进行，确保吻合的质量。

术后处理　❶ 应用抗生素。

❷ 应用营养神经的药物。

179

第二节 半侧颜面萎缩整复术

一 吻合血管的筋膜瓣移植术

吻合血管的筋膜瓣由于有知名血管提供血供，因此筋膜瓣的血供丰富，移植后组织吸收少，能够改善局部的血液循环。常用的筋膜瓣有下腹部筋膜瓣、肩胛筋膜瓣、侧胸筋膜瓣和股外侧筋膜瓣。现以下腹部筋膜瓣为例。

适应证
❶ 严重的半侧颜面萎缩。
❷ 半侧颜面萎缩病情稳定。

禁忌证
❶ 全身情况不允许。
❷ 供区有手术史，血管可能损伤。
❸ 局部有感染灶。

术前准备
❶ 术前进行全面体检。
❷ 评估患侧颜面萎缩的程度，可以用牙印模胶或磁共振扫描确定缺损的组织量。
❸ 超声多普勒血流仪检查筋膜瓣供区的血管和受区的面动静脉。

麻　醉　全身麻醉。

体　位　仰卧位。

手术步骤
❶ 供区切口及筋膜瓣设计见图8-2-1，以腹股沟韧带下方2cm与股动脉搏动交点为a点，脐孔为b点，季肋缘锁骨中线交点为c点，腋前线季肋缘交点为d点。ab、ac、及ad均可作为下腹部筋膜瓣的轴。如果腹壁浅动脉存在，并有1mm以上的直径，同侧的腹壁均可制成筋膜瓣移植。髂腹股沟筋膜瓣的点a同上，点b'为髂前上棘或髂后上棘，ab'连线为该筋膜瓣的纵轴，筋膜瓣设计在血管纵轴的两侧。筋膜瓣在腹外斜肌腱膜表面逆行掀起。
❷ 面部受区：沿着下颌缘切开面部皮肤和皮下组织，在咬肌前缘和下颌骨下缘的交界处分离寻找面动、静脉，颈外静脉（图8-2-2）。在面部皮下分离出腔隙。
❸ 筋膜瓣移植：将切取的腹部筋膜瓣经过面部切口平铺于面部腔隙，用油纱布钉进行筋膜瓣的固定（图8-2-3）。将筋膜瓣的蒂部血管摆放于面动静脉周围。在显微镜下，用9-0的尼龙线将面动脉与腹壁浅动脉，面静脉、颈外静脉与腹壁浅静脉、旋髂浅静脉吻合。
❹ 缝合切口：间断缝合皮下组织和皮肤，放置橡皮引流片，加压包扎伤口（图8-2-4）。

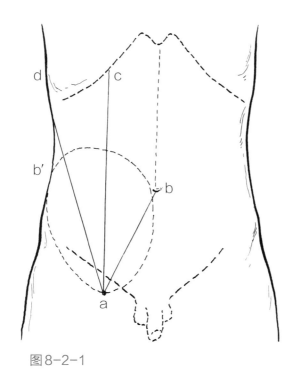

图 8-2-1

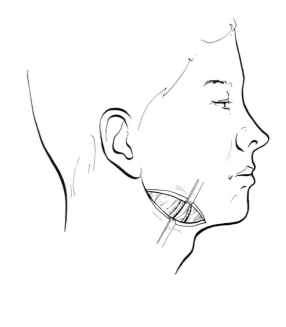

图 8-2-2

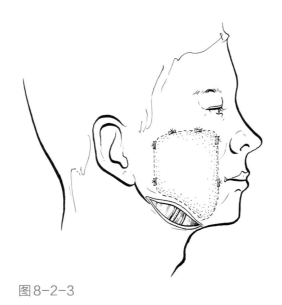

图 8-2-3

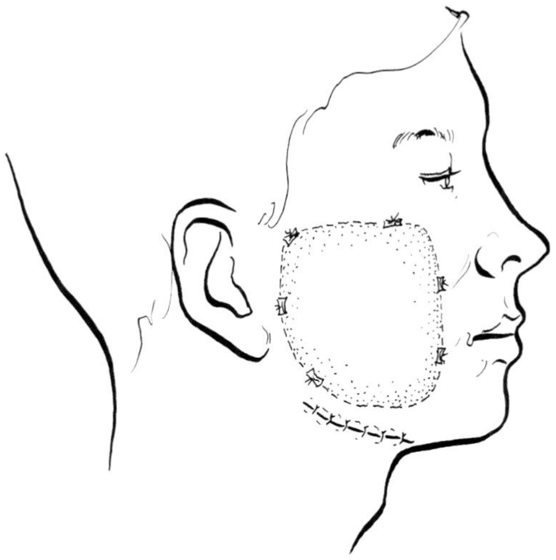

图 8-2-4

术中要点	❶ 手术中切取筋膜瓣时可以带一小块皮肤作为血运的观察窗。
	❷ 筋膜瓣固定时要张力适中，防止过度牵拉。
	❸ 筋膜瓣植入受区要防止边缘卷起。
	❹ 显微镜下吻合血管。
术后处理	❶ 放置橡皮引流片。
	❷ 防止口部运动。
	❸ 术后应用抗感染、抗凝、解痉挛药物。
	❹ 加压包扎。

二　　游离大网膜移植

适 应 证	❶ 严重的半侧颜面萎缩
	❷ 半侧颜面萎缩病情稳定

181

禁 忌 证	❶ 全身情况不允许。
	❷ 曾经有腹膜炎和腹部手术史。
	❸ 局部有感染灶。

麻　醉　　全身麻醉。

体　位　　仰卧位，头偏向健侧。

手术步骤　❶ 切口：耳前纵行切口（图8-2-5）。

❷ 面部受区准备：于耳前方纵行切开皮肤、皮下组织，显露颞浅动脉和静脉。在面部皮下层进行剥离，形成容纳大网膜的皮下囊袋。充分止血。

❸ 腹部供区：在腹部做腹正中或旁正中切口。逐层切开皮肤、皮下组织、深筋膜，分开腹直肌，切开腹膜。将大网膜提至腹腔外，展平。由于胃网膜右动脉血管蒂较长、口径大，通常选择以胃网膜右动脉为蒂，在靠近脾下极处切断胃网膜左动脉，沿胃大弯与胃网膜动脉弓之间游离大网膜，逐一结扎切断胃网膜动脉弓发至胃壁的分支（图8-2-6）。根据胃网膜血管的分布情况，按照受区需要的面积、长度和宽度，对大网膜进行适当裁剪和延长。注意保护血管蒂，逐一结扎出血点，防止发生网膜内血肿。胃网膜不用完全切取，剩余的胃网膜展平放回腹腔原处。

❹ 大网膜移植　将切取的大网膜放置到面部皮下囊袋内展平，囊袋边缘在皮肤表面将大网膜通过油纱钉的方式进行网膜固定放置移位。在显微镜下，用9-0的尼龙线将胃网膜右动静脉与颞浅动静脉吻合（图8-2-7）。

❺ 关闭伤口　腹部逐层关腹，防止出现腹疝，面部缝合皮下和皮肤，放置橡皮引流片。

术中要点　❶ 面部供区皮下分离时注意解剖层次，因颜面萎缩患者的软组织层非常薄，防止损伤面神经的分支。

❷ 颞浅动静脉不伴行，颞浅静脉通常位于耳轮上方，要注意保护血管。

术后处理　❶ 大网膜移植于面部要牢固固定，防止出现下垂移位。

❷ 面部放置橡皮引流片。

❸ 包扎时要保护好血管蒂，防止受压。

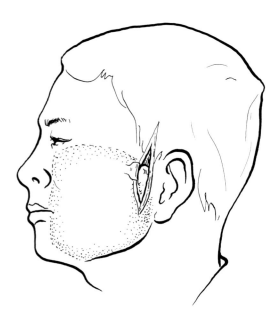

图8-2-5

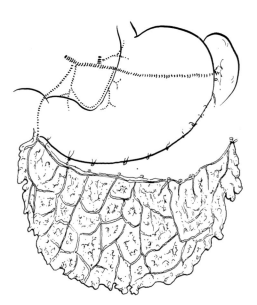

图8-2-6

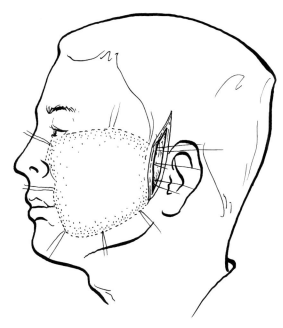

图 8-2-7

三　　自体脂肪游离移植

| 适 应 证 | ❶ 半侧颜面萎缩病情稳定; ❷ 患者有一定的脂肪组织。 |

适 应 证
❶ 半侧颜面萎缩病情稳定;
❷ 患者有一定的脂肪组织。

禁 忌 证
❶ 患者消瘦，没有脂肪;
❷ 受区有感染灶。

麻　　醉
局麻或全麻。

体　　位
仰卧位或外展髋关节屈曲膝关节大腿外旋。

手术步骤
❶ 供区：脂肪移植的供区常选择大腿、腹部。
❷ 肿胀液配制：1 000mL 生理盐水 +2% 利多卡因 20mL + 肾上腺素 1mL。
❸ 在大腿内侧用尖刀切开约 3mm 的切口，送入注水针走行在皮下脂肪层。将肿胀麻醉液注入到皮下。用多孔的吸脂针接 20mL 注射器，抽脂的压力保持在 2~3mL 的负压，以减少对脂肪细胞的损伤。
❹ 脂肪纯化：抽出的脂肪可以选择静置、离心或纱布滤过等方法去除其中的水分。
❺ 脂肪移植：将纯化后的脂肪转移到 1mL 的注射器内。用注脂针接 1mL 的注射器将脂肪按照多点、多隧道的方法进行皮下注射。

术中要点
❶ 吸脂时的压力要小，防止压力过大损伤脂肪细胞。
❷ 离心脂肪时的离心力也要小。
❸ 脂肪注射时尽量分散。

术后处理
❶ 脂肪供区应该加压包扎，穿弹力服。
❷ 脂肪移植受区不要包扎太紧。

第九章

颈部畸形矫正术

扫描二维码，
观看本书所有
手术视频

第一节　　肌性斜颈矫正术

适 应 证	严重的先天性肌性斜颈，早期保守治疗无效者，可于1~5岁行手术治疗。
	继发性胸锁乳突肌纤维化和萎缩的患者宜手术治疗。
	肌性斜颈导致面部倾斜，严重者导致脊柱弯曲，宜行手术治疗。
禁 忌 证	患者存在呼吸道感染。
	术区有局部感染灶。
术前准备	行CT、X线检查颈椎，排除其他因素所致的斜颈。
	术前护理主要是为患儿做好术前各项指标的检查及心理护理，做好皮肤准备、肠道准备等，确保手术的安全性。
麻 醉	儿童及不配合手术者宜用全麻。
	成人宜用局麻。
体 位	仰卧位或侧卧位。
手术步骤	

胸锁乳突肌切断术

充分暴露患侧胸锁乳突肌，于患侧锁骨上缘设计短横切口，切开皮肤皮下组织及挛缩的颈筋膜及颈阔肌，充分暴露胸锁乳突肌的胸骨头及锁骨头肌腱，于锁骨上2cm处离断胸锁乳突肌的胸骨头及锁骨头肌腱，使其回缩。若畸形不能完全矫正则于外耳道下缘乳突部附加一短横切口，切断胸锁乳突肌的止点。用骨膜剥离器将胸锁乳突肌自乳突上分离，或切除部分肌肉，解除挛缩，使胸锁乳突肌自然回缩（图9-1-1、图9-1-2）。不断旋转患者的颈部，使患侧无肌束带及紧张感。术毕，给予充分的止血及加压包扎。

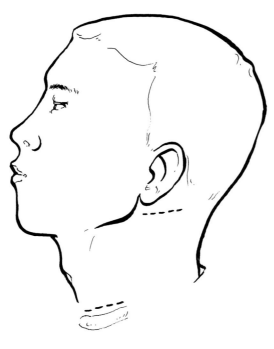

图9-1-1

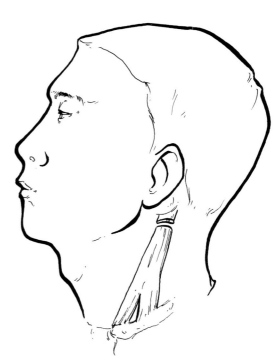

图9-1-2

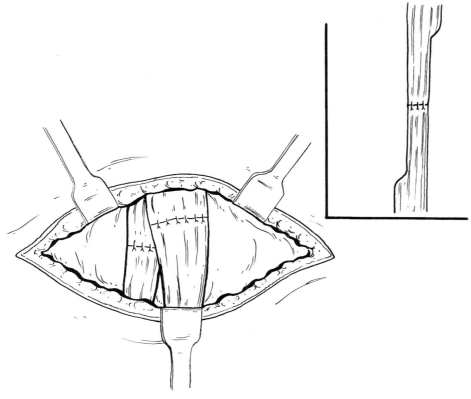

图 9-1-3

胸锁乳突肌延长术

切口设计同胸锁乳突肌切断术，于胸锁乳突肌的胸骨头做"Z"形延长，延长的长度为胸锁乳突肌健侧与患侧长度之差。切断胸锁乳突肌的锁骨头，充分松解挛缩的筋膜，将回缩后的锁骨头两端做"Z"形无张力缝合。严重挛缩，效果不满意者同胸锁乳突肌切断术，可将胸锁乳突肌止点切断并松解（图 9-1-3）。

术中要点 ❶ 术中不断旋转患者的颈部，判断松解的程度及范围，使患侧无肌束带及紧张感，畸形严重者，需在术中将受累的斜方肌、前斜角肌、深筋膜、软组织等一并切断松解。

❷ 术中注意保护面神经、耳大神经、副神经及颈丛神经。

术后处理 必要时放置引流条 1~2 天，术后 1 周给予枕颌牵引 2 周，院外采用颈托固定 6~8 周，疗程 4~6 小时 / 天，标准为头颈稍有矫正过度，同时配合功能锻炼，头转向健侧，下颌转向患侧，每日坚持锻炼 > 20 分钟。

第二节   蹼颈整复术

适应证 先天性蹼颈

禁忌证 患者存在呼吸道感染。

术区有局部感染灶。

术前准备	确认患者真正性别。进行染色体检查，全身检查是否伴有其他畸形。排除手术禁忌证。
麻　　醉	儿童及不配合手术者宜用全麻。 成人宜用局麻。
体　　位	俯卧位或侧俯卧位。
手术步骤	

Z成形术

❶ 颈部无毛发分布：以蹼颈缘为中轴线设计"Z"形切口，"Z"的横行两边宽度根据蹼的宽度而设计（图9-2-1）。沿设计线从乳突至肩峰切开皮肤皮下组织及皮下纤维条索，自皮下组织层掀起两个三角瓣，相互易位交叉，逐层缝合（图9-2-2、图9-2-3）。

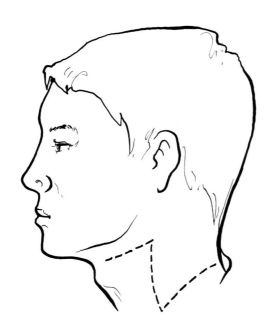

图9-2-1

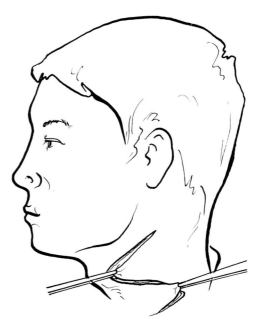

图9-2-2

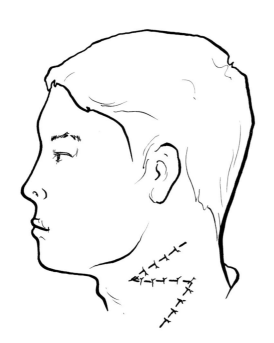

图9-2-3

❷ 颈部有毛发分布时：在蹼部设计梭形切口，切除带毛发皮肤组织，切口两端做不对称Z成形术，将多发区皮瓣转移至颈后，少发区皮瓣转移至耳后，皮下组织层掀起两个三角瓣，相互易位交叉，逐层缝合，松解蹼颈，抬高后发际线（图9-2-4、图9-2-5）。

❸ 颈部多余组织切除术：根据蹼颈的宽度估计颈部多余的皮肤及皮下组织量，于颈部沿图设计切口（图9-2-6）。切除颈部多余皮肤及皮下组织，向四周潜行分离，将切口两侧皮瓣向中线推进至蹼颈消失，切口处Y形无张力缝合（图9-2-7）。

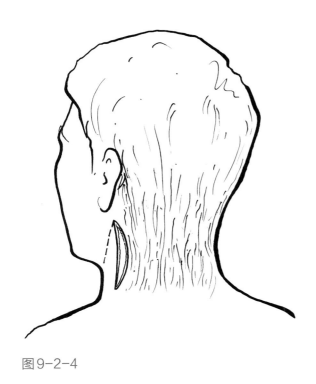

图9-2-4

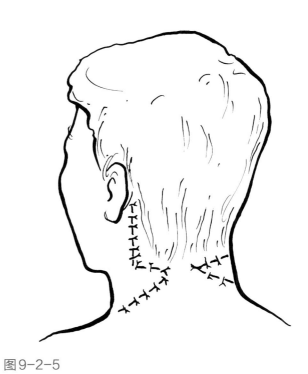

图9-2-5

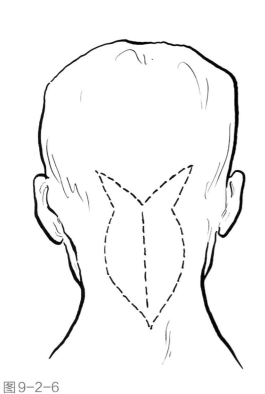

图9-2-6

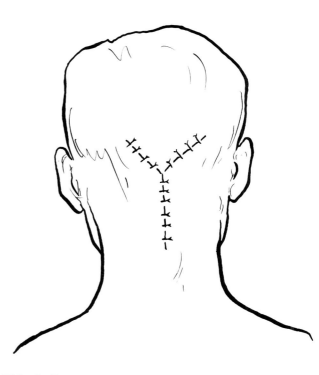

图9-2-7

颈外侧皮瓣推进术

于蹼颈的后侧沿异常发际线设计切口，切开皮肤皮下组织，于颈阔肌深层潜行分离至蹼颈无毛发区，显露颈外静脉自乳突至颈后外侧潜行分离，图中黑点区为潜行分离的范围（图9-2-8）。显露颈外静脉，注意保护（图9-2-9）。

标记正常颈后发际线位置，切除多余毛发区。颈外侧皮瓣向项中线推进缝合（图9-2-10）。切除多余的三角形头皮组织，使双侧切口长度相等，形态对称。两侧术式相同（图9-2-11）。

术中要点	短颈明显者，影响颈部活动者可设计横行切口，切开蹼颈组织，延长颈部组织，矫正短颈，必要时可于创面移植中厚皮片。
术后处理	术后放置引流条，48~72小时后拔除引流条，术后7日拆线，佩戴颈托支架。

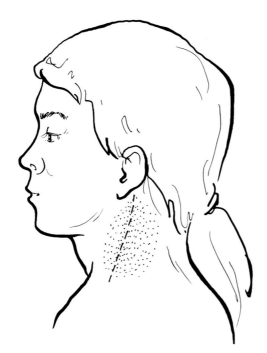

图9-2-8

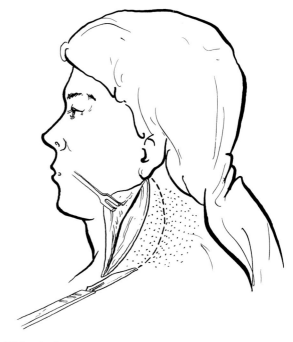

图9-2-9

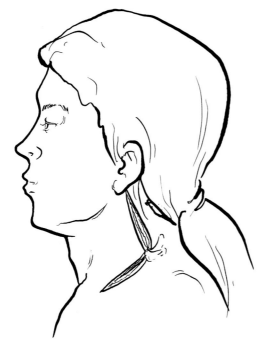

图9-2-10

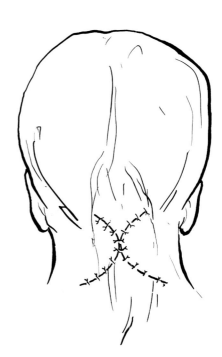

图9-2-11

第十章
四肢瘢痕修复术

扫描二维码，
观看本书所有
手术视频

腋窝蹼状瘢痕矫正术

由于腋部解剖的特殊性，烧伤后易产生蹼状瘢痕，常导致活动受限甚至关节强直。瘢痕挛缩多发生在腋前及腋后皱襞，可采用手术治疗。

一　"Z"字改形修复术

适 应 证	适用于腋部蹼状瘢痕相对松弛，畸形较轻，肩关节活动轻度受限者。
禁 忌 证	❶ 术区有急性感染。
	❷ 全身各脏器功能衰竭不能耐受手术。
术前准备	❶ 行血常规、肝肾功能、凝血功能检查，心电图检查，胸部及肩关节X线检查。女性应常规避开月经期。
	❷ 腋窝术区备皮，清洁瘢痕区。
麻　　醉	局部麻醉或全身麻醉。
体　　位	取仰卧位，患肢外展。
手术步骤	❶ 碘伏消毒腋窝术区，上至下颌水平，下至胸骨柄，内至前正中线，外至肘下5cm。常规铺单。
	❷ 亚甲蓝画线标记：以蹼状瘢痕的游离缘为长轴，两端以一定角度（一般大于45°）设计短臂并标记（图10-1-1）。
	❸ 沿标记线切开皮肤、皮下组织，各组织瓣基部应带足够厚的皮下组织及深筋膜。于深筋膜浅层将各组织瓣锐性分离掀起，皮瓣互换位置，间断缝合皮下及皮肤（图10-1-2）。若切口拉拢缝合存在张力，不可直接缝合。无张力缝合情况下遗留皮肤缺损行游离植皮。

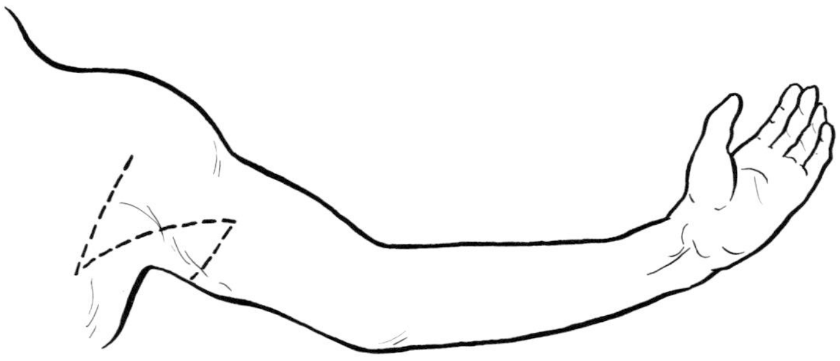

图 10-1-1

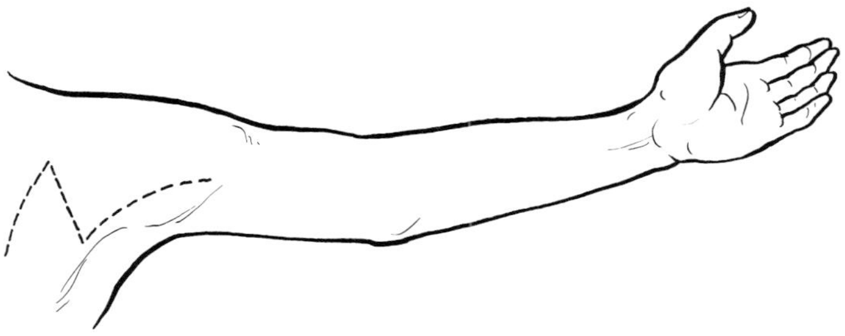

图 10-1-2

二 五瓣法修复术

适 应 证	腋窝瘢痕挛缩较广泛，周围尚存正常皮肤者。
禁 忌 证	同"'Z'字改形修复术"。
术前准备	同"'Z'字改形修复术"。
麻 醉	同"'Z'字改形修复术"。
体 位	同"'Z'字改形修复术"。
手术步骤	❶ 亚甲蓝画线标记：五瓣法以两个"Z"字成形和一个"Y-V"成形组成。设计时以瘢痕挛缩线为中轴线，在皮肤相对正常、局部组织松弛的一侧，于轴线中点伸出两臂，形成3个角度均为60°的三角瓣。另一侧在轴线中点伸出一臂垂直轴线，并在两端各伸出一斜臂，与轴线夹角60°。各臂长相等，大致为中心轴线长度的一半（图10-1-3）。
	❷ 沿标记线切开皮肤、皮下组织，各组织瓣基部应带足够厚的皮下组织及深筋膜。于深筋膜浅层将各组织瓣锐性分离掀起。将中心轴线两端皮瓣位置交错，中间的三角皮瓣向对侧推进，互换位置，间断缝合皮下及皮肤（图10-1-4）。

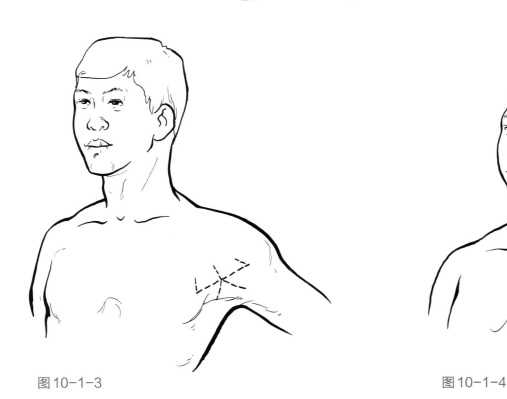

图 10-1-3　　　　　　　　　　　　　　　　图 10-1-4

三 局部皮瓣法修复术

适 应 证	适用于腋窝瘢痕挛缩较广泛，上臂与胸腔间存在粘连，肩关节活动明显受限者。
禁 忌 证	同"'Z'字改形修复术"。
术前准备	同"'Z'字改形修复术"。

193

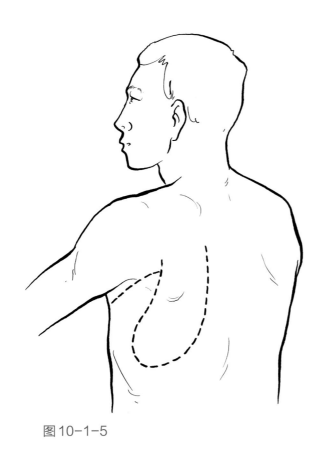

图 10-1-5

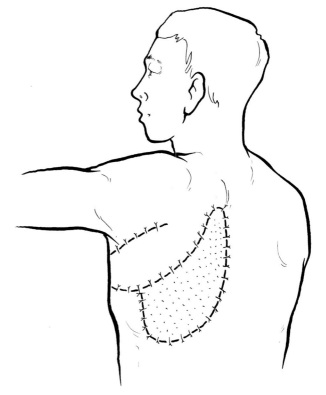

图 10-1-6

麻　　醉		同 "'Z'字改形修复术"。
体　　位		同 "'Z'字改形修复术"。
手术步骤	❶	腋窝瘢痕彻底切除、松解。
	❷	在邻近胸背部设计旋转皮瓣（图10-1-5），转移至腋窝瘢痕切除区（图10-1-6），供区皮肤缺损行游离植皮。
术中要点	❶	腋部瘢痕切除要彻底，但不要暴露腋部的重要神经与血管。
	❷	腋窝顶部如有正常皮肤，要尽量保留。
术后处理	❶	上臂术后外展，固定于90°位置。
	❷	如术后有上肢麻木感觉，可能为外展角度过大造成，应缩小外展角度。
	❸	单纯使用皮瓣修复患者，可术后3天即开始肩部活动。
	❹	使用植皮修复患者，术后常规上臂固定于外展位2周，移植皮片成活后，白天可进行肩部活动，夜间佩戴支架3个月，防止皮片挛缩。
	❺	胸壁瘢痕挛缩粘连时间较长患者，术中可能无法完全松解，术后第三周可用活动牵引支架持续外展牵引4~6周，可达到松解挛缩组织的目的。

肘部瘢痕挛缩修复术

一　　游离植皮术

适 应 证		适用于肘部瘢痕挛缩较广泛，肘关节功能受限者。
禁 忌 证	❶	术区有急性感染。
	❷	全身各脏器功能衰竭不能耐受手术。
术前准备	❶	行血常规、肝肾功能和凝血功能检查，心电图检查，胸部及肘关节X线检查。女性应常规避开月经期。
	❷	术区备皮，清洁瘢痕区。
麻 醉		臂丛＋局部麻醉。
体 位		取仰卧位，患肢外展。
手术步骤	❶	在保护血管、神经及肌腱的前提下，将肘部瘢痕彻底切除、松解至肘关节活动无受限（图10-2-1、图10-2-2）。
	❷	按皮肤缺损的大小及形状，从供区切取全厚或中厚皮片覆盖肘部皮肤缺损，将皮片与创面简单缝合，加压打包固定皮片，并用石膏托固定（图10-2-3）。

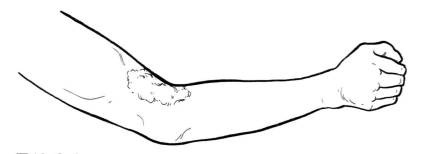

图10-2-1

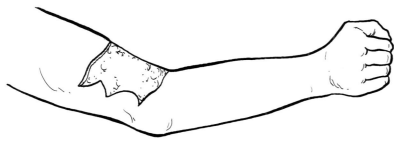

图10-2-2

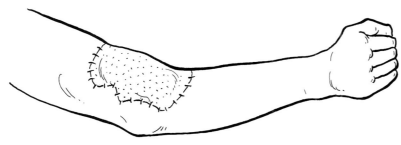

图10-2-3

195

二　局部皮瓣转移修复术

适 应 证	适用于肘部瘢痕挛缩较重，存在神经、血管及肌腱外露者。
禁 忌 证	同"游离植皮术"。
术前准备	同"游离植皮术"。
麻　　醉	臂丛＋局部麻醉。
体　　位	健侧半卧位。

手术步骤

❶ 在保护血管、神经及肌腱的前提下，将瘢痕彻底切除、松解至肘关节活动无受限。

❷ 亚甲蓝画线标记：按皮肤缺损的大小及形状，适当扩大1cm，设计侧腹部皮瓣。

❸ 按设计切开皮肤、皮下，从浅筋膜层剥离皮瓣至蒂部（图10-2-4），覆盖肘部创面，缝合切口（图10-2-5）。供瓣区植皮打包包扎，用石膏绷带将患肢固定于腹部，防止皮瓣撕脱。

❹ 一般可在术后3周断蒂，断蒂前应先行断蒂试验。阻断1小时后若无血运障碍，行断蒂处理。

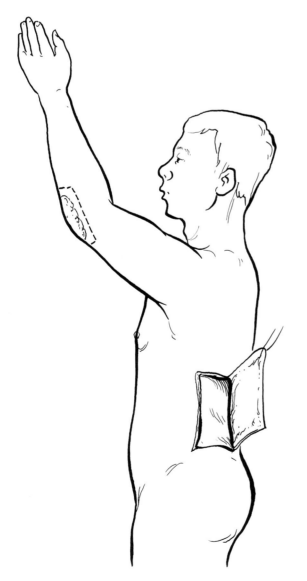

图10-2-4

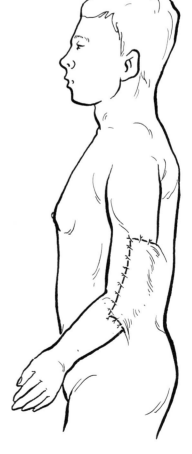

图10-2-5

术中要点	❶ 皮瓣下常规放置引流，防止积血积液，影响成活。
	❷ 术后须用石膏绷带固定，使皮瓣处于无张力状态。
术后处理	❶ 单纯使用皮瓣移植修复的患者，术后3天皮瓣成活后逐渐开始功能锻炼。
	❷ 使用游离植皮患者，可于术后2周皮片完全成活后开始功能锻炼。

第三节　　腕部瘢痕挛缩矫正术

一　　"Z"字改形修复术

适 应 证	适用于腕部条索状瘢痕。
禁 忌 证	❶ 术区有急性感染。
	❷ 全身各脏器功能衰竭不能耐受手术。
术前准备检查	❶ 行血常规、肝肾功能和凝血功能检查，心电图检查，胸部及双手腕部正侧位X线检查。女性应常规避开月经期。
	❷ 术区备皮。
麻　　醉	臂丛＋局部麻醉。
体　　位	仰卧位，患肢外展。
手术步骤	❶ 亚甲蓝画线标记：以条索状瘢痕为长轴，两端以一定角度（一般大于45°）设计短臂并标记（图10-3-1）。
	❷ 沿标记线切开皮肤、皮下组织，各组织瓣基部应带足够厚的皮下组织及深筋膜。于深筋膜浅层将各组织瓣锐性分离掀起，皮瓣互换位置，间断缝合皮下及皮肤（图10-3-2）。

二　　游离植皮修复术

适 应 证	适用于腕部广泛性增生性瘢痕，周围无正常皮肤者。
禁 忌 证	同"'Z'字改形修复术"。
术前准备	同"'Z'字改形修复术"。
麻　　醉	同"'Z'字改形修复术"。
体　　位	同"'Z'字改形修复术"。

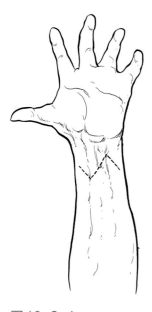

图10-3-1

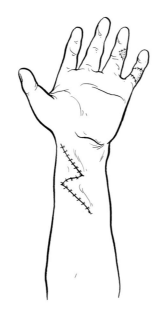

图10-3-2

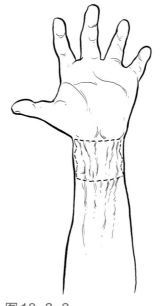

图10-3-3

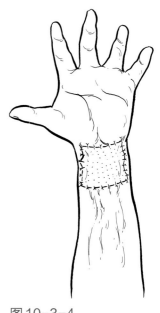

图10-3-4

手术步骤	❶ 在保护血管、神经及肌腱的前提下，将腕部痕彻底切除、松解至腕关节活动无受限（图10-3-3）。
	❷ 按皮肤缺损的大小及形状，从供区切取全厚或中厚皮片覆盖腕部皮肤缺损，将皮片与创面简单缝合，加压打包固定皮片，并用石膏托固定（图10-3-4）。

三　皮瓣转移修复术

适 应 证	适用于腕部瘢痕较重，存在神经、血管及肌腱外露者。
禁 忌 证	同"'Z'字改形修复术"。
术 前 准 备	同"'Z'字改形修复术"。
麻　　醉	同"'Z'字改形修复术"。
体　　位	同"'Z'字改形修复术"。
手术步骤	❶ 在保护血管、神经及肌腱的前提下，将瘢痕彻底切除、松解至腕关节活动无受限。
	❷ 亚甲蓝画线标记：按皮肤缺损的大小及形状设计腹部拟切取皮瓣区域（图10-3-5）。
	❸ 按设计切开皮肤、皮下，从浅筋膜层剥离皮瓣至蒂部，覆盖腕部创面，缝合切口（图10-3-6）。供瓣区植皮打包包扎，用石膏绷带将患肢固定于腹部，防止皮瓣撕脱。
	❹ 一般可在术后3周断蒂，断蒂前应先行断蒂试验。阻断1小时后若无血运障碍，行断蒂处理。
术中要点	同"肘部瘢痕挛缩矫正术"
术后处理	同"肘部瘢痕挛缩矫正术"

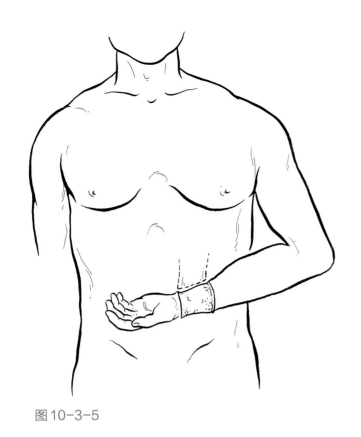
图 10-3-5

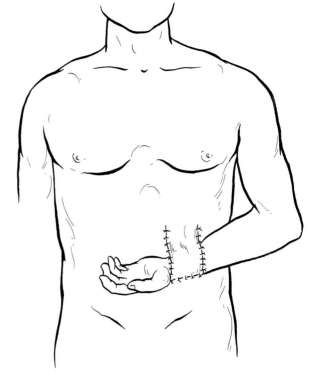
图 10-3-6

第四节 手部瘢痕矫正术

手部瘢痕多由烧伤引起，尤其是烧伤深度达到深Ⅱ度及以上时，伤及真皮层后容易引起瘢痕挛缩。长期瘢痕挛缩易造成深部组织的继发性挛缩畸形，进一步加重肢体的障碍。治疗手部瘢痕的方法有很多，包括手术治疗、药物治疗、激光治疗等。手部瘢痕，尤其手背瘢痕挛缩畸形，应尽早治疗。手部瘢痕的手术治疗须按正确的顺序进行，若手掌手背均有瘢痕，应先处理手背部的瘢痕。拆线后应加强患手的功能锻炼，防止皮瓣皮片挛缩。

一 手背部瘢痕畸形修复术

（一）游离植皮术

适 应 证	适用于手背及手指瘢痕挛缩，瘢痕切除后无血管、神经、关节及肌腱外露者。
禁 忌 证	❶ 术区有急性感染。
	❷ 全身各脏器功能衰竭不能耐受手术。
术前准备	❶ 行血常规、肝肾功能和凝血功能检查，心电图检查，胸部及手部正侧位X线检查。女性应常规避开月经期。
	❷ 术区备皮。
麻 醉	臂丛麻醉＋局部麻醉

体　　位	仰卧位，患肢外展。
手术步骤	❶ 在保护血管、神经及肌腱的前提下，将瘢痕切除、松解至手指、指蹼活动无受限。瘢痕切除时，一般达深筋膜浅面，尽可能保留正常的脂肪组织，避免肌腱外露。指蹼的瘢痕应彻底松解给予开大（图10-4-1）。严重的指尖关节畸形可行关节融合术加侧韧带切断。
	❷ 按皮肤缺损的大小及形状，从供区切取全厚或中厚皮片覆盖手背，将皮片与创面简单缝合，加压打包固定皮片（图10-4-2），并用石膏托固定手于功能位。

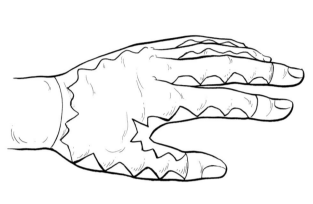

图 10-4-1

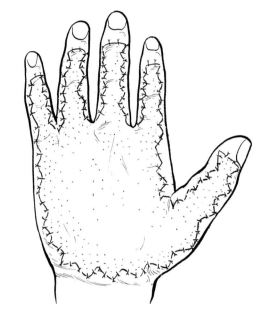

图 10-4-2

（二）皮瓣转移修复手背瘢痕法

适 应 证	适用于手背瘢痕较重，存在神经、血管、关节及肌腱外露者。
禁 忌 证	❶ 术区有急性感染。
	❷ 全身各脏器功能衰竭不能耐受手术。
术前准备	同"游离植皮术"。
麻　　醉	臂丛麻醉＋局部麻醉。
体　　位	同"游离植皮术"。
手术步骤	❶ 在保护血管、神经及肌腱的前提下，将瘢痕切除、松解至手指、指蹼活动无受限。
	❷ 亚甲蓝画线标记：按皮肤缺损的大小及形状设计腹部拟切取皮瓣区域（图10-4-3）。
	❸ 按设计切开皮肤、皮下，从浅筋膜层剥离皮瓣至蒂部，覆盖手背创面，缝合切口（图10-4-4）。供瓣区植皮打包包扎，用石膏绷带将患肢固定于腹部，防止皮瓣撕脱（图10-4-5）。
	❹ 一般可在术后3周断蒂，断蒂前应先行阻断试验。阻断1小时后若无血运障碍，行断蒂处理。

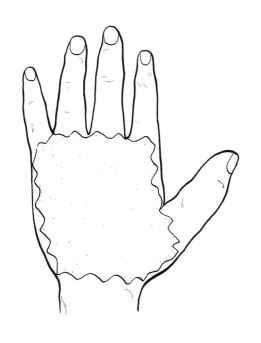

图 10-4-3

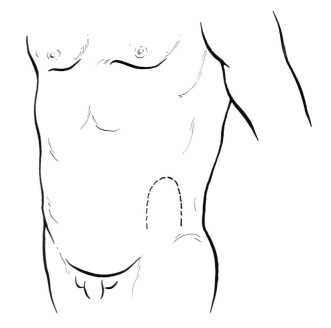

图 10-4-4

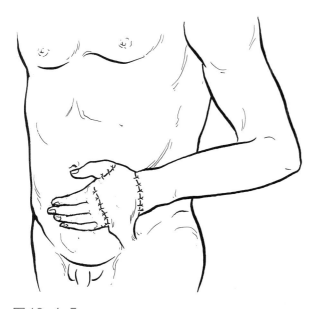

图 10-4-5

二 手掌部瘢痕挛缩畸形修复术

（一）游离植皮术

适 应 证	适用于手掌指瘢痕挛缩，瘢痕切除后无血管、神经及肌腱外露者。
禁 忌 证	❶ 术区有急性感染。
	❷ 全身各脏器功能衰竭不能耐受手术。
术前准备	❶ 行血常规、肝肾功能和凝血功能检查，心电图检查，胸部及手部正侧位 X线检查。女性应常规避开月经期。
	❷ 术区备皮。
麻 醉	臂丛麻醉＋局部麻醉。
体 位	仰卧位，患肢外展。
手术步骤	❶ 在保护血管、神经及肌腱的前提下，将瘢痕切除、松解至手指、指蹼活

动无受限。切口线应顺掌纹，充分松解瘢痕、展平手心，使牵拉移位的组织复位（图10-4-6）。

❷ 按皮肤缺损的大小及形状，从供区切取全厚或中厚皮片覆盖手背，将皮片与创面简单缝合，加压打包固定皮片（图10-4-7），并用石膏托固定手于功能位。

（二）局部皮瓣转移修复术

适 应 证	适用于手掌瘢痕较重，存在神经、血管、关节及肌腱外露者。
禁 忌 证	❶ 术区有急性感染。
	❷ 全身各脏器功能衰竭不能耐受手术。
术前准备	同"游离植皮术"。
麻 醉	臂丛麻醉＋局部麻醉。
体 位	同"游离植皮术"。
手术步骤	❶ 在保护血管、神经及肌腱的前提下，将瘢痕切除、松解至手指、指蹼活动无受限。若存在神经或肌腱损伤，应先行神经吻合或肌腱修复（图10-4-8）。
	❷ 亚甲蓝画线标记：于腹股沟韧带中点下方2cm股动脉搏动处为起点，与髂前上棘连线为皮瓣的轴线，设计髂腰部皮瓣，按皮肤缺损的大小及形状设计腹部拟切取皮瓣区域。皮瓣除供形成蒂部外，可供移植部分应至少比创面大1cm（图10-4-9）。
	❸ 按设计切开皮肤、皮下，从浅筋膜层剥离皮瓣至蒂部，注意保护旋髂浅动脉，覆盖手掌创面，缝合切口（图10-4-10）。髂腰部皮瓣供区继发创面若宽度在10cm以内可直接缝合，若仍有部分缺损，植皮打包包扎，用石膏绷带将患肢固定于腹部，防止皮瓣撕脱。
	❹ 一般可在术后3周断蒂，断蒂前应先行断蒂试验。阻断1小时后若无血运障碍，行断蒂处理。

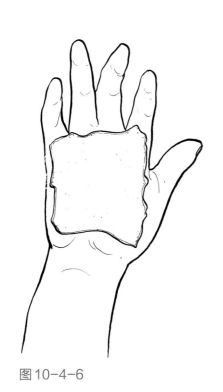

图10-4-6

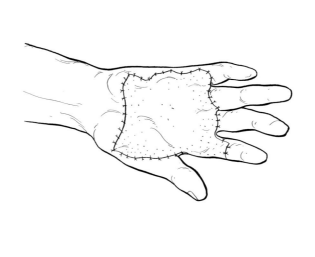

图10-4-7

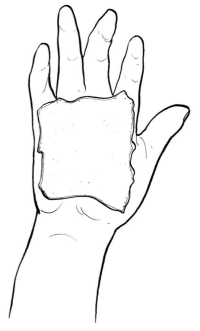

图10-4-8

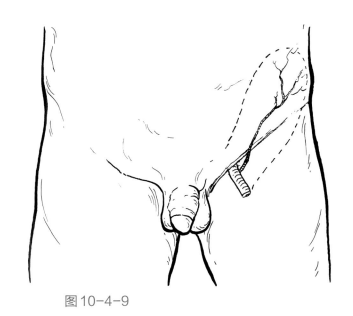

图10-4-9

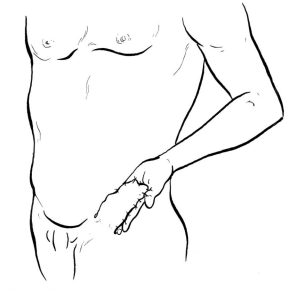

图10-4-10

三 手指瘢痕挛缩的修复法

适 应 证	根据手指瘢痕挛缩程度选取适当的手术方法。

禁 忌 证
❶ 术区有急性感染。
❷ 全身各脏器功能衰竭不能耐受手术。

术前准备
❶ 行血常规、肝肾功能和凝血功能检查，心电图检查，胸部及手部正侧位X线检查。女性应常规避开月经期。
❷ 术区备皮。

麻 醉 臂丛麻醉＋局部麻醉。

体 位 仰卧位，患肢外展。

手术步骤
❶ 瘢痕较轻者，可采用"Z"字改形术（图10-4-11、图10-4-12）。
❷ 非线性瘢痕可将瘢痕彻底松解后，根据缺损面积设计植皮范围，皮肤缺损处游离植皮（图10-4-13、图10-4-14）。
❸ 手指瘢痕松解后，若存在神经、血管或关节外露者，可行局部皮瓣或邻指皮瓣修复（图10-4-15~图10-4-17）。

术中要点
❶ 瘢痕切除要彻底，注意不要损伤手部重要血管及肌腱。
❷ 挛缩较重的患者，术中不要强行牵拉，避免血管肌腱损伤。

术后处理
❶ 腹部皮瓣移植患者术后应注意手部与腹部固定位置，防止皮瓣张力过大式扭曲，造成皮瓣血运障碍。
❷ 术后第3周可行断蒂试验，断蒂时间达1小时后皮瓣血运良好可行断蒂手术。
❸ 其余同"肘部瘢痕挛缩矫正术"

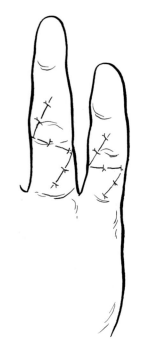

图 10-4-11

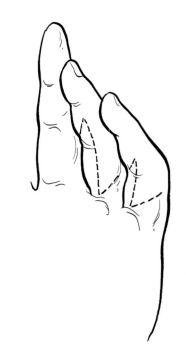

图 10-4-12

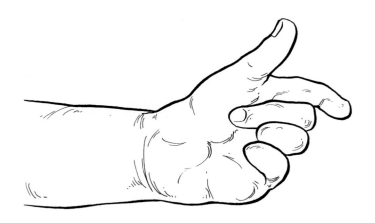

图 10-4-13

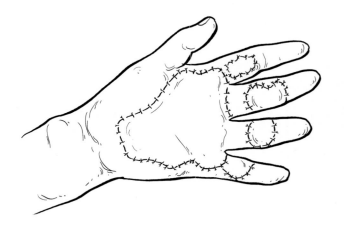

图 10-4-14

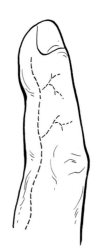

图 10-4-15

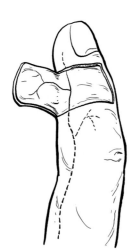

图 10-4-16

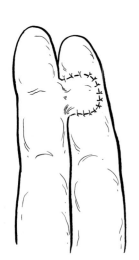

图 10-4-17

第五节　腘窝、膝部瘢痕挛缩矫正术

一　腘窝瘢痕挛缩矫正术

（一）游离植皮术

适应证　适用于腘窝处有广泛瘢痕影响膝关节的屈伸功能，瘢痕切除后无血管、神经及肌腱外露者。

禁忌证
❶ 术区有急性感染。
❷ 全身各脏器功能衰竭不能耐受手术。

术前准备
❶ 行血常规、肝肾功能和凝血功能检查，心电图检查，胸部及手部正侧位X线检查。女性应常规避开月经期。
❷ 清洁术区，术区备皮。

麻　醉　硬膜外麻醉或局部麻醉。

体　位　俯卧位或侧卧位。

手术步骤
❶ 在保护血管、神经及肌腱的前提下，将瘢痕彻底切除、松解至膝关节活动无受限（图10-5-1）。
❷ 按皮肤缺损的大小及形状，从供区切取全厚或中厚皮片覆盖腘窝皮肤缺损，将皮片与创面简单缝合，加压打包固定皮片，并用石膏托将膝关节固定于功能位（图10-5-2）。

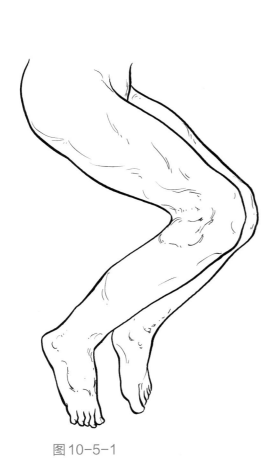

图10-5-1

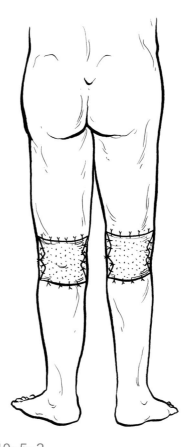

图10-5-2

205

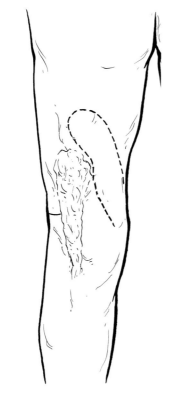

图 10-5-3

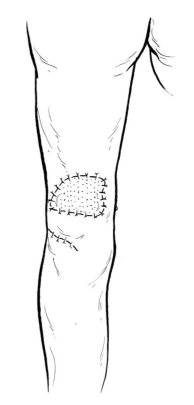

图 10-5-4

（二）局部皮瓣转移修复术

适 应 证	适用于腘窝瘢痕较重，存在神经、血管、关节及肌腱外露，且周围有正常皮肤者。
禁 忌 证	❶ 术区有急性感染。
	❷ 全身各脏器功能衰竭不能耐受手术。
术前准备	同"游离植皮术"。
麻 醉	同"游离植皮术"。
体 位	同"游离植皮术"。
手术步骤	❶ 在保护血管、神经及肌腱的前提下，将瘢痕切除、松解至膝关节活动无受限（图10-5-3）。
	❷ 亚甲蓝画线标记：按皮肤缺损的大小及形状于缺损周围设计拟切取皮瓣（图10-5-4）。
	❸ 按设计切开皮肤、皮下，掀起皮瓣转移至创面，覆盖创面，缝合切口。供瓣区拉拢缝合，若仍有部分缺损，植皮打包包扎。
	❹ 用石膏托将膝关节固定于功能位。

二　膝部瘢痕挛缩矫正术

（一）游离植皮术

适 应 证　　　　　适用于膝部有广泛瘢痕影响膝关节的屈伸功能，瘢痕切除后无血管、神经、关节及肌腱外露者。

禁 忌 证　　　❶　术区有急性感染。
　　　　　　　❷　全身各脏器功能衰竭不能耐受手术。

术前准备　　　❶　行血常规、肝肾功能和凝血功能检查，心电图检查，胸部及手部正侧位X线检查。女性应常规避开月经期。
　　　　　　　❷　清洁术区，术区备皮。

麻　　醉　　　　硬膜外麻醉或局部麻醉。

体　　位　　　　仰卧位。

手术步骤　　　❶　在保护血管、神经及肌腱的前提下，将瘢痕彻底切除、松解至膝关节活动无受限（图10-5-5）。
　　　　　　　❷　按皮肤缺损的大小及形状，从供区切取全厚或中厚皮片覆盖膝部皮肤缺损，将皮片与创面简单缝合，加压打包固定皮片，并用石膏托将膝关节固定于功能位（图10-5-6）。

（二）局部皮瓣转移修复术

适 应 证　　　　　适用于膝部瘢痕较重，存在神经、血管、关节及肌腱外露，且周围有正常皮肤者。

禁 忌 证　　　❶　术区有急性感染。
　　　　　　　❷　全身各脏器功能衰竭不能耐受手术。

术前准备　　　　同"游离植皮术"。

麻　　醉　　　　同"游离植皮术"。

体　　位　　　　同"游离植皮术"。

手术步骤　　　❶　在保护血管、神经及肌腱的前提下，将瘢痕切除、松解至膝关节活动无受限（图10-5-7）。
　　　　　　　❷　亚甲蓝画线标记：以隐动脉皮瓣为例：在胫骨内侧踝与腹股沟韧带中点作一连线，为皮瓣的轴心线。在该线两侧5cm设计皮瓣。可于术前用超声多普勒血流仪探测仪测定并标记。按皮肤缺损的大小及形状于缺损周围设计拟切取皮瓣区域（图10-5-8）。
　　　　　　　❸　按设计区域切开皮肤、皮下至深筋膜深层，首先从皮瓣远端逆行切开皮瓣（图10-5-9），为防止皮肤和皮下组织分离，可在皮瓣远端缝合并做丝线牵引，于深筋膜和肌膜间向蒂部游离，在近皮瓣的蒂部尽量行钝性分离，注意不要损伤隐动脉前皮支。掀起皮瓣转移至创面，覆盖创面，

缝合切口。供瓣区拉拢缝合，若仍有部分缺损，植皮打包包扎。

❹ 用石膏托将膝关节固定于功能位（图10-5-10）。

术中要点　　　　同"肘部瘢痕挛缩矫正术"

术后处理　　　　同"肘部瘢痕挛缩矫正术"

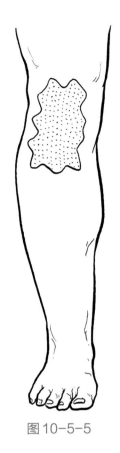

图10-5-5

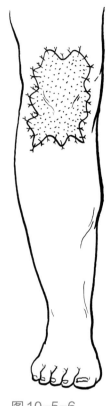

图10-5-6

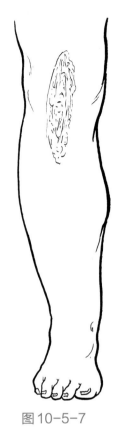

图10-5-7

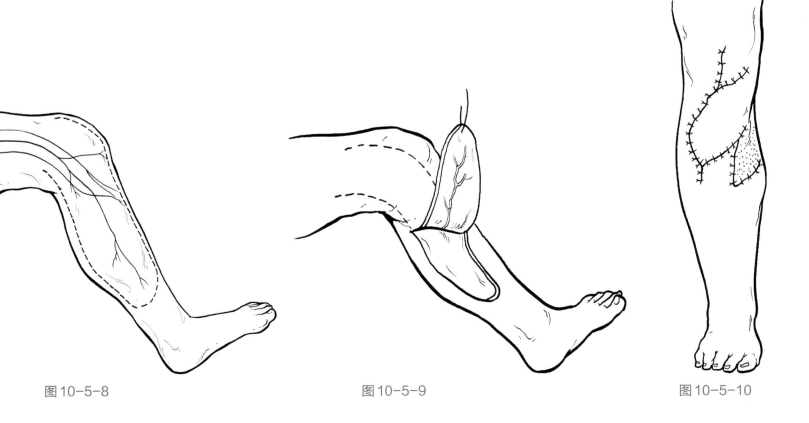

图10-5-8　　　　　　　　　　图10-5-9　　　　　　　　　　图10-5-10

第六节　下肢慢性溃疡修复术

下肢慢性溃疡是指下肢皮肤和黏膜因各种因素导致局部损伤后长期无法愈合，局部皮肤及皮下组织缺损并伴有大量炎性渗出。除了创伤性溃疡，其他多种类型溃疡多与系统性疾病有关，常见的处理方法是：彻底清创后接受外科换药方法治疗。待肉芽组织填平创面后，再行皮瓣移植封闭创面。

一　腓肠肌肌瓣复合修复术

应用腓肠肌肌瓣移位修复时，具有切取方便、操作简单等优点。因皮瓣内含知名血管，可使皮瓣的切取范围在它允许范围内不受长宽比例的限制。在分离腓肠肌肌瓣时，应按解剖结构进行，防止误入肌肉而损伤腓肠肌内外侧动脉，影响肌瓣血运。

适 应 证	❶ 胫骨前肉芽创面无法进行游离植皮。
	❷ 久治不愈的慢性胫骨骨髓炎，彻底清创后有骨及软组织缺损者。
禁 忌 证	全身各脏器功能衰竭不能耐受手术。
术前准备	❶ 1~2次清创后，创面清洁。术前做创面分泌物细菌培养及药敏试验。
	❷ 病情稳定后行血管造影检查小腿血管情况。
	❸ 行血常规、肝肾功能和凝血功能检查，心电图检查，胸部及胫骨正侧位X线检查。女性应常规避开月经期。
	❹ 清洁术区，术区备皮。
麻　　醉	硬膜外麻醉或全身麻醉。
体　　位	仰卧位。
手术步骤	❶ 清创患肢，彻底切除溃疡，刮除不健康的肉芽组织。
	❷ 腓肠肌肌瓣的设计：腓肠肌肌瓣的供应血管为腓肠肌内外侧动脉，肌瓣的蒂部位于腘窝，切口线与创面边缘相连，最远端至内踝上5cm处（图10-6-1、图10-6-2）。
	❸ 肌瓣的切取：按标记线切开皮肤、皮下组织，深达深筋膜，在小腿后正中线找到小隐静脉及腓肠神经，将其牵开保护，找到腓肠肌内侧头与比目鱼肌肌间隙，钝性分离，再一次切开皮瓣周边切口，在腓肠肌远端切断，形成腓肠肌肌瓣（图10-6-3）。
	❹ 肌瓣的转移与植皮：将肌瓣转移至胫骨前创面，注意神经血管蒂应处于松弛位置、肌皮瓣血液循环良好即可将肌皮瓣与创缘缝合固定。切取全厚或中厚皮片覆盖供区缺损，简单缝合后加压打包固定皮片（图10-6-4）。

209

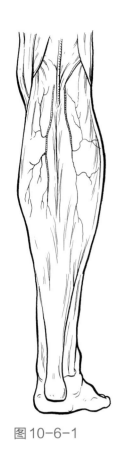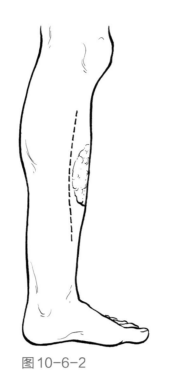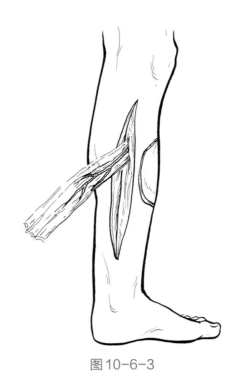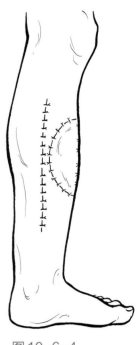

图 10-6-1　　　　　　　　　图 10-6-2　　　　　　　　　图 10-6-3　　　　　　　　　图 10-6-4

二　　游离肌皮瓣修复术

适 应 证	下肢软组织缺损面积大，周围无足够正常组织。
禁 忌 证	❶ 下肢存在较严重的局部血管损伤，无法进行血管吻合。
	❷ 全身各脏器功能衰竭不能耐受手术。
术前准备	同 "腓肠肌肌瓣复合修复术"。
麻　醉	全身麻醉。
体　位	根据受区部位及供区部位采取适当体位。
手术步骤	下肢慢性溃疡清创后所形成的软组织缺损，有各种游离肌皮瓣可作为修复材料，如背阔肌肌皮瓣、胸大肌肌皮瓣及腹直肌肌皮瓣等。现以背阔肌肌皮瓣为例来说明手术过程。

❶ 清创患肢，彻底切除溃疡，刮除不健康的肉芽组织（图10-6-5）。

❷ 根据下肢血管情况选择可供吻合用的动静脉。本法选用腓动静脉，在小腿中部于腓骨和跗长屈肌做切口，显露腓动静脉（图10-6-6）。

❸ 背阔肌肌皮瓣切取　背阔肌的血供主要来自肩胛下动脉的胸背动脉，沿背阔肌前缘深面与前锯肌之间向下内走行，到肩胛骨下角稍上方入背阔肌，在肌内分为内、外两支。自腋后缘沿背阔肌外缘设计斜行切口，并根据小腿溃疡创面大小设计，要切取的背阔肌肌皮瓣应略大于小腿创面（图10-6-7）。切开斜行切口，显露背阔肌前缘，在背阔肌与前锯肌肌间隙钝性分离，在距背阔肌外缘2cm处，可见胸背血管神经束位于肌肉深部（图10-6-8），并沿其分离，分离至所需血管蒂长度，沿设计线切取

肌皮瓣（图10-6-9）。注意保留背阔肌起点及止点腱膜组织。于胸背血管、神经起始部位断蒂。

❹ 将背阔肌肌皮瓣血管蒂部通过皮下隧道与腓动静脉做血管吻合。探查腓总神经、小腿前侧肌肉，虽然大部分肌肉组织已不复存在，但在起始部仍可见少量肌肉组织残留，从而找到进入肌肉的运动神经。沿运动神经向近端追踪，于解剖结构正常部位作为受区神经进行吻合。

❺ 将背阔肌肌皮瓣与创面做间断缝合并置皮下引流条（图10-6-10）。

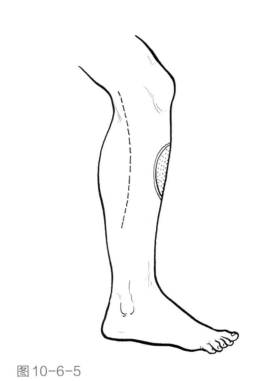

图10-6-5

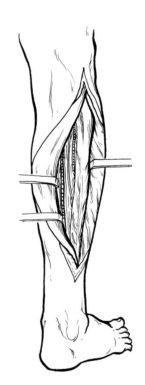

图10-6-6

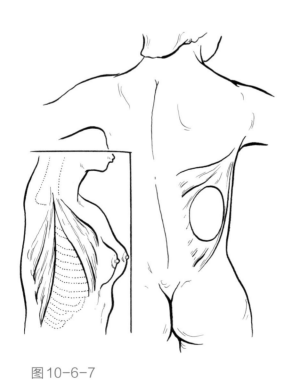

图10-6-7

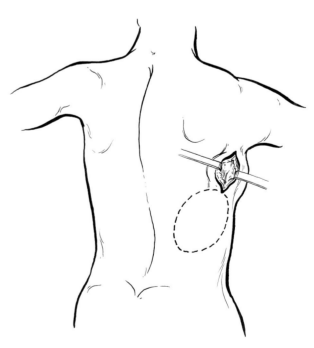

图10-6-8

211

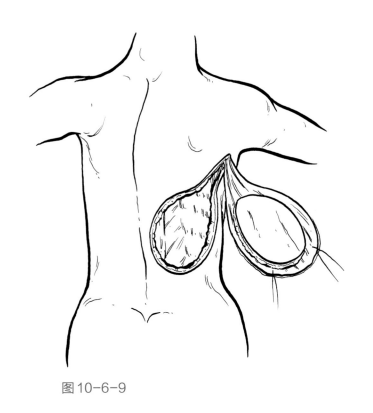

图 10-6-9

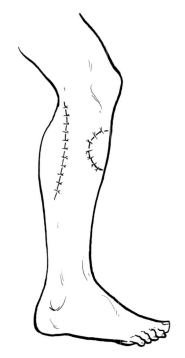

图 10-6-10

三　　局部皮瓣移植术

适 应 证	适用于小腿部有较深层的组织缺损，存在神经、血管、关节及肌腱外露，且周围有正常皮肤者。
禁 忌 证	❶ 术区有急性感染。
	❷ 全身各脏器功能衰竭不能耐受手术。
术前准备	同"游离肌皮瓣修复术"。
麻　　醉	同"游离肌皮瓣修复术"。
体　　位	同"游离肌皮瓣修复术"。
手术步骤	胫前皮肤软组织缺损较小者，可采用局部皮瓣转移（图10-6-11、图10-6-12）；若胫前皮肤软组织缺损较大者，应采用轴型皮瓣。现以隐动脉皮瓣为例：
	❶ 在小腿内侧设计隐动脉皮瓣，作一皮瓣轴心线，以此线为轴，对皮瓣范围在其两侧各5cm，下至膝下20cm，上至膝上5cm进行设计（图10-6-13）。
	❷ 沿标记线切开，深达深筋膜深面，至膝关节内侧，解剖出隐神经和隐动、静脉，后沿血管神经束向上、下分离至所需的长度。将两侧与远端侧的皮肤切开，向蒂部沿深筋膜直下分离至蒂部（图10-6-14）。
	❸ 皮瓣转移至胫前皮肤缺损区，供瓣区行游离植皮，打包包扎固定（图10-6-15）。
术中要点	分离肌瓣或肌皮瓣时，应按解剖结构进行，防止误入肌肉损伤血管，影响肌瓣或肌皮瓣血运。
术后处理	❶ 石膏托固定应适当，防止正常皮肤受压。
	❷ 术后10~12天可拆线。

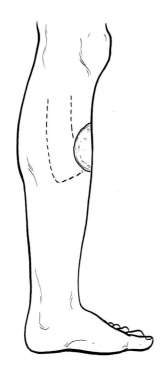

图 10-6-11

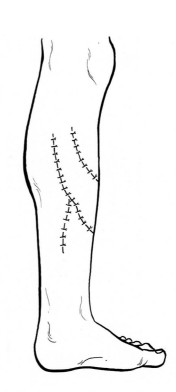

图 10-6-12

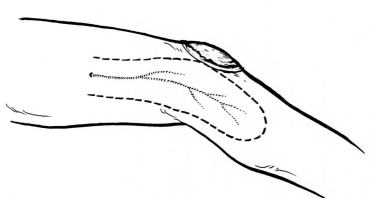

图 10-6-13

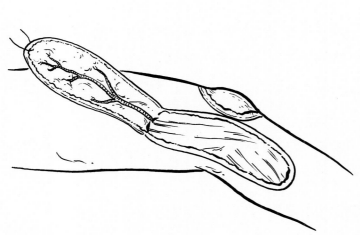

图 10-6-14

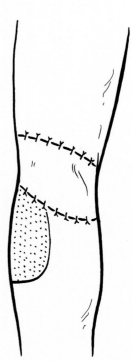

图 10-6-15

213

足跟、足底软组织缺损修复术

一 跖底内侧皮瓣

足底内侧皮瓣是以跖底内侧血管为蒂，血管来自胫后动脉，在姆外展肌起点处分为跖内、外侧动脉。跖底内侧血管恒定，动脉口径粗并有2条伴行静脉可形成轴型岛状皮瓣，皮瓣血供丰富，静脉回流充分，虽不含肌组织但抗感染能力较强，可用于填充凹陷及覆盖骨外露。足弓下方为非负重区，皮瓣切取时其外侧、前端、后方不可超过足弓周围支撑点，此处切取皮瓣供区用中厚皮片移植不影响足部功能及稳定性。

适 应 证	适用于足跟及足底部软组织缺损。
禁 忌 证	❶ 术区有急性感染。
	❷ 全身各脏器功能衰竭不能耐受手术。
	❸ 足底动脉受损者。
术前准备	❶ 创面用等渗盐水湿敷，每日2~3次，连续3~4天使创面清洁，同时应做分泌物细菌培养和药敏试验。
	❷ 行血常规、肝肾功能和凝血功能检查，心电图检查，胸部及胫骨正侧位X线检查。女性应常规避开月经期。
	❸ 清洁术区，术区备皮。
麻 醉	全身麻醉。
体 位	仰卧位。
手术步骤	❶ 以内踝后方胫后动脉体表投影（内踝前缘延续线与足底内侧线的交点），与第1、2跖骨头间连线为皮瓣轴线，在姆展肌中后1/3交界，是胫后动脉分出足底内侧及外侧动脉的部位，将其位置标出，根据缺损大小绘制出足底切口图形，皮瓣外侧缘不可超出足外侧区（图10-7-1、图10-7-2）。
	❷ 按设计线解剖皮瓣血管神经蒂（图10-7-3）。在皮瓣近侧自内踝后下方动脉搏动处作切口，解剖出胫后动静脉、胫后神经，找到跖内侧动脉分支起点及伴行同名静脉神经，在皮瓣远端先行切开皮肤和跖筋膜，在姆外展肌与屈指短肌间隙找到跖内侧血管，游离至皮瓣远侧周界，游离皮瓣，结扎并切断血管，在此血管深层分离，神经主干留在足底，皮支的神经应保留在皮瓣内。
	❸ 将皮瓣转移至皮肤缺损区，间断缝合。
	❹ 切取全厚或中厚皮片覆盖供区缺损，简单缝合后加压打包固定皮片（图10-7-4）。
	❺ 凡是感染性缺损，术后应常规放置引流条。

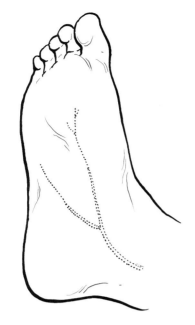

图 10-7-1

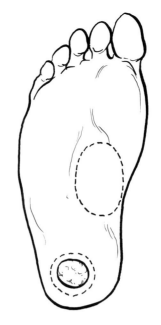

图 10-7-2

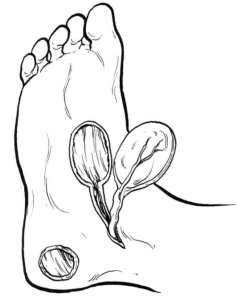

图 10-7-3

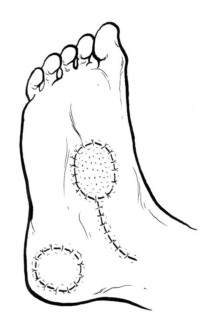

图 10-7-4

二 足背外侧筋膜皮瓣

适 应 证	适用于足背外侧筋膜皮瓣可用于修复足跟及足底部软组织缺损。
禁 忌 证	同"跖底内侧皮瓣"。
术前准备	同"跖底内侧皮瓣"。
麻　　醉	同"跖底内侧皮瓣"。
体　　位	同"跖底内侧皮瓣"。
手术步骤	❶ 自外踝尖平面，以跟腱至外踝后缘连线中点为皮瓣的旋转点，足背外侧皮神经体表投影为皮瓣中轴线，根据受区的需要和蒂部旋转的长度在该轴线上段设计皮瓣，远端可达第 5 跖骨底（图 10-7-5）。

❷ 沿设计线切开皮肤、皮下组织，达深筋膜，在跟骨骨膜表面及腓骨长短肌深层，掀起皮瓣，此皮瓣内含有跟外侧动脉、静脉及足外侧皮神经（图10-7-6）。皮瓣在深筋膜下掀起时应注意保留一薄层伸肌腱腱膜，以利供区植皮。

❸ 将皮瓣转移至皮肤缺损区，间断缝合。

❹ 切取全厚或中厚皮片覆盖供区缺损，简单缝合后加压打包固定皮片（图10-7-7）。

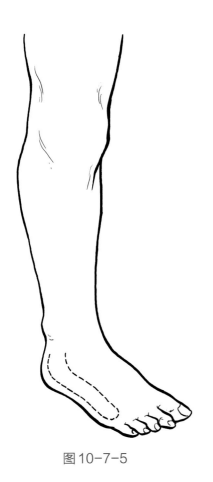

图10-7-5

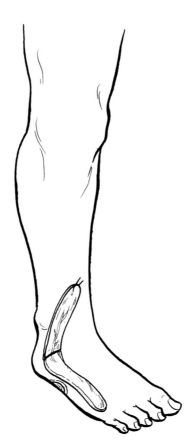

图10-7-6

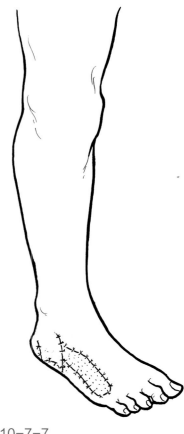

图10-7-7

三　　　　 **姆外展肌肌皮瓣**

适 应 证　　姆外展肌肌皮瓣用于修复足跟及足底皮肤软组织缺损。

禁 忌 证　　❶ 术区有急性感染。

　　　　　　❷ 全身各脏器功能衰竭不能耐受手术。

术前准备　　同"跖底内侧皮瓣"。

麻　　醉　　同"跖底内侧皮瓣"。

体　　位　　同"跖底内侧皮瓣"。

手术步骤　　❶ 按姆外展肌的体表投影，并根据皮肤缺损的大小，设计姆外展肌肌皮瓣，皮瓣比创面大1cm，以保证缝合时无张力（图10-7-8、图10-7-9）。

❷ 沿踝管向跖内侧解剖出胫后动脉及跖内、外侧动脉，沿设计线切开皮肤、皮下组织，分离至跛外展肌趾端附着点，缝合数针防止肌肉皮肤分离，注意保护跖内动脉深浅支，结扎跖外侧动脉，切断跛展肌起点，向蒂部分离（图10-7-10）。

❸ 切开皮肤作皮下开放隧道，注意血管神经蒂勿扭转。将皮瓣转移至皮肤缺损区，间断缝合。

❹ 切取全厚或中厚皮片覆盖供区缺损，简单缝合后加压打包固定皮片（图10-7-11）。

术中要点　　　同"下肢慢性溃疡修复术"

术后处理　　　同"下肢慢性溃疡修复术"

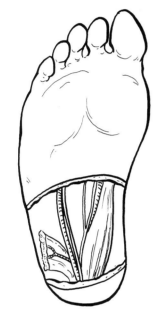

图10-7-8

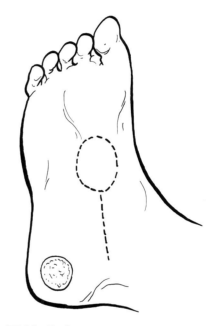

图10-7-9

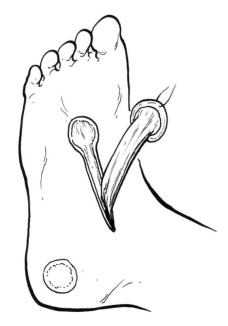

图10-7-10

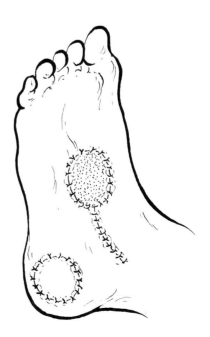

图10-7-11

适 应 证	❶ 严重的足踇外翻畸形，伴有局部发炎疼痛。
	❷ 足踇外翻畸形不甚严重，但影响外观及穿鞋。
禁 忌 证	❶ 术区有急性感染，如急性踇囊炎、鸡眼感染。
	❷ 全身各脏器功能衰竭不能耐受手术。
术前准备	❶ 行血常规、肝肾功能和凝血功能检查，心电图检查，胸部及足部正侧位X线检查。女性应常规避开月经期。
	❷ 清洁术区，术区备皮。
麻　　醉	踝后胫后神经阻滞麻醉或连续硬膜外麻醉。
体　　位	仰卧位，足外展位。

手术步骤

足踇外翻滑囊，骨赘切除术

此种手术主要适用于轻度踇外翻伴有反复发生局部踇囊炎，或因增生的骨赘影响踇趾活动者。

❶ 切口：做跖趾关节内背侧弧形切口，切口长为4~5cm（图10-8-1），切开皮肤、皮下组织，向下翻起皮瓣，显露肥厚的滑囊，用剪刀将整个滑囊剥离切除。在踇趾关节的内侧将关节囊作"U"形切开，并向远侧端翻起关节囊瓣，显露突向内侧的跖骨头增生的骨赘（图10-8-2）。

❷ 切除骨赘，切断踇收肌腱：用骨刀从近侧向远侧切除骨赘，修平骨嵴，然后切断踇收肌肌腱。将踇收肌肌腱移至第1跖骨头腓侧固定。

❸ 缝合切口与外固定：创面彻底止血后，将切开的关节囊瓣复位并做重叠缝合，逐层缝合切口。术后用石膏固定踇趾于矫正位2周（图10-8-3）。

足踇趾近侧趾骨部分截除术

适用于踇外翻畸形合并跖趾关节骨性关节炎或关节僵硬者。

❶ 切口：做踇趾近侧趾节背侧弧形切口，切口长约5cm，显露近节趾骨，切开骨膜，剥离骨膜及附着趾骨的关节囊、韧带。

❷ 截骨：用骨锯于趾骨中近端1/3交接处截断，用骨锉修平骨断端，再去除跖骨内侧的骨赘（图10-8-4）。

❸ 缝合切口与外固定：将骨膜及与其相连的关节囊复位缝合，缝合切口，将足背呈伸位固定（图10-8-5）。

术中要点	❶ 关节囊瓣复位后应缝合确实。
	❷ 术后足背以伸直位固定。
术后处理	术后2周去除固定石膏，逐渐进行功能锻炼。

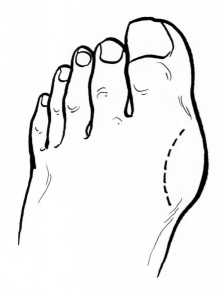

图 10-8-1

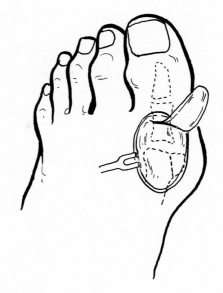

图 10-8-2

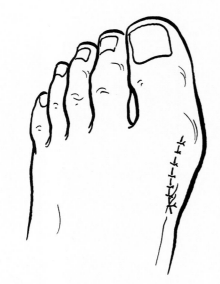

图 10-8-3

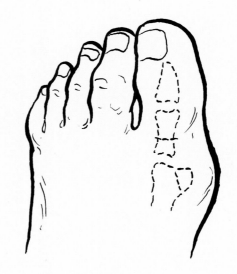

图 10-8-4

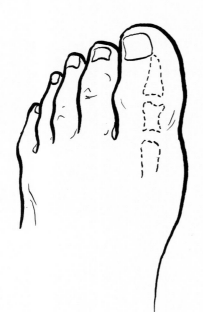

图 10-8-5

第十一章

手部畸形修复术

扫描二维码，
观看本书所有
手术视频

虎口加深术

适 应 证	❶	拇指Ⅱ度~Ⅲ度缺损伴虎口轻度狭窄者。
	❷	拇指Ⅱ度~Ⅲ度缺损伴第2~5指Ⅴ度~Ⅵ度缺损者。
	❸	不愿或不宜做足趾移植再造术者。
禁 忌 证	❶	术区有急性感染。
	❷	全身各脏器功能衰竭不能耐受手术。
术前准备	❶	行血常规、肝肾功能和凝血功能检查，心电图检查，胸部X线检查。女性应常规避开月经期。
	❷	清洁术区，术区备皮。
麻 醉		臂丛神经阻滞麻醉。
体 位		平卧位，患肢外展。

手术步骤

虎口"Z"字成形术

❶ 切口：于虎口部做一"Z"形切口（图11-1-1）。

❷ 皮瓣成形：切开皮肤及皮下组织，掀起三角皮瓣，注意保护三角形皮瓣下的筋膜组织及手指的固有神经和血管，显露拇收肌，于近止点处切断其横头。

❸ 虎口加深：锐性分离松解，加深扩大虎口至虎口开大90°（图11-1-2），皮瓣互换位置，间断缝合皮下及皮肤（图11-1-3）。

背侧皮瓣转位虎口成形术

❶ 切口：于掌侧沿第1、2掌骨间设计虎口位置，做直切口（图11-1-4）；于掌背侧设计蒂在近心端的矩形皮瓣，皮瓣大小包括第2、3掌骨（图11-1-5）。

❷ 皮瓣成形：于掌侧切口皮肤及皮下组织切断拇收肌横头，充分游离拇指，使拇指可自然张开。切开背侧切口并掀起皮瓣（图11-1-6）。

❸ 虎口加深成形：充分松解，加深、加大虎口，将背侧皮瓣转位并覆盖于创面以形成虎口，用两根克氏针把第1、2掌骨撑开固定，以防狭窄（图11-1-7）。

❹ 缝合：背侧创面用中厚皮片移植打包缝合。

术中要点	❶	为了加深虎口，必要时可切断拇收肌横头，但必须保留斜头以维持内收功能。
	❷	防止损伤桡动脉腕背支及拇指尺侧指神经。
	❸	掌骨拇化术在于加深第1、2掌骨间的间隙，通过鱼际及拇收肌使第1掌骨与其他手指或第3掌骨产生对捏动作。
术后处理	❶	术后局部用石膏夹制动以防虎口狭窄。
	❷	若术中使用克氏针支撑固定者，术后3周拔出克氏针开始行手功能练习。

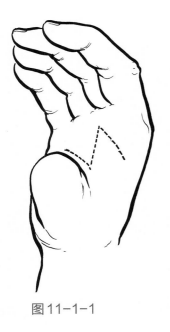

图11-1-1

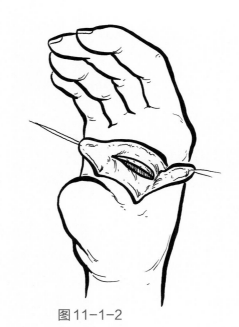

图11-1-2

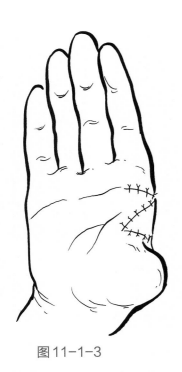

图11-1-3

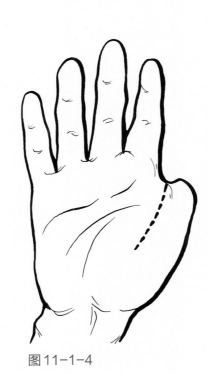

图11-1-4

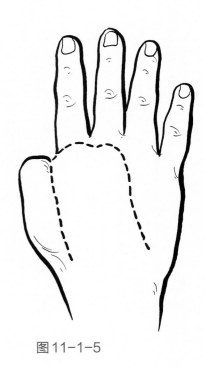

图11-1-5

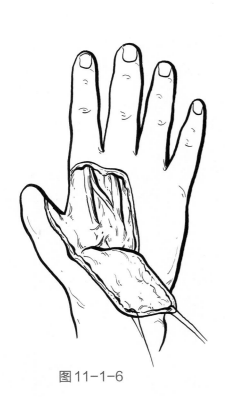

图11-1-6

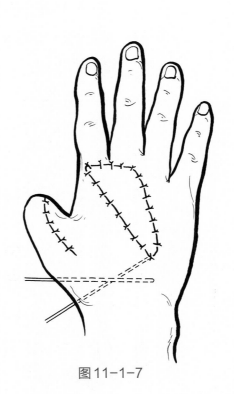

图11-1-7

第二节　　拇指再造术

一　　皮管植骨拇指再造术

适 应 证　　适用于拇指Ⅳ度~Ⅴ度缺损，残端及虎口部皮肤瘢痕挛缩，年龄较大，不愿接受足趾移植及其他拇指延长术者。

禁 忌 证　　❶ 术区有急性感染。
　　　　　　　❷ 全身各脏器功能衰竭不能耐受手术。

术前准备　　❶ 行血常规、肝肾功能和凝血功能检查，心电图检查，胸部及手正侧位X线检查。女性应常规避开月经期。
　　　　　　　❷ 清洁术区，术区备皮。

麻　　醉　　臂丛神经阻滞麻醉或全身麻醉。

体　　位　　平卧位，患肢外展。

手术步骤

皮管成形植骨术

❶ 切口：拇指残端做环形或冠状切口（图11-2-1）。于对侧锁骨下或上臂内侧设计皮瓣，宽度较健侧拇指周径大1cm，长度与健侧拇指等长，长宽比例不超过1：1.5（图11-2-2）。

❷ 皮管成形：按皮瓣的设计切开皮瓣三边皮肤、皮下组织，在深筋膜浅层掀起皮瓣，在保证皮瓣血液循环的情况下修薄皮瓣，尽量切除皮瓣远端的皮下脂肪组织，保留真皮血管网。彻底止血后缝合皮管（图11-2-3）。

❸ 植骨：切除拇指残端瘢痕，于髂骨凿取带骨膜的髂骨块。修成直径为1cm的髂骨条插入拇指残端髓腔中，并用克氏针固定（图11-2-4）。

❹ 缝合：把固定于拇指的髂骨条套入皮管内，将皮瓣自蒂部卷起，缝合成单蒂管状皮瓣，皮管皮缘与拇指残端皮缘缝合（图11-2-5）。术后将患肢用石膏固定6周。

皮管断蒂术

❶ 切口：设计皮管蒂部横切口。

❷ 皮管断蒂：夹闭蒂部，若皮管无血运障碍，沿切口切断皮管。

❸ 缝合：根据拇指长度修整皮管残端，皮肤缝合缘位于拇指背侧（图11-2-6）。

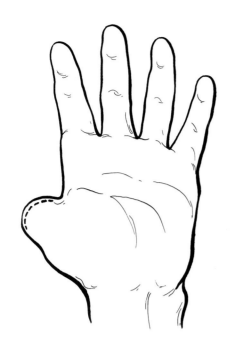

图 11-2-1

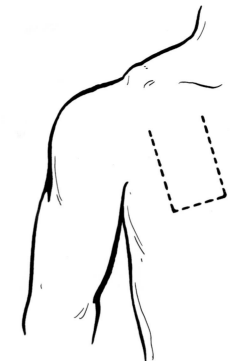

图 11-2-2

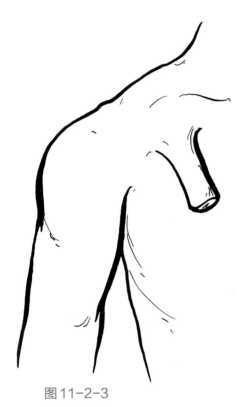

图 11-2-3

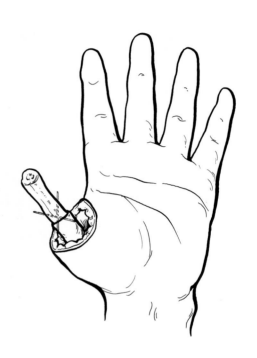

图 11-2-4

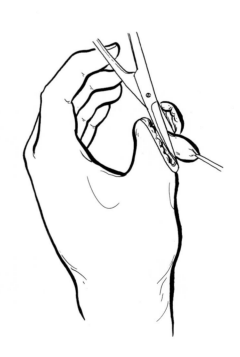

图 11-2-5

图 11-2-6

225

二　食指背侧皮瓣与虎口皮瓣联合再造拇指术

适 应 证	❶	拇指Ⅲ度、Ⅳ度及部分Ⅴ度缺损。
	❷	示指及手背皮肤正常。
	❸	不愿接受足趾移植者。
禁 忌 证	❶	术区有急性感染。
	❷	全身各脏器功能衰竭不能耐受手术。
术前准备	❶	行血常规、肝肾功能和凝血功能检查，心电图检查，胸部及手正侧位X线检查。女性应常规避开月经期。
	❷	清洁术区，术区备皮。
麻　　醉		臂丛神经阻滞麻醉或全身麻醉。
体　　位		平卧位，患肢外展。
手术步骤	❶	切口：根据再造的拇指长度，沿食指指关节桡侧背面与拇长伸肌腱的尺侧行S形切口，设计示指近节背侧皮瓣M和蒂部位于掌侧虎口皮瓣N，并使皮瓣N边缘与拇指残端创面相连（图11-2-7）。
	❷	皮瓣成形转位：切开皮肤、皮下，至深筋膜层分离M、N皮瓣，将N转至掌侧，用于再造拇指掌侧皮肤，M皮瓣转移覆盖再造拇指背侧创面（图11-2-8）。
	❸	植骨：取髂骨块修成适宜长度的指骨块，插入拇指残端髓腔中，并将其与拇指残端做骨固定。
	❹	缝合：把两块皮瓣瓦合缝合，供区创面用中厚皮片移植，并做加压包扎，行石膏外固定（图11-2-9）。
术中要点	❶	N皮瓣在转向掌侧时会出现皮肤切口挛缩线，为此，应把创面修成锯齿状。
	❷	M皮瓣内可带第1掌背动脉，以保证皮瓣的供血。
	❸	转位后占据的空间大，术中须注意充分游离，避免认为的虎口狭窄。

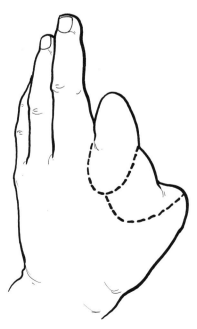

图11-2-7

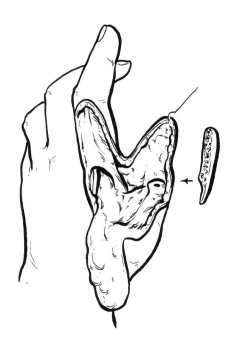

图11-2-8

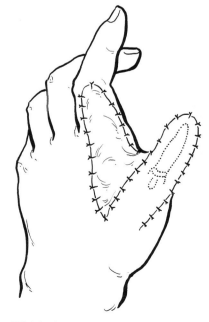

图11-2-9

三　第 1 掌骨背侧皮瓣与食指近节背侧皮瓣联合再造拇指术

适 应 证	❶	拇指Ⅲ度、Ⅳ度及部分Ⅴ度缺损。
	❷	食指及手背皮肤正常。
	❸	不愿接受足趾移植者。
禁 忌 证	❶	术区有急性感染。
	❷	全身各脏器功能衰竭不能耐受手术。
术前准备	❶	行血常规、肝肾功能和凝血功能检查，心电图检查，胸部及手正侧位 X 线检查。女性应常规避开月经期。
	❷	清洁术区，术区备皮。
麻 　 醉		臂丛神经阻滞麻醉或全身麻醉。
体 　 位		平卧位，患肢外展。
手术步骤	❶	切口：根据再造拇指长度的需要，在食指近节背侧及第 1 掌骨背侧，设计两块岛状皮瓣，以桡动脉深支进入第 1 骨间背侧肌二头之间为轴心点，两皮瓣之间以纵行切口相连（图 11-2-10）。
	❷	皮瓣成形转位：设计以桡动脉深支为蒂的两块皮瓣，沿食指背侧切口切开皮肤，保留宽约 1.5cm 的筋膜，并在第 1 背侧骨间肌肌膜下分离第 1 掌背动脉，保护筋膜内静脉，连同筋膜一并分离至皮瓣近侧缘，掀起食指近节背侧皮瓣。沿第 1 掌骨背侧皮瓣近侧缘做切口，在桡动脉近端切开结扎，沿桡动脉背支下逆行分离该血管并掀起皮瓣，使头静脉于皮瓣内，术中显露拇短展肌及拇指间隙，保留间隙浅部血管网的完整性。此时于远端切断拇短伸肌肌腱并从近端抽出。然后在第 1 掌指关节以近掀起皮瓣并分离至第 1 骨间背侧肌两头之间，缝合拇短伸肌肌腱（图 11-2-11）。
	❸	植骨：取髂骨块修成指骨状，骨条至适当长度，并固定于拇指残端。
	❹	缝合：将两块皮瓣顺向转移至呈瓦合覆盖植骨，使食指近节背侧皮瓣位于掌侧，第 1 掌骨背侧皮瓣位于背侧，两处供区创面用中厚皮片移植并做加压包扎（图 11-2-12）。
术中要点	❶	为了使再造拇指有正常拇指感觉，可将转移食指背侧岛状皮瓣内的桡神经浅支的近端与拇指尺侧指掌侧固有神经相吻合。
	❷	在掀起两块皮瓣时注意保留指伸肌腱的腱周组织，以利伸指功能恢复及皮片成活。
	❸	皮瓣蒂部应保留部分皮蒂，以缓解皮瓣旋转后压力。
术后处理	❶	术后 6 周视骨愈合情况拔除克氏针，开始做功能练习活动。
	❷	术后若皮瓣出现张力性水疱，需早期抽水，可拆除缝线 1~2 针，防止蒂部扭转。

227

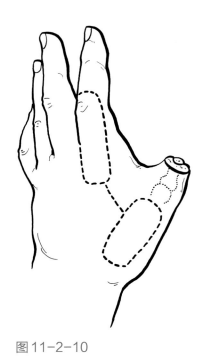

图 11-2-10

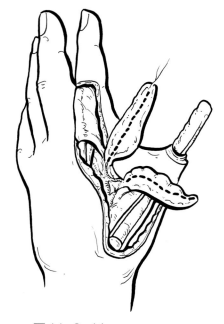

图 11-2-11

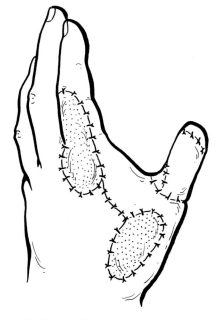

图 11-2-12

四 足趾游离移植再造拇指术

<table>
<tr><td>适 应 证</td><td>❶</td><td>拇指 Ⅲ 度以上的缺损。</td></tr>
<tr><td></td><td>❷</td><td>患者的要求 年龄在 5~50 岁之间，全身情况良好，无器质性疾病，足趾外观正常，足部无外伤史、手术史，无活动性脚癣或甲癣。</td></tr>
<tr><td>禁 忌 证</td><td>❶</td><td>术区有急性感染。</td></tr>
<tr><td></td><td>❷</td><td>全身各脏器功能衰竭不能耐受手术。</td></tr>
<tr><td>术前准备</td><td>❶</td><td>行血常规、肝肾功能和凝血功能检查，心电图检查，胸部及手足正侧位 X 线检查。女性应常规避开月经期。</td></tr>
<tr><td></td><td>❷</td><td>清洁术区，术区备皮。</td></tr>
<tr><td>麻 醉</td><td colspan="2">全身麻醉。</td></tr>
<tr><td>体 位</td><td colspan="2">平卧位，患肢外展。</td></tr>
<tr><td>手术步骤</td><td>❶</td><td>切取第 2 趾
（1）切口：在第 2 趾背侧做 "Y" 形切口，并向近端做 "S" 形延长，足底趾根做 "V" 形切口（图 11-2-13）。
（2）足部解剖游离血管、神经、肌腱：切取足第二足趾静脉系统，自近端依次为大隐静脉、足背静脉弓、跖背静脉和第 2 趾的趾背静脉、小隐静脉，沿途结扎静脉分支（图 11-2-14）。切断并掀起足踇短伸肌肌腱（图 11-2-15）。于第一趾蹼处分离并暴露，由近向远分离足背动脉、第 1 趾跖背动脉、趾动脉，保留第 1 跖背动脉、第 2 趾的分支，结扎足踇趾分支，小心结扎第 1 跖背的足底深支（图 11-2-16）。于近踝关节处切断伸趾长肌腱及腓浅神经皮支（图 11-2-17）。于足底切口分离并切断屈趾肌腱、趾神经，离断跖趾关节，可游离第 2 趾（图 11-2-18）。</td></tr>
</table>

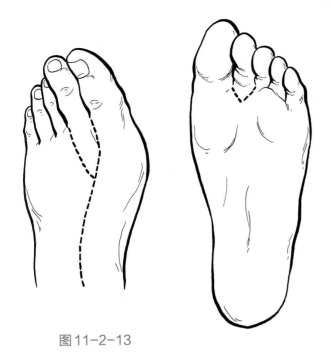

图 11-2-13

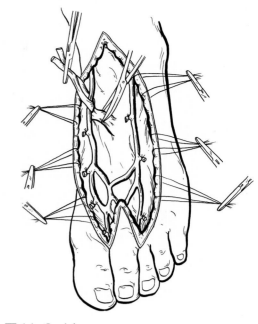

图 11-2-14

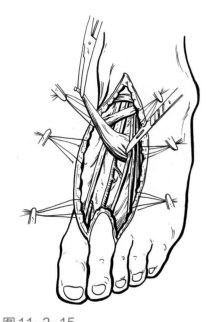

图 11-2-15

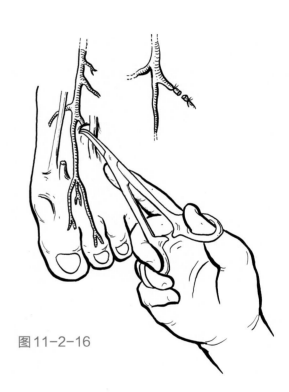

图 11-2-16

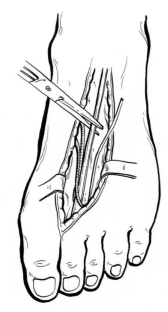

图 11-2-17

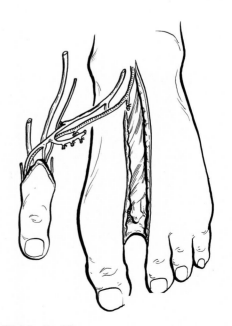

图 11-2-18

❷ 处理拇指残端

（1）切口：在拇指残端掌侧及背侧做弧形切口（图11-2-19）。

（2）手部解剖游离血管、神经、肌腱：去除残端硬化骨，解剖出指神经及屈拇长肌肌腱；解剖出桡动静脉、头静脉、拇长短伸肌肌腱和桡神经浅支（图11-2-20）。

（3）第2趾移位于拇指残端：将第2趾骨与第1掌骨用克氏针伸直位固定。缝合修复第一趾长伸肌腱及拇长屈肌腱，将腓浅伸肌与桡神经浅支吻合，将足背动脉和桡动脉吻合，大隐静脉与头静脉吻合（图11-2-21）。

（4）缝合：缝合皮肤，放置引流管（图11-2-22）。

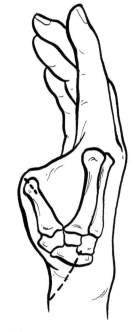

图 11-2-19

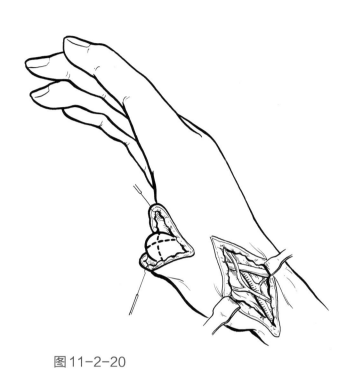

图 11-2-20

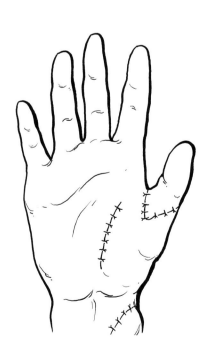

图 11-2-21

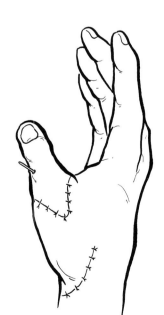

图 11-2-22

术中要点	❶ 取第2趾时先解剖游离静脉，静脉由远向近游离直达踝前，后解剖游离动脉，动脉由近向远游离。
	❷ 在解剖分离足底深动脉时需小心，防止损伤附近深浅静脉的交通支，应逐一切断结扎，否则会造成创面出血，影响视野和耽误手术时间。
	❸ 为了皮肤缝合时无张力，除必要的骨缩短，应将拇指残端两侧皮肤做充分分离。
	❹ 再造拇指的外展角度应略小于90°，对掌位应为45°。
术后处理	❶ 绝对卧床休息10天，抬高患肢，烤灯照射局部保温。
	❷ 密切观察再造拇指血运，发生血管危象及时处理。
	❸ 应用抗生素、抗凝及解痉药物。
	❹ 2周拆线，4周后拔除克氏针行自主及被动伸指、屈指功能锻炼。

第三节　并指畸形矫正术

适 应 证	先天性病理性连接在一起的两个手指，手术时机为2岁以上。
禁 忌 证	❶ 术区有急性感染。
	❷ 全身各脏器功能衰竭不能耐受手术。
术前准备	❶ 行血常规、肝肾功能和凝血功能检查，心电图检查，胸部及手正侧位X线检查。女性应常规避开月经期。
	❷ 清洁术区，术区备皮。
麻　　醉	臂丛神经阻滞麻醉或全身麻醉。
体　　位	平卧位，患肢外展。
手术步骤	❶ 手术设计：在两指相连近掌指关节处的掌背两面各设计一个三角形皮瓣。在并指背侧两指相连处设计"Z"形锯齿状切口，形成两个大小不等的三角形皮瓣；在掌侧设计与背侧相对应的反向锯齿状切口线（图11-3-1）。
	❷ 沿切口线切开皮肤，并在掌指关节处掌背侧分别形成两个三角形的皮片。缝合各指及指蹼处相对应的三角瓣，形成指蹼和手指的侧面。皮瓣远端和掌横纹处的切口缝合，手指处皮肤在无张力或稍有张力的情况下进行缝合，显露创面取全厚皮皮片植皮（图11-3-2）。
	❸ 如果为完全性并指，即两指甲沟相连，分离并指时则需要重建甲沟。此时可在并指的顶端设计两个三角形皮瓣，以其用于手指分离侧的甲沟重建（图11-3-3、图11-3-4）。包扎手术切口并以无菌纱布隔开相邻手指，并以绷带适力固定全手。

231

术中要点	❶ 分离并指时注意切勿损伤指外的血管，避免术后手指血运障碍。
	❷ 残留侧面切勿强行缝合，可游离植皮覆盖。
术后处理	❶ 术后72小时内注意观察手指特别时分离时两并指的末梢血运情况。抬高患肢，烤灯照射局部保温，发生血管危象及时处理。
	❷ 两周内无须更换敷料，一旦有感染迹象，可提前打开敷料。
	❸ 植皮区2周拆线，并加强受区的康复锻炼。

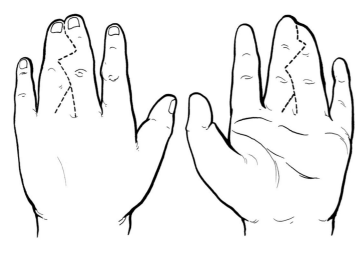

图 11-3-1

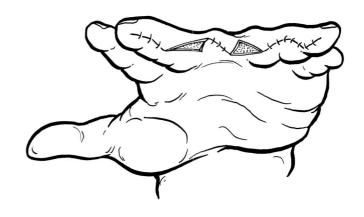

图 11-3-2

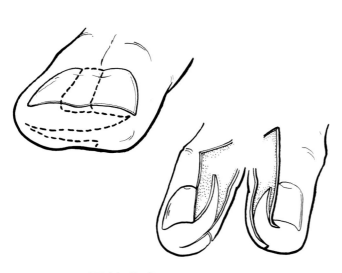

图 11-3-3

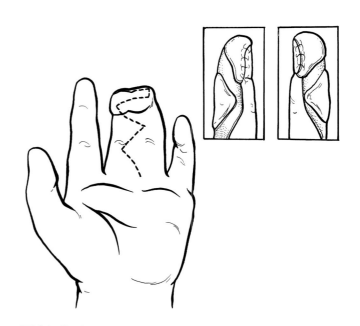

图 11-3-4

第十二章
躯干畸形与缺损修复术

扫描二维码，
观看本书所有
手术视频

第一节 胸侧壁软组织缺损修复术

适应证	用于修复肿瘤、外伤、瘢痕等原因造成的胸壁全层软组织缺损。
禁忌证	胸壁软组织感染控制不佳；胸骨慢性骨髓炎未治愈。
术前准备	术前创面无分泌物及窦道，创面及创缘清洁。
麻醉	局部麻醉或全身麻醉，若缺损面积较大，应以安全和保证呼吸道通畅为原则，施行气管插管全身麻醉。
体位	手术采取仰卧位或侧卧位。

手术步骤

❶ 当缺损创面不大，可采用邻近皮瓣旋转修复或推进修复（图12-1-1）。

❷ 按设计切开皮肤及皮下，于深筋膜以浅掀起皮瓣，旋转或推进皮瓣修复创面。供瓣区若不能直接拉拢缝合，可采用植皮治疗（图12-1-2）。

❸ 当前胸或侧胸创面较大且需要较厚组织修复创面时，或者肋骨暴露时，可转移背阔肌肌皮瓣（图12-1-3）。

❹ 根据创面大小，切取背阔肌皮瓣，逆行转移至前胸。术前应用超声多普勒血流仪探测胸背动脉走行，术中注意保护胸背动脉（图12-1-4）。

❺ 背阔肌皮瓣转移至缺损区，皮瓣下放置负压引流管，供瓣区植皮（图12-1-5）。

❻ 当缺损位置位于腋窝下方的侧胸壁时，也可转移季肋部皮瓣转移修复。若缺损伴有肋骨暴露时，可再设计前锯肌肌皮瓣覆盖暴露肋骨处（图12-1-6）。

❼ 按照设计掀起皮瓣后，皮瓣蒂部分离充分。可离断前锯肌前端，形成前锯肌肌皮瓣覆盖创面，再将皮瓣转移至肌瓣上（图12-1-7）。

❽ 供瓣区注意保留骨膜完整，可植皮覆盖创面（图12-1-8）。

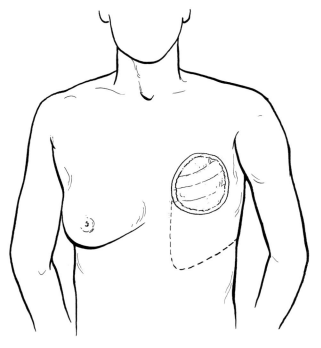

图 12-1-1

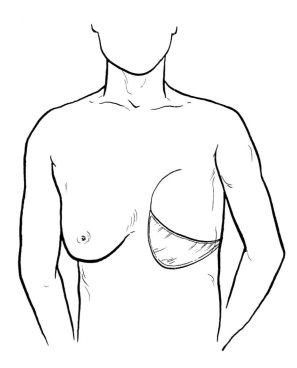

图 12-1-2

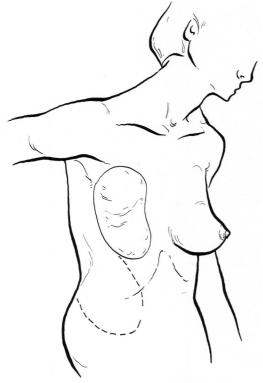

图12-1-3

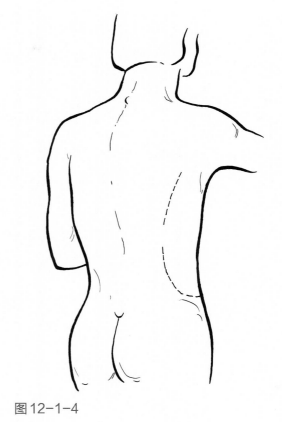

图12-1-4

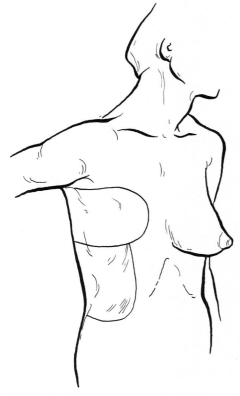

图12-1-5

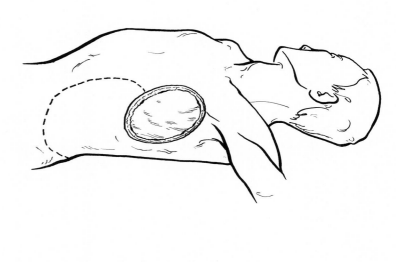

图12-1-6

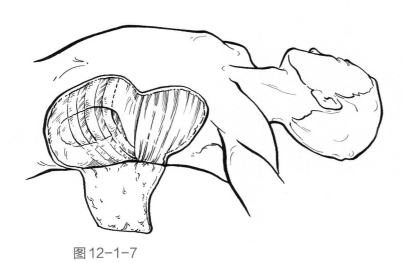

图12-1-7

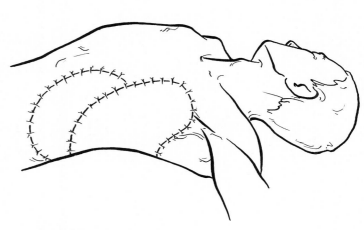

图12-1-8

235

术中要点	❶	设计皮瓣因考虑到胸骨的影响及组织厚度的原因，蒂部应足够长。
	❷	皮瓣设计注意长宽比例，如长宽比例超过2:1，皮瓣内最好包含知名动脉。
	❸	皮瓣切取应有足够的厚度，切忌过薄。
术后处理	❶	术后若24~48小时拔除引流条，引流量小于15mL拔除引流管。
	❷	注意观察皮瓣血运，任意皮瓣注意适度加压包扎，轴型皮瓣注意蒂部避免受压。术后第1天换药查看皮瓣血运，若出现血供问题，寻找原因对症治疗。
	❸	术后注意镇咳，避免胸部剧烈运动。
	❹	应用抗生素1~3天，若正常愈合，胸壁可7~10天拆线。

第二节　胸前壁软组织缺损修复术

适应证	用于修复肿瘤、外伤、瘢痕等原因造成的胸壁全层软组织缺损。用于修复因畸形导致的胸肌缺失，女性患者需要进行背阔肌肌皮瓣转移联合假体植入的乳房再造术。
禁忌证	胸壁软组织感染控制不佳；胸骨慢性骨髓炎未治愈。
术前准备	术前创面无分泌物及窦道，创面及创缘清洁。
麻醉	局部麻醉或全身麻醉，若缺损面积较大，应以安全和保证呼吸道通畅为原则，施行气管插管全身麻醉。
体位	手术采取仰卧位。

手术步骤	❶	当缺损创面不大，可采用邻近皮瓣旋转修复或推进修复。可采用胸大肌皮瓣修复创面（图12-2-1）。
	❷	缺损不大时也可采用胸廓内动脉穿支皮瓣，也有称螺旋桨皮瓣（图12-2-2）。术前超声多普勒血流仪探测血管走行，分离过程中注意保护血管。供瓣区可直接拉拢缝合（图12-2-3）。
	❸	若创面缺损较大，可采用腹直肌皮瓣修复创面（图12-2-4）。根据创面大小设计切取腹直肌皮瓣皮岛面积，术前应用超声多普勒血流仪探测腹壁下动脉走行（图12-2-5）。术中注意保护腹壁下动静脉。
	❹	腹直肌皮瓣转移至前胸，皮瓣下放置负压引流管，供瓣区多可拉拢缝合（图12-2-6）。若缺损面积过大，可考虑植皮治疗。

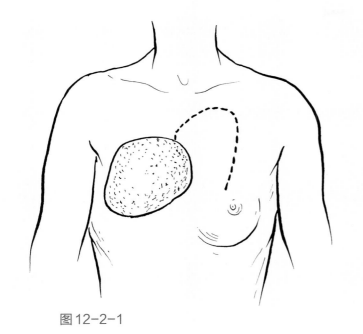

图 12-2-1

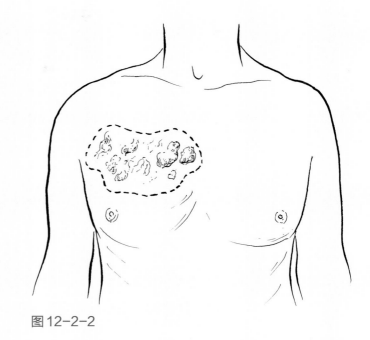

图 12-2-2

图 12-2-3

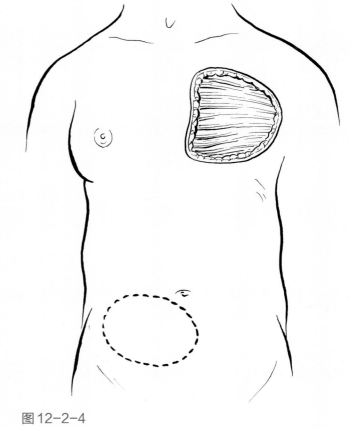

图 12-2-4

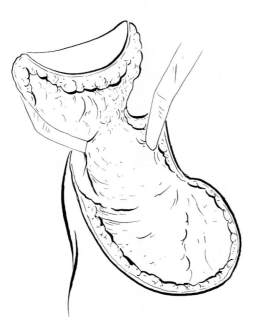

图 12-2-5

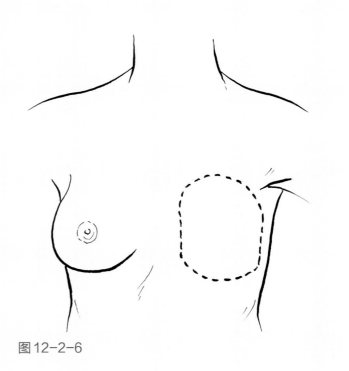

图 12-2-6

术中要点	❶ 设计皮瓣因考虑到胸骨的影响及组织厚度的原因，蒂部应足够长。
	❷ 切取腹直肌皮瓣过程中尽可能多保留腹直肌鞘前层，术后0号线缝合腹直肌鞘前层；若组织切取过多，需采用补片修复，加强腹壁力量。
	❸ 腹直肌皮瓣设计时注意皮瓣方向及旋转角度。
术后处理	同"胸侧壁软组织缺损修复术"。

第三节　　胸壁畸形修复术

适 应 证	❶ 有呼吸、循环系统症状者。
	❷ 虽无呼吸系统、循环系统症状者，但外形丑陋、影响心理健康者。
	❸ 手术宜在3岁之后进行。
禁 忌 证	胸壁软组织感染控制不佳；胸骨慢性骨髓炎未治愈。
术前准备	❶ 检查心肺功能及肝肾功能，排除全麻手术禁忌。
	❷ 术前完善胸部正侧位X线片及胸部CT。
	❸ 控制呼吸道感染，营养状态良好。
麻 醉	施行气管插管全身麻醉。
体 位	手术采取仰卧位。
手术步骤	❶ 切口选择：男性选择胸骨正中切口，女性选择乳房下皱襞横行切口（图12-3-1）。
	❷ 切开皮肤及皮下，掀起胸大肌瓣，显露胸骨及畸形的肋软骨及腹直肌上端。腹直肌在胸廓下端的附着点不分离。掀起肋弓下方，钝性剥离胸膜，避免胸膜破裂（图12-3-2）。
	❸ 切断凹陷畸形的肋骨，结扎胸廓内动脉肋间穿支（图12-3-3）。
	❹ 反转离断肋骨，注意保护供血血管。钢丝固定断端，并在胸骨板上留有1~2根钢丝，以备术后牵引使用（图12-3-4）。
	❺ 缝合肋间肌、腹直肌鞘前层、腹外斜肌腱膜及胸大肌，留置负压引流管一枚，缝合皮肤（图12-3-5）。
术中要点	❶ 腹直肌在胸部下端的附着点不要剥离胸骨，为离断的胸骨提供充分的血供。
	❷ 注意保护胸膜，避免气胸。若损伤胸膜，可安放胸腔引流。
术后处理	❶ 钢丝固定于胸骨支架上维持4~6周。
	❷ 术后复查胸片以观察是否存在气胸。
	❸ 术后10~14天拆线。
	❹ 术后3个月胸部活动受限，可轻度锻炼。术后半年逐渐恢复至正常。

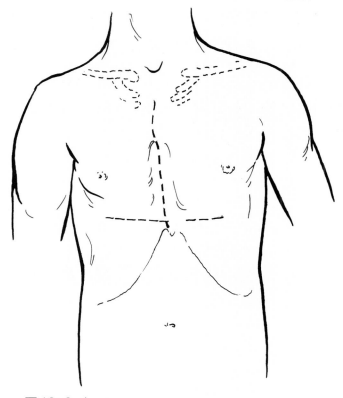

图 12-3-1

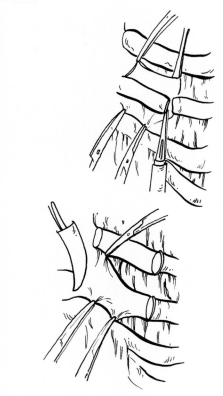

图 12-3-2

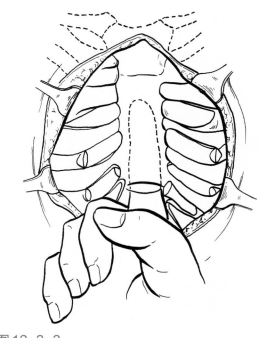

图 12-3-3

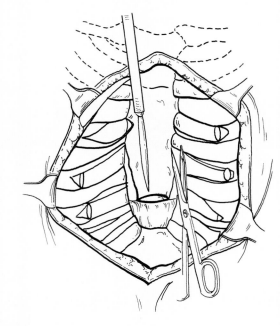

图 12-3-4

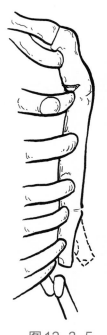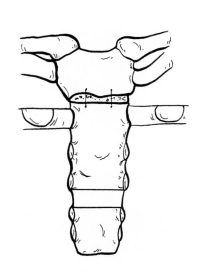

图 12-3-5

第四节　乳房再造术

一　假体植入一期乳房再造术

适 应 证	先天性乳房发育不良、外伤及肿瘤造成的乳房缺失，变性患者要求的乳房再造需要评估受术者身体及心理情况决定。
禁 忌 证	❶ 乳癌术后需要放疗。 ❷ 乳癌术后皮肤组织量不足。
术前准备	患者直立位标记并测量乳头至锁骨中点、乳房下皱襞、胸骨中线及腋前线之间的距离。测量健侧皮下组织厚度，根据健侧条件和患者要求选择合适大小的假体。
麻 醉	气管插管内全身麻醉。
体 位	手术采取仰卧位。
手术步骤	❶ 分离假体植入腔隙，上至第2肋间，下至乳房下皱襞下1~2cm，内至胸骨旁线外1cm，外至腋前线与腋中线之间（图12-4-1）。 ❷ 检查假体无破裂及渗漏后，植入腔隙内，留置负压引流管两枚，分别留置皮下和胸肌后腔隙（图12-4-2）。

ER12-4-1
延期-即刻
乳房再造术

术中要点	❶ 术中止血彻底，避免血肿发生。 ❷ 分离腔隙不宜过大或过小，过大造成假体移位，过小造成假体形态不良

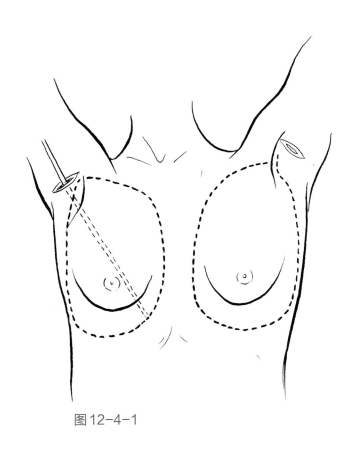

图12-4-1

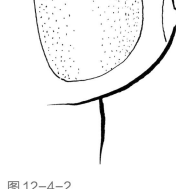

图12-4-2

且易导致假体破裂。

❸ 假体选择对于外形效果影响大，需谨慎选择。

术后处理　❶ 术区包扎至少1周，术后双上肢避免持重，术后半个月可恢复正常活动，术后1个月可剧烈活动。包扎时避免乳头乳晕受压。

❷ 引流量低于20mL呈淡血性可拔除引流管。

❸ 再造乳房按摩3个月至半年，术后定期复查。

二　扩张器植入延期－即刻乳房再造术

适 应 证　先天性乳房发育不良、外伤及肿瘤造成的乳房缺失，尤其适用于皮肤组织量不足的患者。

禁 忌 证　严重肝、肾、心、脑疾病；精神系统疾病，对手术效果要求过高者；胸壁皮肤及软组织炎症；健侧乳房肥大者。

术前准备　患者直立位标记并测量乳头至锁骨中点、乳房下皱襞、胸骨中线及腋前线之间的距离。根据健侧乳房大小选择合适扩张器。

麻　　醉　气管插管内全身麻醉。

体　　位　手术采取仰卧位。

手术步骤　❶ 分离扩张器植入腔隙同前。

❷ 检查扩张器无破裂及渗漏后，植入腔隙内，留置负压引流管两枚，分别留置皮下和胸肌后腔隙（图12-4-3）。

❸ 手术后定期向扩张器内注射生理盐水（图12-4-4）。

❹ 扩张器注射量满足手术要求后，并且乳腺癌的放化疗等相关治疗结束后可将扩张器取出（图12-4-5），置换为假体（图12-4-6）。

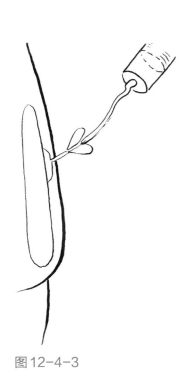

图 12-4-3

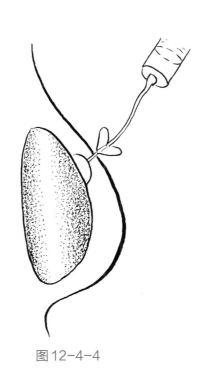

图 12-4-4

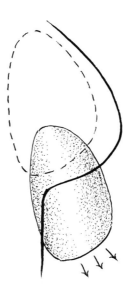

图 12-4-5

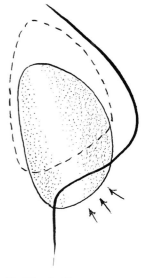

图 12-4-6

术中要点	❶ 扩张器宜选择圆形扩张器，根据扩张腔隙松弛程度在植入时可注射50~100mL生理盐水。
	❷ 扩张壶埋置时避免距离扩张囊过近，固定扩张壶避免旋转和打折。
术后处理	❶ 术区包扎至少1周，术后双上肢避免持重，术后半个月可恢复正常活动，术后1个月可剧烈活动。包扎时避免乳头乳晕受压。
	❷ 引流量低于20mL呈淡血性可拔除引流管。
	❸ 术后规律注射生理盐水，可1周两次或三次。

三　背阔肌肌皮瓣乳房再造术

适应证	先天性乳房发育不良、外伤及肿瘤造成的乳房缺失，尤其适用于皮肤软组织量不足以及腋窝、锁骨下空虚的乳房缺失患者。
禁忌证	❶ 损伤胸背动静脉的患者。
	❷ 背阔肌被离断的患者。
	❸ 放射治疗后胸背动静脉被损伤的患者。
术前准备	患者直立位标记并测量健侧乳头至锁骨中点、乳房下皱襞、胸骨中线及腋前线之间的距离，测量健侧皮下组织厚度。测量患侧的锁骨中点到乳房下皱襞中点间的距离，和相当于乳头水平的胸骨中线到腋前线的距离。超声多普勒血流仪探测胸背动脉，进行体表标记，标记背阔肌肌瓣的范围，根据拟切取的皮肤软组织量设计皮岛大小。
麻　醉	气管插管内全身麻醉。
体　位	手术采取仰卧位及侧卧位。
手术步骤	❶ 背阔肌皮瓣设计　胸背动静脉的体表投影。在腋窝下方2.5cm，背阔肌前缘后方1.5~2.5cm，两者交点近似于胸背动静脉的起始点的体表投影。其与骶髂关节上缘的连线构成肌皮瓣的纵轴（图12-4-7）。
	❷ 变换体位为侧卧位，注意保护肩、髋关节、足踝等部位避免受压（图12-4-8）。
	❸ 根据受区瘢痕走行方向，决定皮岛的方向（图12-4-9）。可设计为横行、纵行、斜行或不规则形态的皮岛。
	❹ 沿皮岛设计切开皮瓣至背阔肌肌层，切开后斜行走行，脂肪层留有斜行坡度。找到背阔肌前缘，钝锐性分离背阔肌深浅面（图12-4-10）。
	❺ 分离皮瓣的四周，完全显露皮瓣。将皮岛与肌肉缝合，避免皮岛撕脱。注意保护胸背动静脉，于肌肉深层掀起背阔肌，切取适量的肌肉，并向肌肉旋转点分离。
	❻ 通过前胸瘢痕切开，分离皮下囊腔，上至第2肋间，内至胸骨旁线外1cm，外至腋前线与腋中线之间，下至乳房下皱襞下1~2cm。分离腋窝隧道，将背阔肌皮瓣旋转至前胸。供瓣区冲洗止血，分层缝合后，留

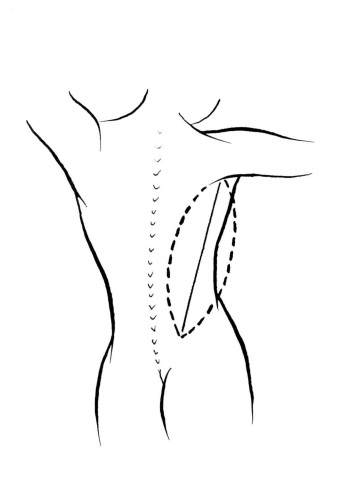

图 12-4-7

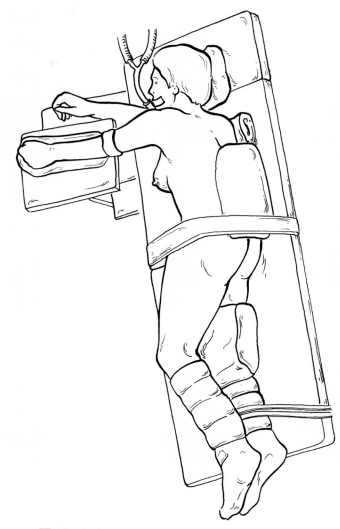

图 12-4-8

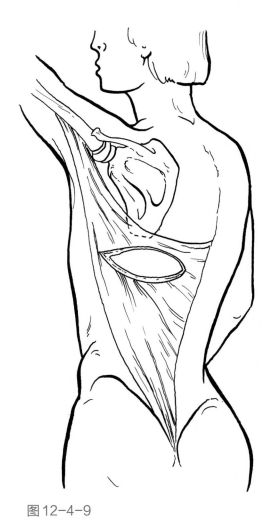

图 12-4-9

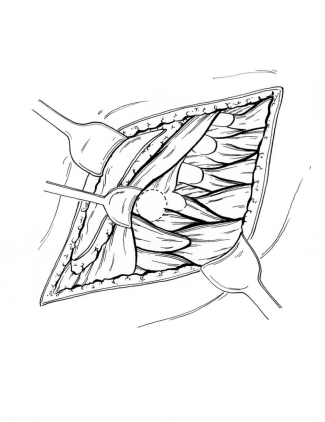

图 12-4-10

置负压引流管一枚（图12-4-11）。

❼ 将背阔肌上方缝合固定于第2肋间，下方固定于乳房下皱襞下方
1~2cm，内侧固定于胸骨旁1cm，外侧固定于腋前线。于背阔肌下方
植入假体一枚。分层缝合创口，于背阔肌下方及皮下各留置负压引流管
一枚（图12-4-12）。

术中要点　❶ 注意保护胸背动静脉，分离过程中与背阔肌前缘钝性及锐性分离相结
合，在背阔肌前缘3~5cm内有胸背动静脉走行。

❷ 假体选择要去掉背阔肌肌皮瓣的影响，综合考虑选择合适的形态及大小。

术后处理　❶ 术区包扎半个月，术后双上肢避免持重，术后半个月可恢复正常活动，
术后1个月可剧烈活动。

❷ 引流量低于20mL呈淡血性可拔除引流管。

❸ 背阔肌皮瓣的蒂部避免受压，皮瓣远端及皮岛可适度加压包扎。

❹ 再造乳房按摩3~6个月，术后定期复查。

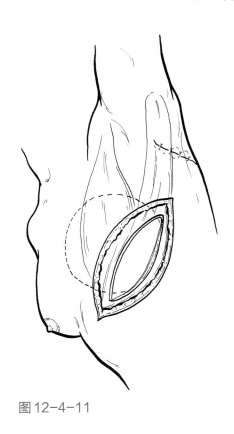

图 12-4-11

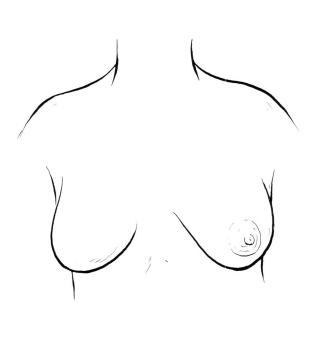

图 12-4-12

四　　腹直肌肌皮瓣乳房再造术

适　应　证　　先天性乳房发育不良、外伤及肿瘤造成的乳房缺失，尤其适用于皮肤软
组织量不足且腹部皮肤软组织量充足的患者。尤其适用于乳房再造的同
时拟同时达到腹壁整形目的的患者。

禁　忌　证　❶ 下腹部有横行腹部手术切口。

❷ 下腹部正中切口或旁正中存在切口。

❸ 乳腺癌根治术后患者，同侧胸廓内动脉已结扎，同侧不能行横行腹直肌
（TRAM）皮瓣移植。

术前准备	患者直立位标记并测量健侧乳头至锁骨中点、乳房下皱襞、胸骨中线及腋前线之间的距离，测量健侧皮下组织厚度。
	设计横行腹直肌皮瓣（又称为TRAM皮瓣），该肌皮瓣上起自脐孔下，下至耻骨上皱襞。设计皮岛大小，术前标记画线。
麻　　醉	气管插管内全身麻醉。
体　　位	手术采取仰卧位。

手术步骤

❶ 于皮岛边缘切开皮肤及皮下，深达腹直肌鞘前层和腹外斜肌腱膜。分离腹直肌深层可检查到腹壁下动静脉的存在，解剖腹壁动静脉的起始段，切断结扎（图12-4-13）。

❷ 切开腹直肌鞘前层，显露腹直肌，注意结扎腹壁上下动脉穿支（图12-4-14）。将皮岛与腹直肌间断缝合，避免撕脱。

❸ 缝扎切断腹直肌下端，将腹直肌及皮岛向上游离至胸骨下缘（图12-4-15）。

❹ 于前胸分离创腔，容纳转移皮瓣的隧道。注意保护腹直肌蒂部血供，将其通过皮下隧道转移至前胸（图12-4-16）。

❺ 缝合腹直肌鞘前层，若腹直肌鞘前层缺失过多，可使用补片修复缺损（图12-4-17）。将上腹壁皮肤和皮下组织广泛游离，向下拉向耻骨上腹壁区切口缘，重新定位脐孔在皮肤上的位置，供区做腹壁整形，分层缝合。

❻ 受区根据拟再造乳房的形态，调整皮瓣的位置和旋转方向，塑形固定（图12-4-18）。于胸部和腹壁各留置负压引流管一枚。

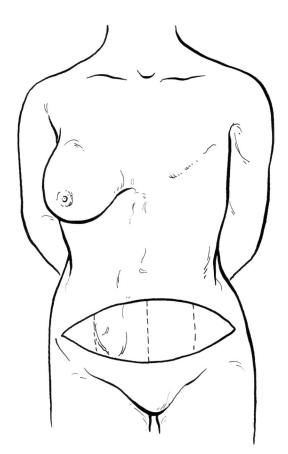

图12-4-13

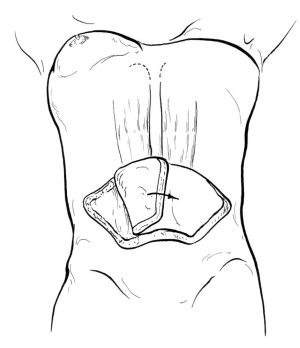

图12-4-14

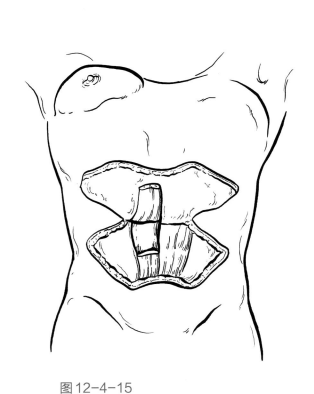

图 12-4-15

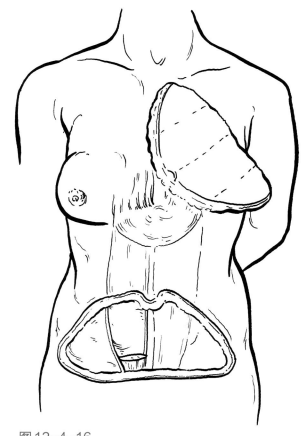

图 12-4-16

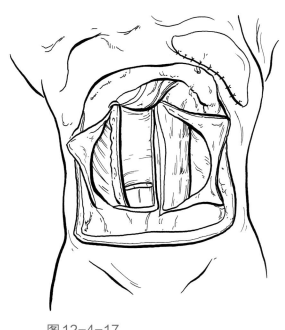

图 12-4-17

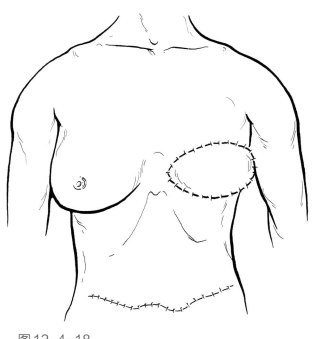

图 12-4-18

术中要点	❶ 设计切取的腹直肌皮岛以供区可拉拢缝合为宜。
	❷ 术中做好腹直肌鞘前层的缝合和修补，避免腹壁疝的风险。
术后处理	❶ 术区包扎半个月，术后1个月逐渐恢复至正常生活。腹部腹带加压包扎半个月，术后注意止咳，以流食为主，防止大便干燥腹压增加。
	❷ 引流量低于20mL呈淡血性可拔除引流管。
	❸ 腹直肌皮瓣的蒂部避免受压，皮瓣远端及皮岛可适度加压包扎。

第五节　压疮修复术

一　旋转皮瓣骶尾部压疮修复术

适 应 证
❶ 适用于经过系统的护理和保守治疗无效的压疮。
❷ 患者全身状态良好，可满足全麻手术要求，无明显低蛋白血症等表现。
❸ 局部较清洁、无急性炎症，仅有少量或者没有分泌物。
❹ 压疮范围较大，累及层次肌肉、筋膜和骨膜。

禁 忌 证
❶ 创面较大，污染较重的伤口，可先完成清创，创面湿敷，直至达较新鲜创面。
❷ 小的压疮可通过换药自行愈合。
❸ 面积较大的创面，可采用中厚皮片游离移植，暂时覆盖创面，等待二期手术时机。
❹ 全身状态不良，严重低蛋白血症患者。

术前准备
❶ 术前抗生素盐水纱布或者高浓度氯化钠盐水溶液湿敷，创面无分泌物及窦道，创面及创缘清洁。
❷ 术前完善术前检查，特殊注意是否存在低蛋白血症和下肢动静脉血栓。
❸ 控制饮食，术前肠道准备，术后短时间内进流食。

麻　　醉
局部麻醉或全身麻醉，若缺损面积较大，应以安全和保证呼吸道通畅为原则，施行气管插管全身麻醉。

体　　位
俯卧位。

手术步骤
❶ 术中再次清创使创面新鲜，切除窦道及瘢痕。测量创面大小，设计邻近皮瓣修复创面并标记其切取范围（图12-5-1）。
❷ 根据创面深度，切取相应厚度的组织瓣，可携带臀大肌筋膜在皮瓣中。保护第三腰动脉背支及臀上皮神经（图12-5-2）。
❸ 将皮瓣旋转至创面，留置负压引流管一枚（图12-5-3）。
❹ 若创面较大，单一邻近皮瓣不能完全覆盖创面的时候，可设计双侧旋转皮瓣（图12-5-4~图12-5-6）。

术中要点
❶ 切取的皮瓣厚度足够填充创腔，皮瓣不宜过紧。
❷ 术前再次清创，创面新鲜利于术后愈合。

术后处理
❶ 术后注意避免长期卧床造成的下肢血栓形成，积极预防。
❷ 皮瓣蒂部避免受压，注意皮瓣血运及创口愈合情况，术后加压包扎，避免死腔存在。
❸ 调整全身状态，高蛋白及维生素饮食，留置导尿，术后半个月流食逐渐过渡至正常。
❹ 应用抗生素3~5天，术后两周拆线。

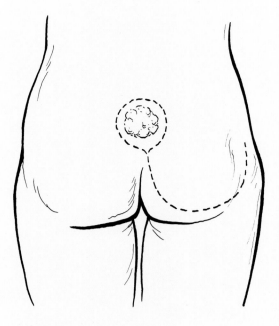

图 12-5-1

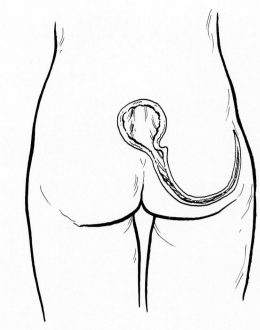

图 12-5-2

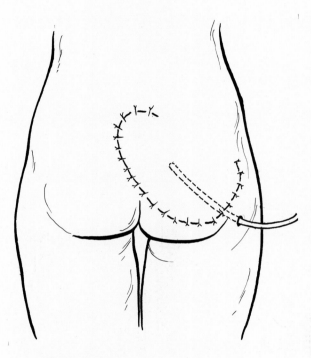

图 12-5-3

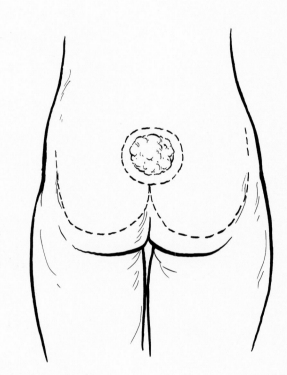

图 12-5-4

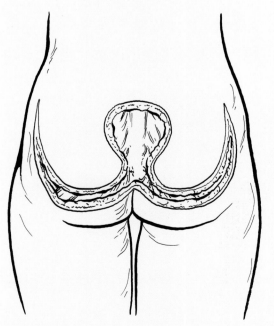

图 12-5-5

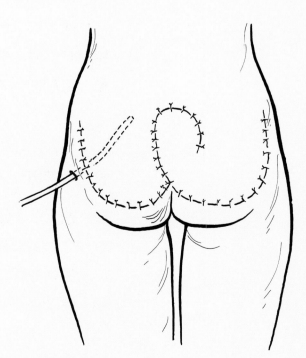

图 12-5-6

二　臀大肌肌瓣压疮修复术

适 应 证　适用于骶尾部和坐骨结节处的压疮，股骨大转子等部位的压疮可采用臀大肌肌瓣移植修复。

禁忌证、
术前准备、
麻醉及体位
同"旋转皮瓣骶尾部压疮修复术"。

手术步骤

❶ 术前设计：以髂后上棘与股骨大转子尖端的连线为纵轴设计皮瓣。该线相当于臀上动脉走行的体表投影，其上、中1/3交界处相当于臀上动脉出梨状肌上孔处，可作为肌皮瓣的旋转轴点。连线中1/3为臀上动脉浅支的体表投影。自轴点至压疮最远端为肌瓣的长度，考虑到旋转及收缩的因素，肌瓣实际切取的长度要大于设计长度（图12-5-7、图12-5-8）。

❷ 彻底切除溃疡：按设计切开皮肤及皮下组织深达臀大肌表面，在臀后上棘与股骨大转子连线上寻找臀大肌和臀中肌间隙，钝性分离两者之间的疏松结缔组织，掀起臀大肌即可见走行于肌肉深面的臀上动脉浅支，并加以保护。在臀大肌深面向远端分离至髂胫束移行部，按设计长度在肌瓣远端离断臀大肌。由远而近掀起肌瓣至臀上动脉浅支的血管神经蒂部，切断臀大肌的内侧附着部，形成臀上动脉浅支为蒂的肌瓣（图12-5-9）。

❸ 将肌瓣向创面旋转推进，覆盖创面后，褥式缝合固定肌瓣。供瓣区若不能直接拉拢缝合，需要植皮覆盖创面（图12-5-10），留置负压引流管一枚。

❹ 当以臀下动脉为蒂时，在髂后下棘与坐骨结节连线的中下1/3交点处稍内侧，距髂后下棘约12cm，距坐骨结节约5cm，此点相当于臀下动脉出梨状孔下孔处。以骶骨中部至股骨大转子连线为轴设计肌瓣，上界为髂后上棘至大粗隆之间的连线，下界平臀沟，外至大粗隆，内至髂后下棘垂直线。以肌瓣中线为轴，"S"形切开皮肤及筋膜，在臀大肌筋膜向两侧分离至臀大肌下缘进入臀大肌深面。按设计切开臀大肌下部的附着点，掀起以臀下血管神经为蒂的臀大肌下部的肌瓣（图12-5-11，图12-5-12）。

术中要点

❶ 肌瓣实际切取的长度要大于设计长度，旋转后皮瓣张力不宜过大。

❷ 切取皮瓣的厚度足够，以创腔深度相似最佳。

❸ 创口缝合不宜过密，针距1cm为宜。

术后处理

❶ 包扎敷料要有足够的厚度及范围，用可用弹力绷带，为避免松脱，可使用腹带或紧身裤。

❷ 局部不受压并避免屈髋增加局部张力。

❸ 高蛋白及高维生素饮食。留置导尿，流食为主，控制排便，防止局部污染。

❹ 术后14天间断拆线，切口愈合后开始下床活动。

❺ 长期卧床，应预防血栓发生。

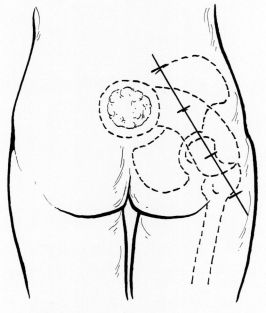

图 12-5-7

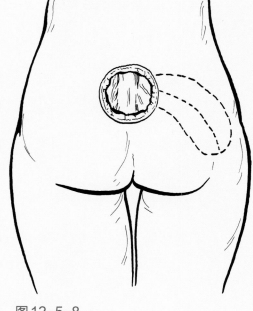

图 12-5-8

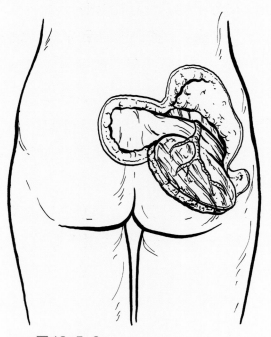

图 12-5-9

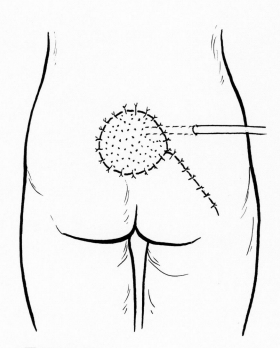

图 12-5-10

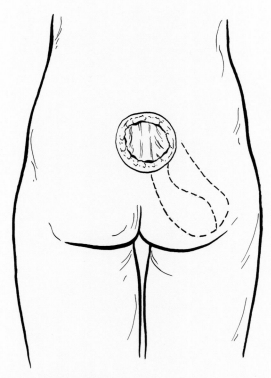

图 12-5-11

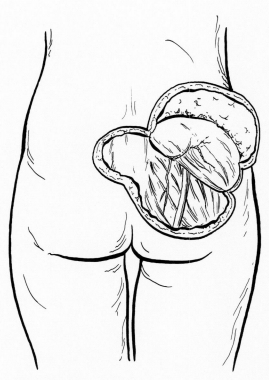

图 12-5-12

三　股后皮神经营养血管皮瓣压疮修复术

适 应 证	适用于骶尾部、臀部、坐骨结节和大粗隆部位的压疮可采用股后皮神经营养血管皮瓣修复压疮。
禁忌证、**术前准备、****麻醉及体位**	同"旋转皮瓣骶尾部压疮修复术"。
手术步骤	❶ 术前设计：在股后区先标出后正中线，为股骨大转子与坐骨结节的中点与股骨内外侧踝的腘窝点之连线。在股后上中段、后正中线两侧各5cm的范围内设计皮瓣，远端可达腘窝上10cm。皮瓣的旋转轴位于臀大肌下缘。根据需求皮瓣可设计成筋膜蒂岛状皮瓣（图12-5-13）。
	❷ 在溃疡周边切开，深达骨面。彻底切除溃疡，包括四周的瘢痕、钙化的软组织及黏液囊。凿除溃疡蒂部的骨隆突，包括骶中央嵴，外侧嵴及髂后上棘。打开所有的窦道，切取窦道瘢痕。用过氧化氢、大量稀释碘伏、生理盐水彻底冲洗创腔。按设计先行切开皮瓣远端，直至深筋膜下间隙。切开皮瓣边缘后，将皮下组织与深筋膜间断缝合固定，避免撕脱。在深筋膜深面由远而近掀起皮瓣，结扎股二头肌、半腱肌及半膜肌之间的穿支血管，在臀大肌下缘下5cm，将臀下动脉终末血管及股后皮神经连同皮瓣一同掀起（图12-5-14）。
	❸ 检查皮瓣的血运，将皮瓣向创面旋转推进，覆盖并填塞于创面上，供瓣区直接缝合，不能缝合的区域游离植皮，皮瓣下留置负压引流管一枚（图12-5-15）。
术中要点	同"臀大肌肌瓣压疮修复术"。
术后处理	同"臀大肌肌瓣压疮修复术"。

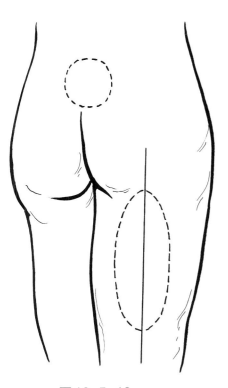

图12-5-13

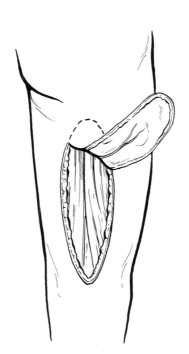

图12-5-14

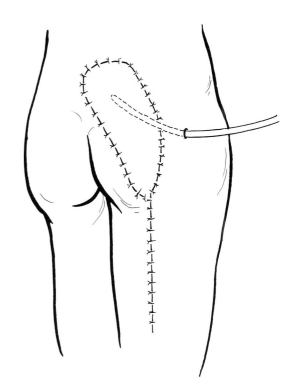

图12-5-15

四　股薄肌肌皮瓣联合局部皮瓣压疮修复术

适 应 证
❶ 适用于坐骨部的压疮。
❷ 其他适应证同"旋转皮瓣压疮修复术"。

禁忌证、
术前准备、
麻醉及体位
同"旋转皮瓣压疮修复术"。

手术步骤
❶ 术中再次清创使创面新鲜，切除窦道及瘢痕。测量创面大小，设计邻近皮瓣修复创面并标记其切取范围（图12-5-16）。
❷ 根据创面深度，切取相应厚度的组织瓣，可携带臀大肌筋膜在皮瓣中。保护第三腰动脉背支及臀上皮神经（图12-5-17）。
❸ 将皮瓣旋转至创面，留置负压引流管一枚（图12-5-18）。

术中要点
❶ 切取的皮瓣厚度足够填充创腔，皮瓣不宜过紧。
❷ 术前再次清创，创面新鲜利于术后愈合。

术后处理
❶ 术后注意避免长期卧床造成的下肢血栓形成，积极预防。
❷ 皮瓣局部避免受压，注意皮瓣血运及创口愈合情况，术后加压包扎，避免死腔存在。
❸ 调整全身状态，高蛋白及维生素饮食，留置导尿，术后半个月流食逐渐过渡至正常。
❹ 应用抗生素3~5天，术后两周拆线。

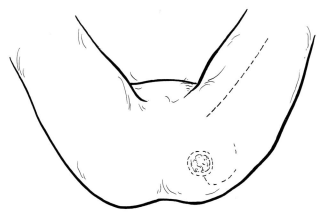

图 12-5-16

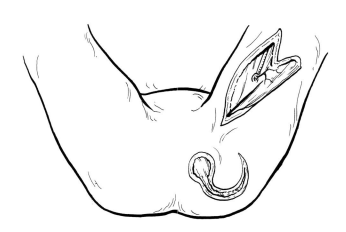

图 12-5-17

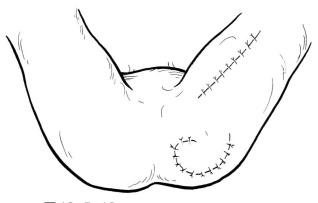

图 12-5-18

第十三章
颅颌面、颈部美容手术

扫描二维码，
观看本书所有
手术视频

面部轮廓缺陷填充物植入术

面部植入物可以增大原有骨骼体积，以改善面部轮廓，也可作为面部年轻化的补充手段，并已成为面部轮廓修复的重要组成部分。常见植入物修复包括：下颌假体隆颏，改善鼻颏关系；颧下和面中部假体修复面中部凹陷；面颊部膨体修复颧骨发育不足；颞部假体修复颞部凹陷；鼻假体改善鼻背和鼻小柱形态等。

一   隆颏术（下颌前假体隆颏术）

适 应 证	适用于咬合关系正常的轻度小颏畸形患者。
禁 忌 证	手术部位有感染病灶。有心理或精神疾患。重度吸烟。贫血等引起伤口愈合能力较差的。瘢痕体质。有严重药物过敏及异物过敏史。有出血倾向的疾病和高血压病者。有心、肺、肝、肾等重要器官器质性病变的。尚未控制的糖尿病和传染性疾病患者。女士处于月经期及哺乳期的。
术前准备	身体健康，无器质性病变。女性应避开月经期。术前做血、尿常规化验及胸片和心电图检查。术前与患者及家属充分商讨手术方案，根据患者面型及需求，采取个体化设计，并充分交代手术风险及术后可能出现的外形变化，做好心理评估。留取相应照片作为存档。术前以稀释碘伏盐水漱口。
麻 醉	手术在局麻下进行。
体 位	手术采取仰卧位。
手术步骤	❶ 与口内下颌前庭沟0.5cm以上做水平切口，切口中份设计成"V"形以绕过下唇系带，保证其正常解剖结构并作为缝合时的对位标记（图13-1-1）。
	❷ 切口一般在左右两侧5号牙之间，长度根据植入体类型和大小而定。一般来说，如果选择硅胶假体，黏膜切口约1.5cm。如果选择人工骨或自体骨，黏膜切口可适当延长至2.5cm（图13-1-2）。
	❸ 切开黏膜后，用电刀斜行切开颏肌，保留部分颏前部的颏肌。在距下前牙根尖下方约0.5cm处切开骨膜，用剥离子紧贴骨面剥离至下颌骨下缘（图13-1-3）。
	❹ 在腔隙内植入移植物，并根据外形调整植入物大小（图13-1-4）。
	❺ 可采用钛合金螺钉或钢丝固定植入物（图13-1-5）。

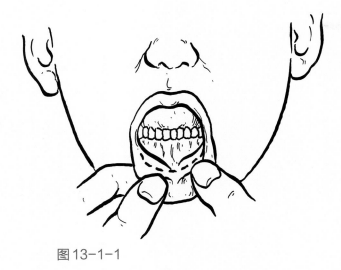

图 13-1-1

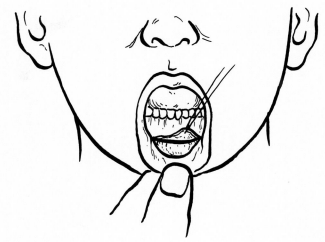

图 13-1-2

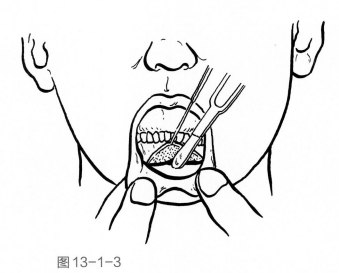

图 13-1-3

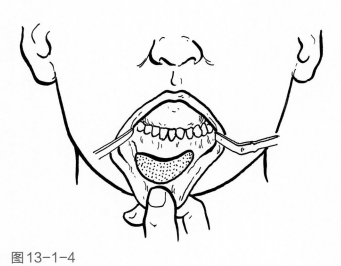

图 13-1-4

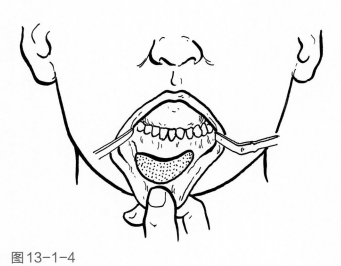

图 13-1-5

术中要点	❶ 分离腔隙时应时刻注意保护颏神经，避免损伤或植入物压迫刻神经造成术后下唇麻木。

术中要点

❶ 分离腔隙时应时刻注意保护颏神经，避免损伤或植入物压迫刻神经造成术后下唇麻木。

❷ 剥离腔隙尽量与硅胶或膨体假体体积相当，尤其是宽度应基本一致。腔隙过大，假体容易移位；腔隙过小，勉强植入假体后张力过大，术后容易假体外露。如植入人工骨或自体骨，应充分暴露植骨面，并用磨头打磨植骨区外板至松质骨，以利于植入物与下颌骨的愈合。

❸ 术中操作轻柔，注意严格止血以避免术后血肿和感染。安置好假体后以抗生素盐水反复冲洗，分层缝合，一般可不必留置引流。

术后处理

❶ 出血与上呼吸道梗阻

颏成形术过程中出血的原因包括：软组织切开及剥离时出血；骨切开过程中骨髓腔渗血；口底肌肉软组织损伤出血：不慎损伤颏神经血管束出血等。因此，手术应在控制降压麻醉条件下进行。一旦开始切骨，应在保护好颏神经血管束和术区周围软组织的前提下，尽快用效率高的电动或气动骨锯完成骨切开手术。在颏部骨块与下颌骨未离断前止血是无效的，必须待完全切开将骨块降下后才好止血。可以将备好的肾上腺素纱条填塞入切开的骨断面进行压迫止血，也可用骨蜡填塞活跃骨创出血点。对软组织出血点，应妥善结扎或用电凝止血。

术后采用口外颏部加压敷料包扎，以减少死腔和渗血，同时可考虑全身应用止血药物。由于手术中可能损伤软组织以及骨创术后持续渗血，在术后监护中应密切观察有无口底或颌下血肿形成，以及舌的动度。术后口底出现轻度肿胀及黏膜轻微发紫是正常术后反应。当血肿较大，舌体抬高与动度受限时，可先用粗针头抽出淤血后密切观察。如果发现有活跃出血，应及时送回手术室打开创口进行彻底止血，确保上呼吸道通畅。

❷ 颏神经损伤与唇颏部麻木

黏膜手术切口过深过后可能直接伤及颏神经；骨切开线过高也可能伤下颌管弯曲部的神经束。另外，术中对颏神经的过度牵拉也是导致术后唇颏部麻木不适的原因。因此，术中应正确设计口腔黏膜切口与骨切开线的走向，切骨时防止手术器械误伤颏神经束。用长裂钻切骨时一定要注意周围软组织的保护。一般来说，用裂钻切骨比用骨锯截骨更易误伤神经。在整个手术过程中，术者或助手还应避免过度牵拉颏神经束以免造成其撕脱与断裂。如果在术中发现颏神经被离断，手术结束时应行神经束的无张力端端吻合术。

❸ 感染

合理应用抗生素可以有效地预防术后感染，一般选择广谱抗生素，而且要用够时间。对植骨患者最好静脉给药7~8天。口腔局部护理也很重要，可以采用生理盐水口腔冲洗，每日2~3次。对于患者本人，进食后应用含有抗生素或其他灭菌剂的漱口液漱口，保持口腔清洁。

二　颧骨和面中部轮廓凹陷填充

适 应 证　　　适用于因先天或后天因素造成颧骨、面中部凹陷畸形患者。

禁 忌 证　　　手术部位有感染病灶。有心理或精神疾患。重度吸烟。贫血等引起伤口愈合能力较差的。瘢痕体质。有严重药物过敏及异物过敏史。有出血倾向的疾病和高血压病者。有心、肺、肝、肾等重要器官器质性病变的。尚未控制的糖尿病和传染性疾病患者。女士处于月经期及哺乳期的。

术前准备　　　身体健康，无器质性病变。女性应避开月经期。术前做血、尿常规化验及胸片和心电图检查。术前与患者及家属充分商讨手术方案，根据患者面型及需求，采取个体化设计，并充分交代手术风险及术后可能出现的外形变化，做好心理评估。留取相应照片作为存档。术前以稀释碘伏盐水漱口。

麻 　 醉　　　手术在局麻下进行。

体 　 位　　　手术采取仰卧位。

手术步骤　　　❶ 于口内上颌前庭沟设计长约1.0~1.5cm切口（图13-1-6）。
　　　　　　　❷ 以剥离子按标记范围剥离拟植入腔隙（图13-1-7）。
　　　　　　　❸ 完整暴露面中部结构，用尺或不同假体确定植入物的尺寸、形状和最终位置（图13-1-8）。

术中要点　　　❶ 假体植入腔隙必须足够大，在颧弓后面和通过提起颧弓下咬肌表面软组织形成颧下腔。
　　　　　　　❷ 假体最终位置必须遵循术前标记的外观凹陷。

术后处理　　　❶ 术后注意口腔卫生，给予口腔护理或口腔冲洗，饮食尽量为流质，逐渐过渡。
　　　　　　　❷ 术后加压包扎塑形，防止假体移位及血肿。

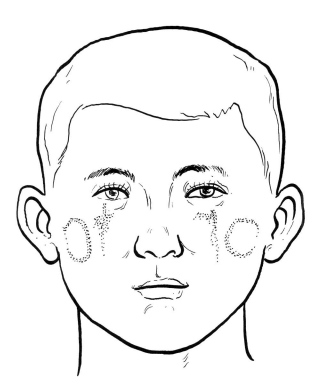

图 13-1-6

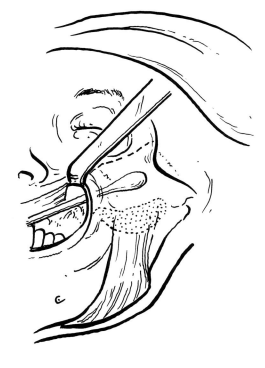

图 13-1-7

257

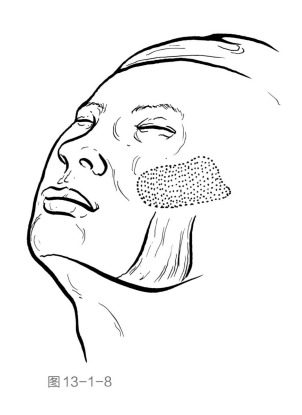

图 13-1-8

三　颞部凹陷填充

适 应 证　适用于因先天或后天因素造成颧骨、面中部凹陷畸形患者。

禁 忌 证　手术部位有感染病灶。有心理或精神疾患。重度吸烟。贫血等引起伤口愈合能力较差的。瘢痕体质。有严重药物过敏及异物过敏史。有出血倾向的疾病和高血压病者。有心、肺、肝、肾等重要器官器质性病变的。尚未控制的糖尿病和传染性疾病患者。女士处于月经期及哺乳期的。

术前准备　身体健康，无器质性病变。女性应避开月经期。术前做血、尿常规化验及胸片和心电图检查。术前与患者及家属充分商讨手术方案，根据患者面型及需求，采取个体化设计，并充分交代手术风险及术后可能出现的外形变化，做好心理评估。留取相应照片作为存档。术前以稀释碘伏盐水漱口。

麻　　醉　手术在局麻下进行。

体　　位　手术采取仰卧位。

手术步骤　❶ 设计：预测颞部凹陷的范围及深度，在观察时应注意双侧的凹陷程度及范围可能不一致，用亚甲蓝标记凹陷区域范围（图13-1-9）。

❷ 模型制作：先用印膜胶取样，做出符合凹陷区大小及形状的填充物模型，一般为圆盘形，中间厚边缘薄，再用硅胶块按取样雕刻填充物。

❸ 切口设计：取颞部发际线内 1.0~1.5cm 设计长约 3~4cm 切口。

❹ 填充层次：填充物可置于皮下、颞浅及颞深筋膜下（即颞肌筋膜浅层）或颞肌筋膜下。

❺ 固定：植入物放置稳定后，以缝线将其后上缘与颞肌筋膜缝合固定。复位颞浅、颞深筋膜，缝合覆盖植入物。

术中要点　面神经额支位于颞浅筋膜的深层靠近颞深筋膜处，切开时应注意保护面

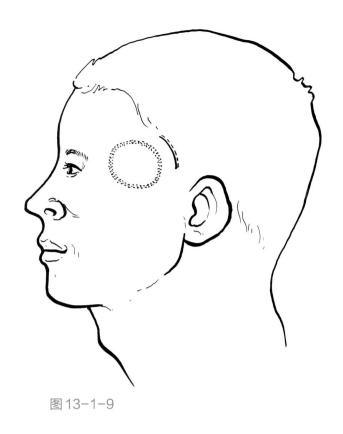

图 13-1-9

神经。应在安全区切开颞浅、颞深筋膜，沿颞肌筋膜浅面向前分离，分离范围略大于植入物。

| 术后处理 | ❶ 术后注意口腔卫生，给予口腔护理或口腔冲洗，饮食尽量为流质，逐渐过渡。 |
| | ❷ 术后加压包扎塑形，防止假体移位及血肿。 |

第二节　颧骨截骨整形术

颧部形态和突度对于一个人的面部轮廓至关重要，东西方人对此部位的审美亦有所差异。颧部过突或过低及两侧因发育或外伤造成的不对称都会影响容貌的协调统一。

| 禁忌证 | 手术部位有感染病灶。有心理或精神疾患。重度吸烟。贫血等引起伤口愈合能力较差的。瘢痕体质。有严重药物过敏及异物过敏史。有出血倾向的疾病和高血压病者。有心、肺、肝、肾等重要器官器质性病变的。尚未控制的糖尿病和传染性疾病患者。女士处于月经期及哺乳期的。 |
| 术前准备 | 身体健康，无器质性病变。女性应避开月经期。术前做血、尿常规化验及胸片和心电图检查。术前与患者及家属充分商讨手术方案，根据患者面型及需求，采取个体化设计，并充分交代手术风险及术后可能出现的外形变化，做好心理评估。留取相应照片作为存档。术前以稀释碘伏盐水漱口。如做冠状切口，术前以消毒液洗头。 |

麻　醉　　　　　手术在局麻或全麻下进行。

体　位　　　　　手术采取仰卧位。

一　　颧骨凿低术

适 应 证　　　　颧骨凿低术适用于单纯颧骨体前突或单纯颧弓外突且程度较轻的患者。

手术步骤　　　❶　口内切口入路颧骨凿低术：经上颌前庭沟设计切口，切开黏膜及骨膜，以剥离子在骨膜下分离，暴露上颌窦前壁、眶下血管神经束、颧骨体。先用较宽的骨凿按术前设计将突出的颧骨凿低，再用较窄的骨凿修整，最后用骨锉或磨头打磨（图13-2-1）。

　　　　　　　❷　颞部切口入路颧骨凿低术：经颞部发际线内及耳前设计长约5cm切口，切开头皮及颞浅筋膜，沿颞浅筋膜深面、颧弓上方向前分离，于颧弓上1cm切开颞深筋膜浅层，在颞浅脂肪垫内向下分离达颧弓上缘，切开骨膜显露颧弓。用骨凿凿低突起的颧弓，并以骨锉或磨头打磨（图13-2-2）。

　　　　　　　❸　鬓角-外眦切口入路颧骨凿低术：联合应用颧弓后鬓角内长约1cm纵行切口和外眦处约1.5cm切口，以骨凿将突起的颧弓降低（图13-2-3）。

手术要点　　　　面神经颧支于腮腺后缘发出，行走于颧弓表面，术中应注意在骨膜下分离和操作，避免损伤面神经颧支（图13-2-4）。

二　　颧骨截骨降低术

适 应 证　　　　主要适用于颧骨体前突同时伴有颧骨颧弓过高者。

手术步骤　　　❶　以冠状切口入路　分离暴露颧骨颧弓，根据不同情况使用不同截骨方法将颧骨离断、降低、固定（图13-2-5）。

　　　　　　　（1）Baek颧骨截骨降低术：在颧额缝处作水平截骨线（图13-2-6），紧邻眶外缘弧形向下达颧上颌缝，于颧上颌缝外侧垂直向下达颧牙槽嵴，将颧骨体离断（图13-2-7）。于颧骨颧弓交界处由后向前截断颧弓，将颧骨复合体整体向后向内移动并固定（图13-2-8）。

　　　　　　　（2）颧骨三柱截骨降低术：将颧骨复合体按照类似经典颧骨三柱骨折部位进行截骨。于颧额缝水平截骨，沿眶外侧壁弧形向下转向眶底，于颧上颌缝外侧垂直向下达颧牙槽嵴，再于颧颞缝后1cm处离断颧骨。将游离的颧骨复合体向后向内移动，于颧额缝和颧弓处进行固定（图13-2-9、图13-2-10）。

　　　　　　　❷　口内法颧突根部截骨术

　　　　　　　（1）切口：口内前庭沟切口。

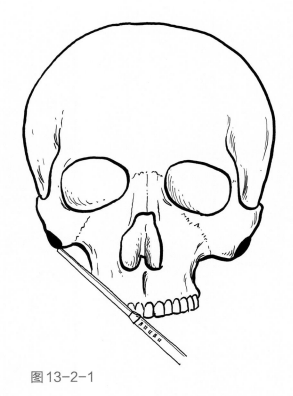

图 13-2-1

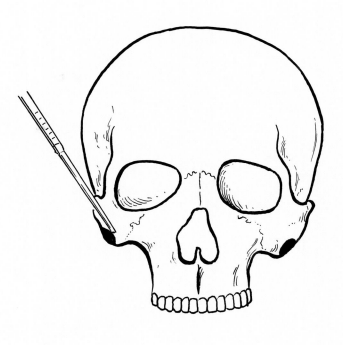

图 13-2-2

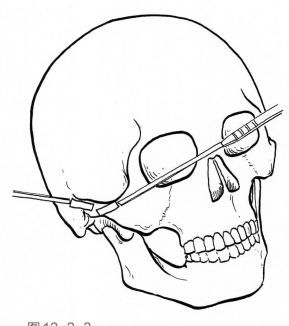

图 13-2-3

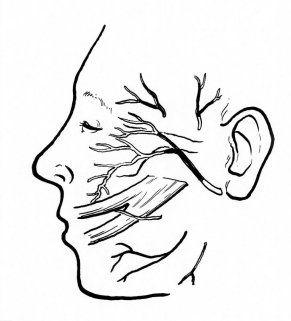

图 13-2-4

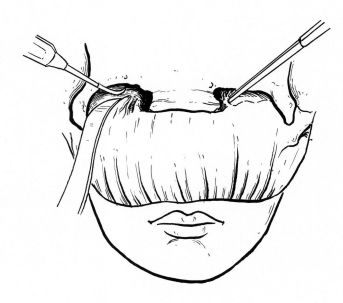

图 13-2-5

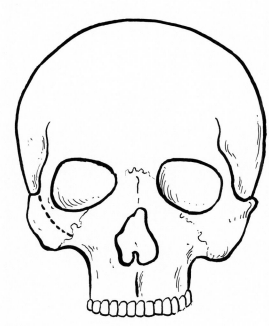

图 13-2-6

261

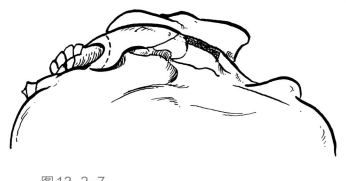

图 13-2-7

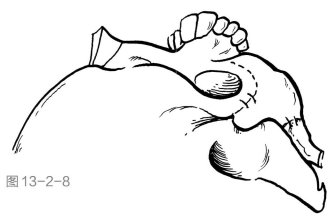

图 13-2-8

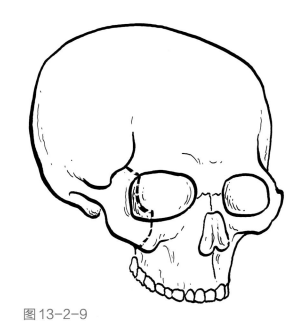

图 13-2-9

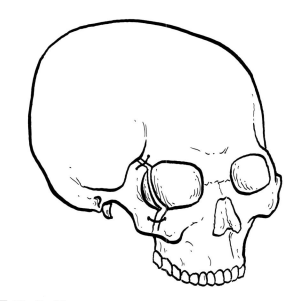

图 13-2-10

（2）分离与暴露：在骨膜下沿上颌窦前外侧壁向上分离暴露颧骨外侧面及颧弓根部，使用光源拉钩辅助暴露术野（图 13-2-11）。

（3）截骨：在颧骨颧弓根部斜向前下至颧牙槽嵴截开颧突根部，即可见颧弓骨段有相当动度，降低其高度后，同时完成两条相距一定距离的截骨线，去除其间骨段。

（4）固定：在截骨线两端可利用钢丝固定（图 13-2-12）。

三　颧骨截骨增高术

适　应　证　　该方法效果确切可靠，适用于较严重的颧骨低平患者。

手术步骤　　❶ 口内切口颧骨截骨增高术　经口内前庭沟切口入路暴露上颌骨及颧骨体，有上颌切迹颧上颌缝外侧垂直向上截骨，达颧弓上缘后转向外侧，将颧骨内侧段截断，以剥离子插入断端内分离撬动，将颧骨向前向外移动至理想位置，行坚固内固定（图 13-2-13、图 13-2-14）。

由于此法增高程度有限，故不适用于严重颧骨发育不足患者。

② 冠状切口颧骨复合体截骨术　依前文颧骨三柱截骨降低术的手术方法将颧骨复合体离断，向前向外移动，于颧额缝、颧弓、眶下缘处行坚固内固定，断端间以人工骨或自体骨植骨填充（图13-2-15、图13-2-16）。

手术要点

① 为使颧突部更加圆润自然，常采用自体颅骨外板贴附于植骨后的颧上颌表面并打磨修整，使颧突部不仅增高且形态良好。

② 颧骨正面突出部位的磨改会减少面部的立体感，只适用于颧突特别明显者，应慎用。

③ 口内入路是该类手术的主导入路，尽量避免过于广泛的分离，以免造成面颊部下垂。

术后处理

① 生理性水肿，术后2~3天放置引流，局部用厚棉垫进行轻加压包扎减轻水肿。2~3天拆除引流之后，用弹力面罩2~4周时间减轻颧骨和面颊部水肿，还要配合消肿药物，注意营养。虽然进流食，也要注意高蛋白营养，有利于创口愈合，也能够减轻水肿。

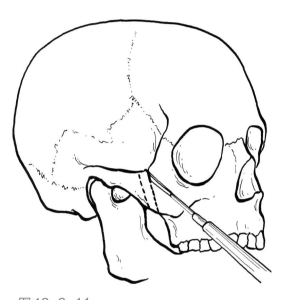

图13-2-11

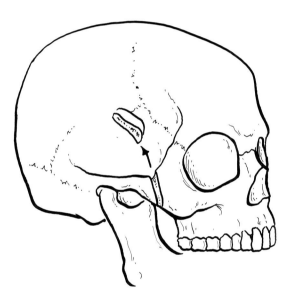

图13-2-12

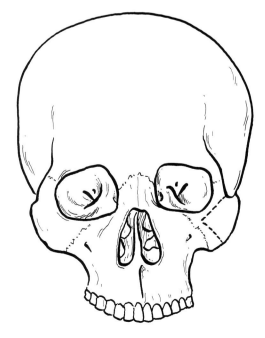

图13-2-13

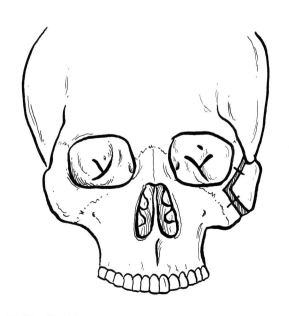

图13-2-14

263

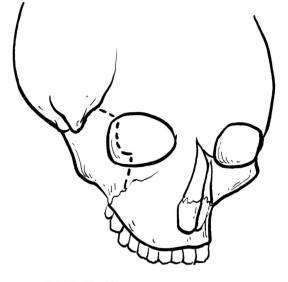

图 13-2-15

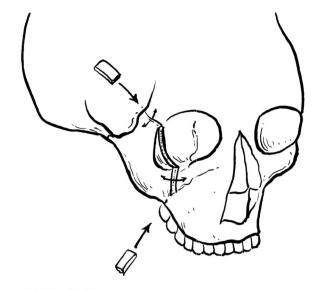

图 13-2-16

❷ 预防可能出现各种并发症，比如术后截骨以后，球结膜下可能会出现少量淤血，可不必做特殊治疗，过 1~2 周后可自行吸收、消退。局部可能因为口唇部牵拉引起口唇活动受限或者轻度的麻木感，随着时间推移，2~4 周之后会逐渐恢复。比较严重并发症，如眶下神经损伤，可能会导致上唇和鼻翼麻木，手术中要进行谨慎操作，保护好眶下神经避免损伤。

❸ 颧骨截骨手术会接近或者进入到上颌窦，术后可采取预防性使用抗菌素药，注意鼻腔通畅和清洁，注意口腔清洁，避免感染。

第三节　颏成形术

颏成形术包括纠正颏部发育过度、发育不足以及颏部偏斜等涉及颏部前后、上下、左右等三维方向异常的多种手术方式，其中以水平截骨颏成形术应用最广。

| 麻　醉 | 手术选择经鼻或经口插管全身麻醉，也可以选择下牙槽神经阻滞麻醉为主的局部麻醉。 |

体　位　手术采取仰卧位。

适应证
❶ 前徙颏部矫治颏后缩畸形。
❷ 后退颏部矫治颏前突畸形。
❸ 增加颏部高度矫治颏垂直方向发育不足。
❹ 缩短颏部高度矫治垂直方向发育过长。
❺ 增加颏部宽度矫治颏左右径发育不足。
❻ 旋转颏部矫治颏偏斜等不对称畸形。

❼ 配合其他正颌外科手术，矫治复杂牙颌面畸形。

禁忌证　❶ 骨骼尚未发育完全的生长期不宜施术。

❷ 全身或口腔颌面部有急性或慢性感染。

❸ 患者对手术美容效果要求过高而难以实现者。

一　水平截骨颏成形术

术前准备　❶ 同一般正颌外科。进行头影测量及手术设计，确定颏部移动的方向、
距离。

❷ 预计颏部增加高度较多的患者，应做好植骨准备。

良好的术前设计，是保证颏成形术后效果的重要保障。在X线头影测量
片上通常可以采用以下方法确定软组织颏的理想位置：

（1）正常面突角为11°左右，可通过测量面突角了解颏突度（图13-3-1A）；

（2）通过软组织鼻根点（N′）做垂直于眶耳平面（FH）平面或HP平面
的参照面，软组织颏前点（Pg′）应通过或接近此平面（图13-3-1B）；

（3）下唇突点至审美平面的距离应为2mm±2mm（图13-3-1C）。

由于个体间差异较大，而颏成形的手术目的在于尽量获得面下部与颜面
其他部位的比例协调，因此应当个体化设计，综合考虑。

手术步骤　❶ 切开：在两侧下颌第1双尖牙前庭沟切开黏膜后，刀片稍倾斜，保留部
分颏肌于下颌骨外板上。在距根尖下方约0.5cm处，切开骨膜暴露骨面
（图13-3-2、图13-3-3）。

❷ 截骨：用裂钻尖牙根尖下及正中处作与颌平面垂直的标记线，截骨线
应与颌平面平行，位于两侧颏孔下方3~4mm，距下颌下缘1~1.5cm
（图13-3-4~图13-3-6）。

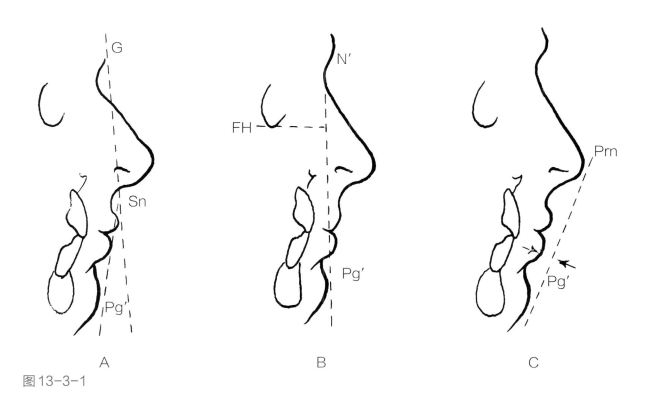

图13-3-1

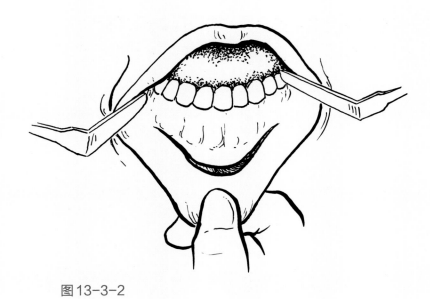

图 13-3-2

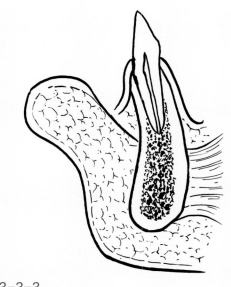

图 13-3-3

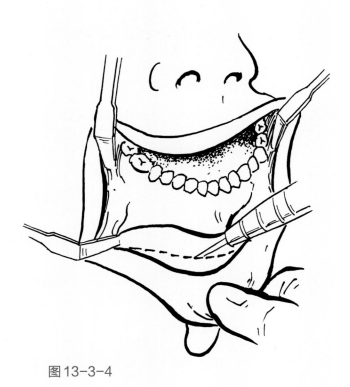

图 13-3-4

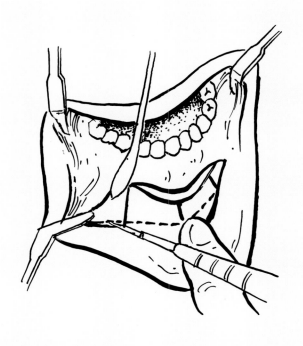

图 13-3-5

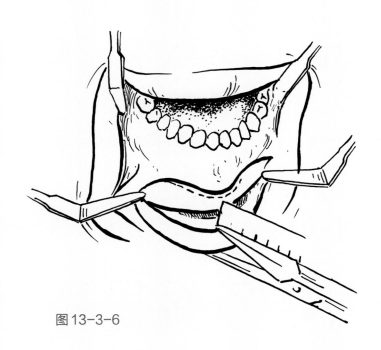

图 13-3-6

❸ 固定：截骨后将骨段移动至术前设计位置，行坚固内固定。

❹ 缝合：分层缝合骨膜、颏肌、黏膜。以保证术后愈合良好及正常唇外形。

❺ 包扎固定（图13-3-7、图13-3-8）。

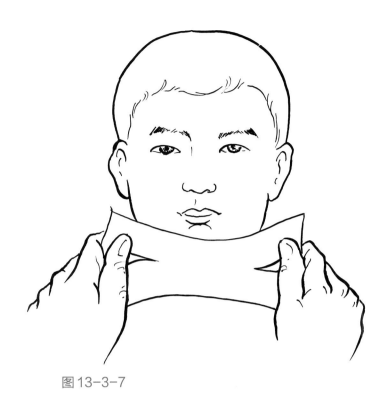

图13-3-7

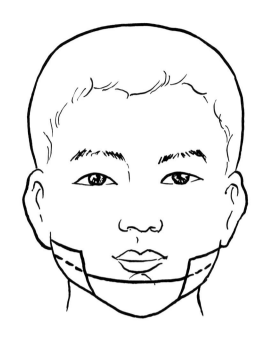

图13-3-8

二　其他改良颏成形术术式

颏成形手术术式灵活，需根据患者具体情况采用个体化设计，常用的手术方式有：

❶ 水平截骨前徙术：适用于单纯颏部后缩但颏部高度基本正常的小颏畸形患者（图13-3-9、图13-3-10）。

❷ 水平截骨前徙延长术：适用于颏部严重短小患者，不仅有颏部后退，同时伴有纵向短缩（图13-3-11、图13-3-12）。

❸ 双重水平截骨前徙术：适用于颏部严重后退患者（图13-3-13、图13-3-14）。

❹ 水平截骨短缩后退术：适用于颏部过突且过高患者（图13-3-15、图13-3-16）。

❺ 水平截骨短缩前徙术：适用于颏部后退伴有颏部过高患者（图13-3-17、图13-3-18）。

❻ 铰链式前徙术：适用于颏后退并有轻度过长患者（图13-3-19、图13-3-20）。以上方法主要用于纠正颏部前后及纵向畸形，对于颏部偏斜畸形还可配合以下术式：

❼ 水平移位术：适用于颏部中线偏斜但两侧颏结节或下缘高度基本一致患者（图13-3-21、图13-3-22）。

267

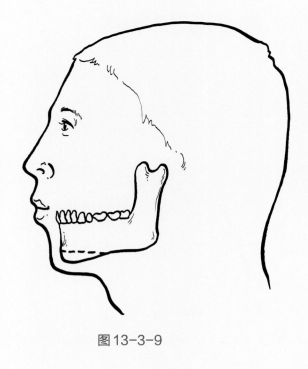

图 13-3-9

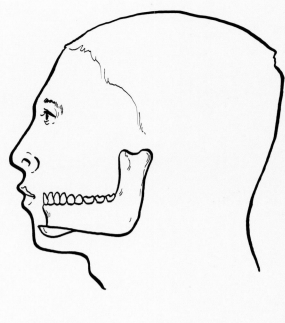
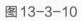

图 13-3-10

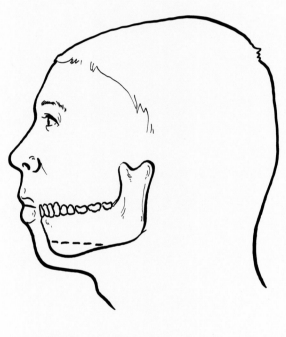

图 13-3-11

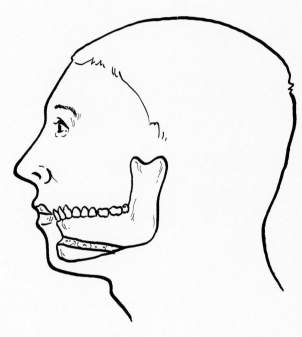

图 13-3-12

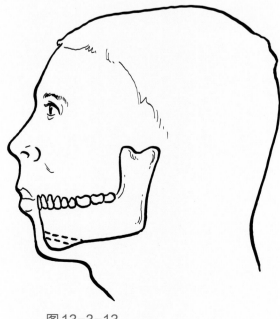
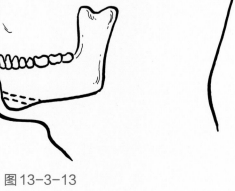

图 13-3-13

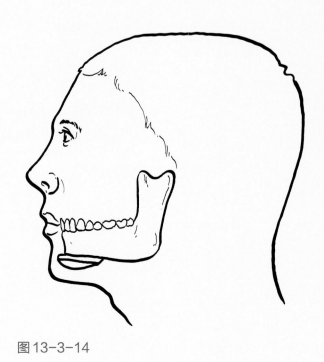

图 13-3-14

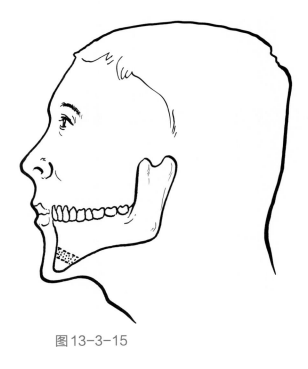

图 13-3-15

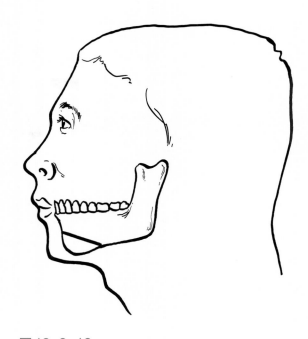

图 13-3-16

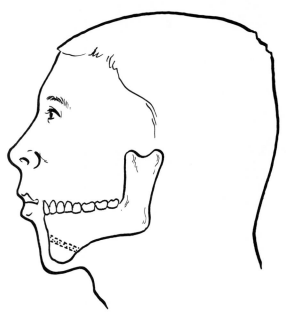

图 13-3-17

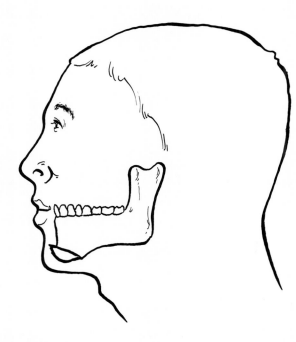

图 13-3-18

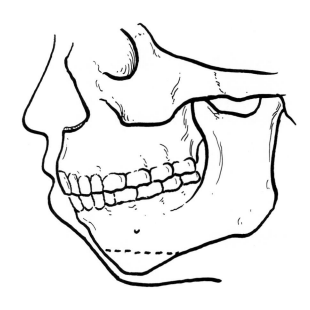

图 13-3-19

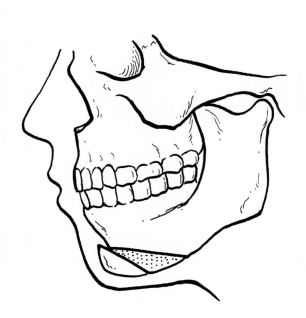

图 13-3-20

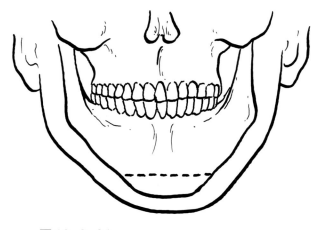

图 13-3-21

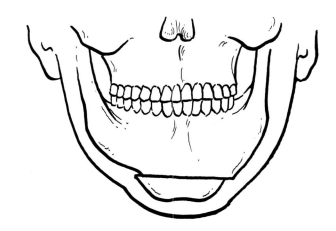

图 13-3-22

❽ 三角形骨段截除术：适用于颏中线偏斜且颏下缘高度不对称、下颏高度较长者（图13-3-23、图13-3-24）。

❾ 水平旋转移位术：适用于颏部偏斜且两侧颏结节突度不一致的患者（图13-3-25~图13-3-27）。

❿ 楔形截骨术：适用于下唇高度较长并伴有颏突度轻度不足患者（图13-3-28、图13-3-29）。

⓫ 梯形截骨旋转移位术：适用于颏部偏斜伴有双侧颏下缘高度不一致而下唇颏高度基本正常的患者（图13-3-30~图13-3-32）。

对于复杂颏部偏斜畸形，应仔细分析颏部偏斜的原因，有时是多个方向的偏斜，应采用个体化设计的理念，联合多个手术方式，在不同方向上予以纠正。

术中要点

❶ 出血与血肿：截骨时出血多来自近心端骨段的骨髓腔，可在截骨前与麻醉医生配合采取控制性低血压的麻醉方式，尽快完成截骨操作。截骨后电凝止血，必要时以骨蜡填塞。如止血不彻底可导致咽腔狭窄而影响呼吸，甚至威胁生命。

❷ 颏神经损伤与颏唇麻木：黏膜切口过深可直接损伤颏神经；截骨线过高可损伤下颌管部的神经束；术中过度牵拉也可造成术后颏唇麻木。因此，术中应正确设计切口及截骨线位置，避免过度牵拉。如果术中发现颏神经离断，应在无张力条件下行神经端端吻合。

❸ 不要过分剥离下颌骨下缘附着的软组织以保证骨段血供。

❹ 颏下垂及下唇外翻：术中应避免过分剥离软组织附着。在关闭创口时，注意分层缝合。

术后处理

❶ 感染：足疗程的广谱抗生素可有效预防术后感染。同时可以采用生理盐水口腔冲洗以及漱口水漱口。

❷ 使用如图所示包扎方法，可以起到防止血肿形成以及术后软组织塑形的作用。

270

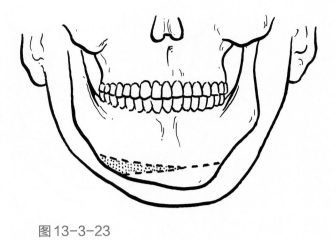

图 13-3-23

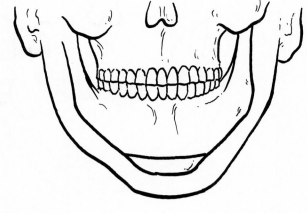

图 13-3-24

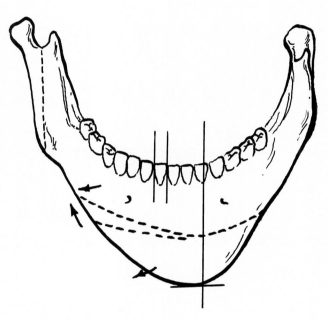

图 13-3-25

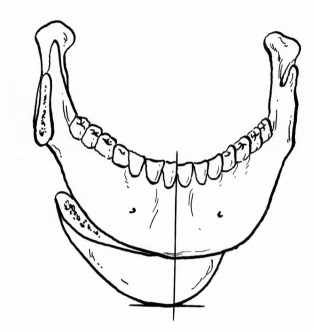

图 13-3-26

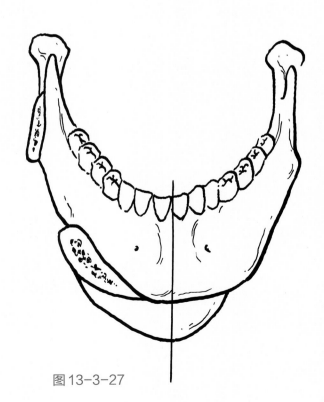

图 13-3-27

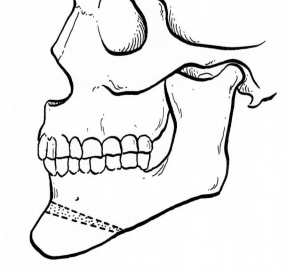

图 13-3-28

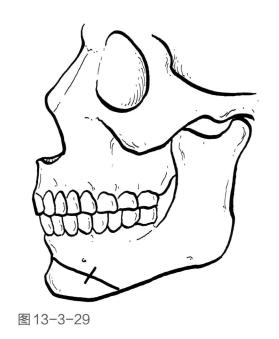

图 13-3-29

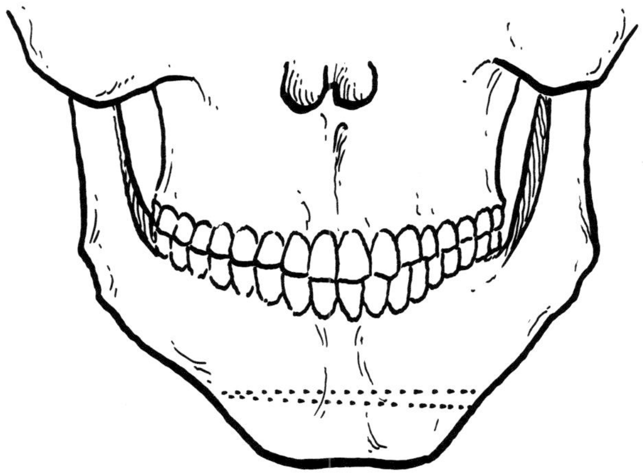

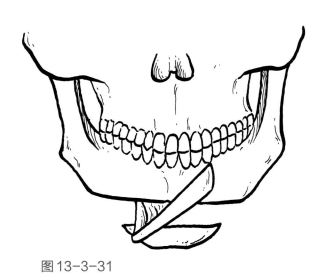

图 13-3-31

图 13-3-30

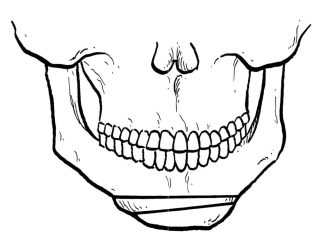

图 13-3-32

第四节　　下颌脂肪袋去除术

在颏下区舌骨与下颌骨下缘之间，常因皮肤松弛、脂肪堆积而形成下颌脂肪袋，即人们常说的"双下巴畸形"（图13-4-1）。

适 应 证	下颌脂肪堆积影响美观者。
禁 忌 证	手术部位有感染病灶。有心理或精神疾患。重度吸烟。贫血等引起伤口愈合能力较差的。瘢痕体质。有严重药物过敏及异物过敏史。有出血倾向的疾病和高血压病者。有心、肺、肝、肾等重要器官器质性病变的。尚未控制的糖尿病和传染性疾病患者。女士处于月经期及哺乳期的。
术前准备	身体健康，无器质性病变。女性应避开月经期。术前做血、尿常规化验及胸片和心电图检查。术前与患者及家属充分商讨手术方案，根据患者

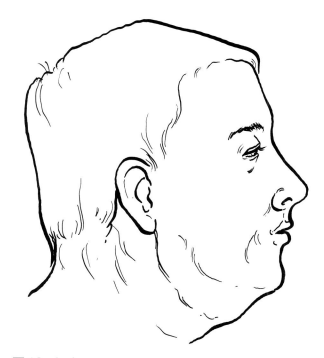

图 13-4-1

面型及需求，采取个体化设计，并充分交代手术风险及术后可能出现的外形变化，做好心理评估。留取相应照片作为存档。

麻　　醉	手术可在局麻下进行。
体　　位	采取仰卧位。
手术步骤	❶ 标记中线位置，沿下颌骨下缘设计切口（图13-4-2）。
	❷ 切开至肌层浅面，沿肌肉以浅潜行分离刻下堆积的脂肪（图13-4-3）。
	❸ 切除多余脂肪后，上推皮瓣，超过切口上缘（图13-4-4）。
	❹ 沿中线切开多余皮瓣，形成三角瓣（图13-4-5）。
	❺ 沿切口上缘切除三角瓣（图13-4-6）。
	❻ 同样方法切除另一个三角瓣（图13-4-7）。
	❼ 在矢状面上显示切开深达肌肉浅面，并沿肌肉以浅分离切除脂肪（图13-4-8）。
	❽ 切除脂肪正面观（图13-4-9）。
	❾ 深方缝合（图13-4-10）。
	❿ 皮肤缝合（图13-4-11）。

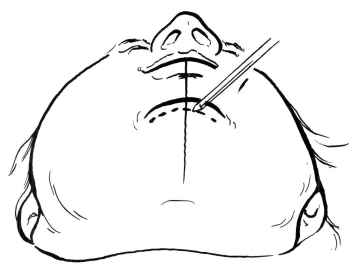

图 13-4-2

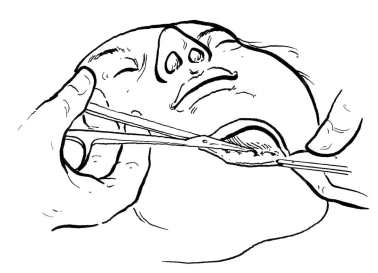

图 13-4-3

273

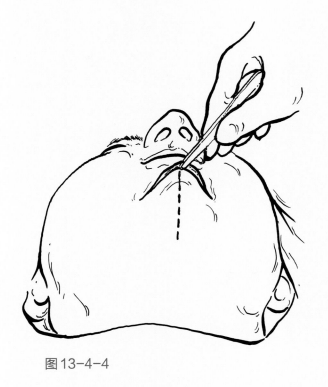

图 13-4-4

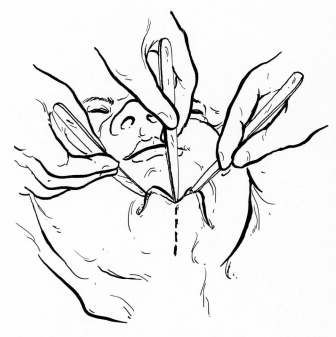

图 13-4-5

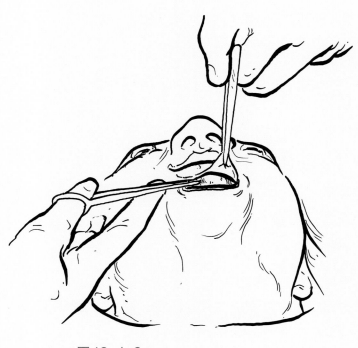

图 13-4-6

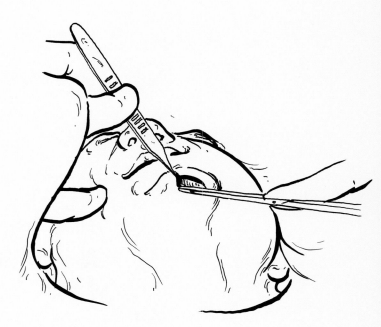

图 13-4-7

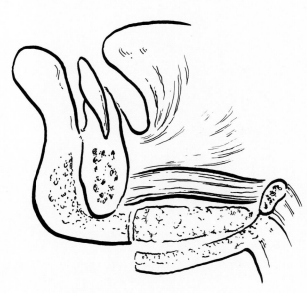

图 13-4-8

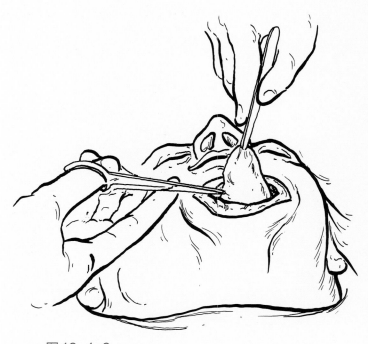

图 13-4-9

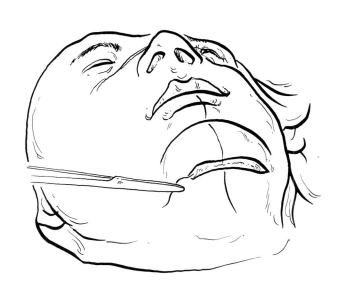

图 13-4-10

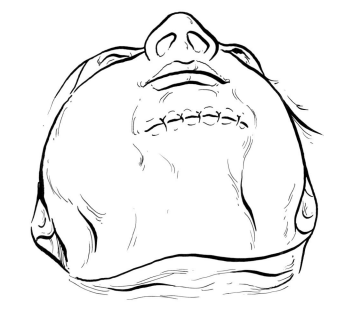

图 13-4-11

手术要点	术中注意剥离层次，沿肌肉以浅切除脂肪组织。
术后处理	下颌脂肪袋去除术后加压包扎要适度，过紧影响呼吸和吞咽，过松发生渗血易形成血肿影响效果。术后6~7天可拆线。

第五节 咬肌下颌角良性肥大畸形矫正术

咬肌肥大多伴有下颌角向下和侧方的发育过度，从而使面型比例失调呈方形，严重影响美观。采用外科手段矫治咬肌良性肥大畸形最早由Gurney提出。

适 应 证	下颌角外翻，下颌角切迹明显，下颌角肥厚，下颌骨升支与下缘夹角小于120°。
禁 忌 证	❶ 骨骼尚未发育完全的生长期不宜施术。 ❷ 全身或口腔颌面部有急性或慢性感染。 ❸ 患者对手术美容效果要求过高而难以实现者。
麻 醉	手术选择经鼻或经口插管全身麻醉。
体 位	采取仰卧位。
术前准备	❶ 临床检查：包括正侧面观和面部左右对称情况。通过触诊评估患者咬肌肥厚与下颌角突度情况。对口内咬合情况详细检查，如有阻生智齿最好在术前拔除。

❷ 拍摄头颅正侧位X线头影测量片及颌骨全景片。明确颏部情况，确定是否有必要行颏成形术。为患者拍摄正侧位照片。

❸ 对患者进行心理状态的评估，对其要求进行分析。

术前设计　在设计过程中，侧面下颌角区的弧度极为重要。

❶ 面部照片：包括正位及左右侧位。

❷ 头颅正侧位X线头影测量片及颌骨全景片，了解下颌神经管的位置和畸形部位及程度，确定截骨线位置及截骨量。

根据美学及解剖学要求，结合患者自身需要，经计算机辅助模拟，确定最终手术方案。

一　　下颌角区外板截除术

手术步骤　分为口内及口外入路。由于口外入路在面部留有明显瘢痕，目前多采用口内入路。

❶ 切口：从下颌支前缘稍靠外侧沿斜线向前下做长约3~4cm黏膜切口（图13-5-1）。

❷ 剥离与显露：切开黏膜后在骨膜下剥离，剥离咬肌附着点与角切迹前方的下颌下缘，剥离显露下颌支下份的外侧骨板和升支后缘（图13-5-2）。

❸ 截骨线设计：与传统升支矢状劈开截骨术相比，本手术水平截骨线设计在升支外板，位于升支中份稍靠下。矢状切口沿外斜线向前下，一般约2cm长。再于角切迹前方做垂直骨切口线（图13-5-3）。

❹ 截骨：按照术前设计标记好截骨线，用裂钻或摆动锯截开（图13-5-4~图13-5-6）。

❺ 劈开：完成截骨线后，以弯骨凿从矢状切口进入，凿刃弯向内侧面，可使下颌角外侧骨板离断（图13-5-7~图13-5-9）。

❻ 冲洗缝合，加压包扎（图13-5-10）。

术中要点　❶ 口内入路下颌角截骨时，术中主要涉及的神经是颏神经和下牙槽神经（图13-5-11），矢状劈开下颌角外板截除术的优点是既保留了口内切口的优点，又避免了口外切口的瘢痕和面神经下颌缘支的损伤，同时操作安全简单，不但保留了正常的下颌侧方轮廓，而且降低了侧方突度。

❷ 如下颌角肥大较为严重，可去除下颌角处全层骨皮质，以改善侧方突度，并可修整侧方轮廓。

❸ 水平截骨时，可不完全截开骨皮质，仅做相当于骨皮质厚度2/3的骨槽，以避免损伤下牙槽血管神经束。矢状及垂直骨切口应完全截开骨皮质。

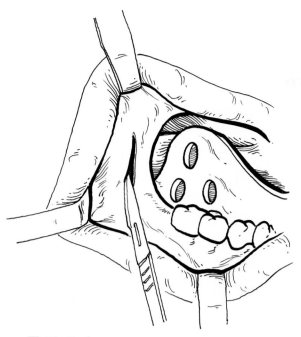

图 13-5-1

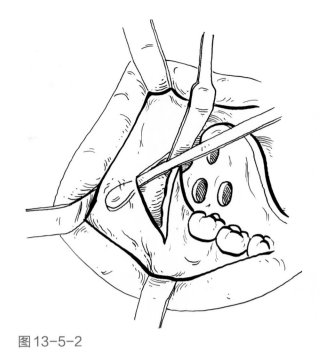

图 13-5-2

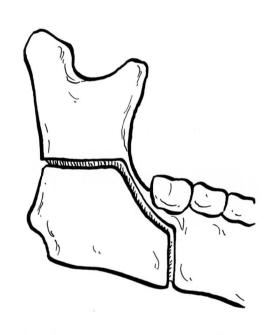

图 13-5-3

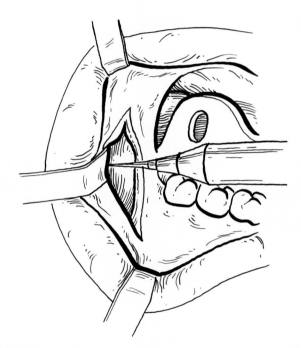

图 13-5-4

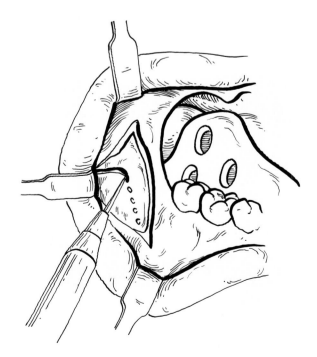

图 13-5-5

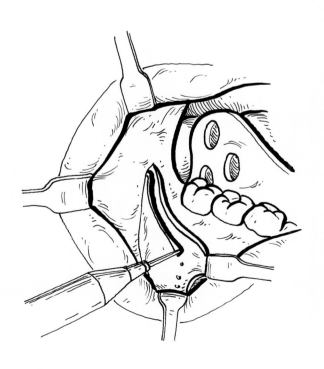

图 13-5-6

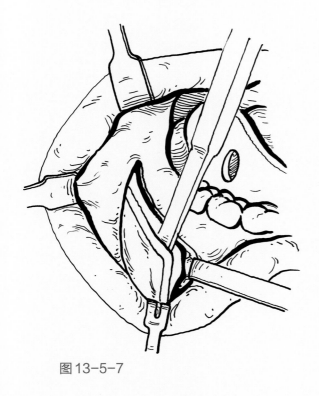

图 13-5-7

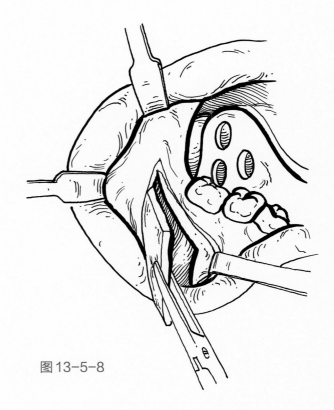

图 13-5-8

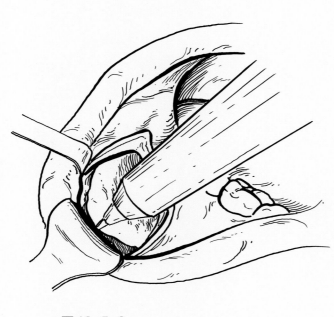

图 13-5-9

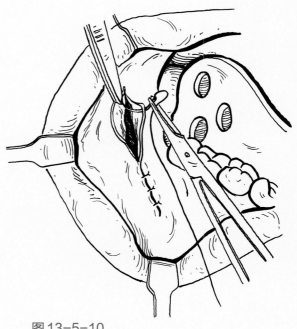

图 13-5-10

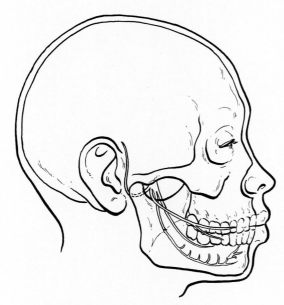

图 13-5-11

二 下颌角截骨术

手术步骤

❶ 切开、分离显露同下颌角外板截除术。

❷ 下颌角截骨术：根据术前设计，从下颌升支后缘中份偏下开始略呈弧形至角前切迹前方，在下颌角外板做一条浅的骨沟形成截骨标志线，用锯切开（图13-5-12）。升支后缘与角前切迹处骨质最厚，可将这两处的内外皮质完全切开后，用弯骨刀轻轻敲击将剩余骨性连接离断。

❸ 咬肌部分切除：如果患者咬肌肥大，应以与部分切除。分离咬肌内外层，主要切除紧贴下颌支下部外侧面与下颌角处的内层肌肉，用止血钳分别夹住需要切除的肌束两端，用电刀切除（图13-5-13）。

❹ 冲洗缝合。

常见的截骨方式：

（1）Baek弧形截骨或切线截骨术：该方法由Baek于1994年首先提出，根据患者具体情况而使用弧形截骨或切线截骨，以及两种方式相结合的方法（图13-5-14、图13-5-15）。

（2）下颌角体部一次性连续弧形截骨术：利用弧形截骨一次完成下颌骨升支、下颌角、下颌体、颏部的塑形（图13-5-16）。

（3）连续多次弧形截骨术：该术式有Yang改进为摆动锯进行的连续多次（3~4次）弧形截骨（图13-5-17）。

手术要点及术后处理

❶ 血肿：主要是咬肌附着处肌肉渗血，手术中应严密止血。手术后放置引流管和加压包扎可有效预防手术后血肿的形成。对大的血肿应及时行手术探查清除；小血肿可在手术后8~10天血肿液化时，拆除口内2~3针缝线，将血肿挤出。

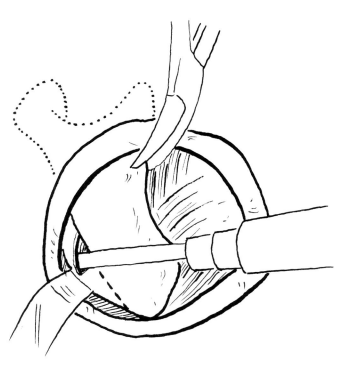

图13-5-12

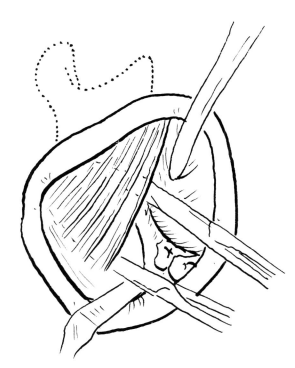

图13-5-13

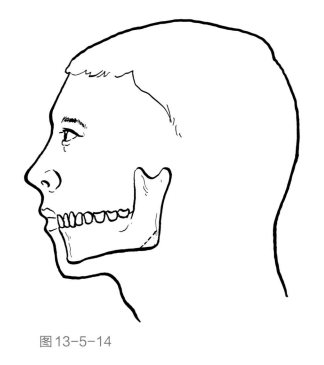

图 13-5-14

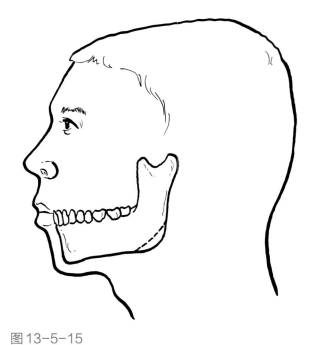

图 13-5-15

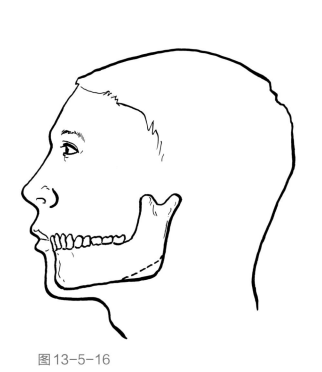

图 13-5-16

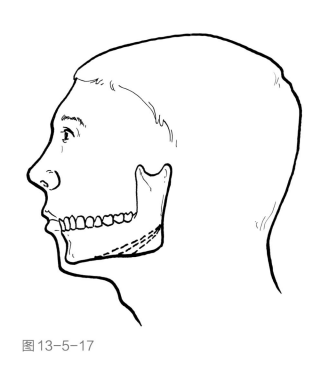

图 13-5-17

❷ 神经损伤：主要是颏神经和下牙槽神经，前者在截骨线超过颏孔的患者比较容易损伤。在这种情况下，最好将颏神经解剖出来并予以保护。对于下牙槽神经的保护，手术前在X线片上仔细确定下牙槽神经管的位置和走向尤为重要。因牵拉引起的神经损伤，麻木症状在3~5周后可逐渐恢复正常。

❸ 牙关紧闭：在行咬肌部分切除时，它是最严重的问题，有时持续时间很长。术中应严密止血，术后在面部两侧进行冰敷，避免张口过大或打哈欠。规律性地颌体运动有助于避免痉挛。如果发生牙关紧闭，可采用交替热敷和冰敷等辅助疗法，一般1周内症状可逐渐消失。

❹ 感染：引起感染的主要原因是局部血肿形成而没得到及时有效的处理。避免术后感染的措施除了注意无菌操作以及术前、术中和术后合理应用抗生素以外，主要措施为术中仔细操作，彻底止血，以避免血肿形成以

及发现血肿形成后的有效处理。感染发生后，可将原手术切口打开，用抗生素盐水反复冲洗，必要时采用碘仿纱条填塞引流。一般情况5~10天可以控制感染。

❺ 髁突骨折：为下颌角截骨整形术的严重并发症，多因截骨线过高、截骨不彻底、暴力截骨所致。发现后应及时复位，患侧垫颌垫并颌间牵引6~8周，去除牵引后加强张口训练。

❻ 不对称：引起不对称的主要原因是左、右两侧截骨量不一致。因此，避免不对称的措施除了术前认真分析病情、合理设计截骨线和截骨量以外，主要还是手术中的仔细操作。

第十四章
面部除皱术

扫描二维码，
观看本书所有
手术视频

额部除皱术

适 应 证	前额横纹，眉间垂直纹（保留），眉、上睑皮肤下垂，鼻根横纹。

禁 忌 证

❶ 严重肝、肾、心、脑疾病，孕妇和严重血液疾病患者。

❷ 女士处于月经期间。

❸ 有精神病疾患，心理障碍或要求过高或不符合实际者。

❹ 明显瘢痕体质者。

❺ 手术部位有皮肤炎症病灶者。

切口设计
与选择

❶ 前额发际切口：适于前额宽大者，即前额新切口位于发际缘，两侧颞部切口位于发际内5~6cm直至两侧耳轮前角水平（图14-1-1）。

❷ 发际内冠状切口：适于前额略窄者，即整个切口位于皮肤发际内5~6cm，沿着发际形状形成的两侧耳轮脚前缘间的冠状连线（图14-1-2）。

❸ 随形冠状切口：为适应特殊发际采用的切口，设计以减轻发际及前额畸形（保留）为宗旨（图14-1-3）。

麻 醉　手术选择经鼻或经口插管全身麻醉。

体 位　手术采取仰卧位。

术前准备　做好心理疏导，克服对手术的恐惧心理、增强信心。同时排除对手术效果过高的心理奢望，对自身条件、手术过程、术后预期效果有充分了解。术前清洗头发，降低感染可能性。术前做好头皮切开标志线和局部分离标志线。剪除额部及两侧颞部画线范围内头发，将前额、颞前头发编成数条小辫，避免术中散落在术野而影响手术操作，为减少瘀斑及血肿的发生，术前4周停用阿司匹林类药物，术前2周停用维生素E、丹参等药物。
女性应计算月经周期，月经期应暂缓手术。

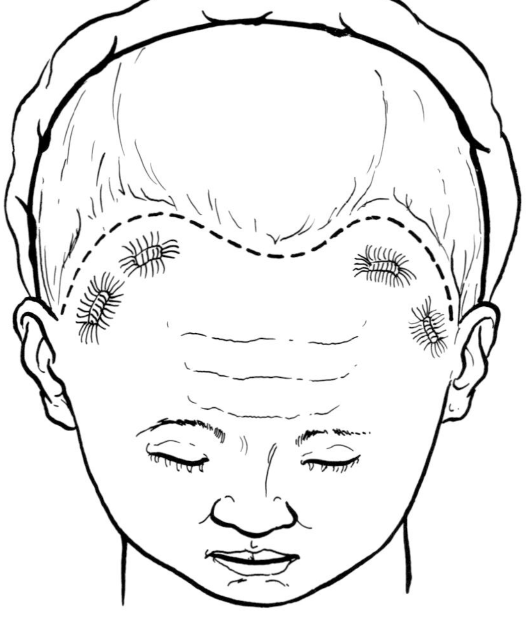

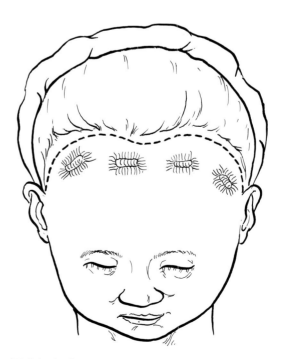

图14-1-1

图14-1-2

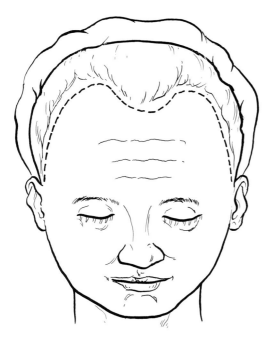

图 14-1-3

手术步骤

ER14-1-1
额颞部、中
面部除皱术

❶ 标记切口线。

❷ 切开：沿标记线切开前额部，平行毛囊切开头皮直至帽状（保留）腱膜下，两颞切口深度不超过颞浅筋膜浅层，即仅深（保留）及毛囊下层，边切边用头皮血管夹止血（图14-1-4）。

❸ 剥离：额部在帽状（保留）腱膜下层剥离，边剥离边翻转头皮，直至鼻背及眶缘，两侧颞浅筋膜浅层剥离直至眉梢及外眦上外2~3cm处。在靠近眶上血管神经束时，应采用钝性分离，以免损伤眶上神经（图14-1-5）。

❹ 切断皱眉肌及降眉肌：显露皱眉肌、降眉肌及眉间降肌，钝性离断其大部分纤维。亦可将部分肌纤维剪除（图14-1-6）。

❺ 切除额区帽状（保留）腱膜，离断额肌：以两侧眶上血管神经束为界，分三段切除皱纹区2~3cm宽帽状腱膜及额肌，与皱纹相对应部的皮下组织亦应松解分离。有眉下垂者，应将眉梢上方的筋膜上提折叠缝合数针，使前额皮肤皱纹充分伸展。显露眼轮匝肌外侧，可以外眦水平延长线为中轴，对称"八"字形剪断（图14-1-7）。

❻ 上提皮肤，拉紧缝合：上提前额皮肤，为确定松弛多余头发宽度，先沿头皮冠状口前唇分3~4点劈开多余头皮，于劈开处缝合固定，然后分段切除多余头皮。一般采用边切除边分层缝合帽状（保留）腱膜及头皮，以减少出血。两颞侧可将颞浅筋膜折叠缝合数针后，直接缝合头皮层，放置引流片（图14-1-8）。

手术要点

❶ 在额部皮瓣掀起时，应尽量保护好骨膜，在其浅层走行。一旦骨膜片状损坏缺乏，术后可形成皮肤粘连。

❷ 沿骨膜浅层分离额区头皮瓣时，在额1/2水平，即应注意保护眶上血管神经束。该血管束多紧贴骨膜走行，应采用钝性分离。在距眶上孔1cm左右必要时可切开骨膜自骨膜下向眶上孔分离。

术后处理

术后头部弹力绷带包扎2天，24小时引流小于5ml即可拆除引流。术后隔日换药，观察伤口与无感染、渗血等情况，10日拆线。

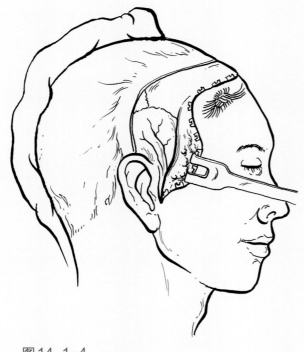

图 14-1-4

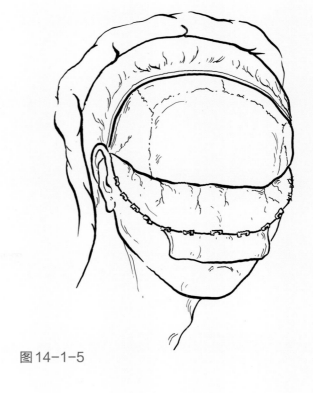

图 14-1-5

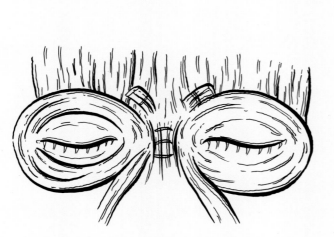

图 14-1-6

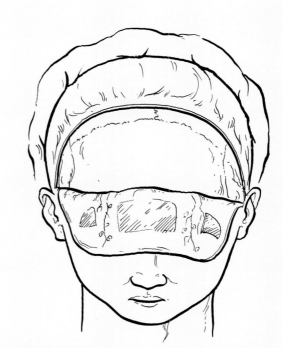

图 14-1-7

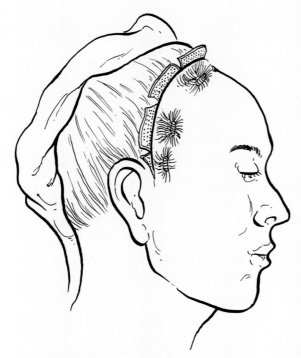

图 14-1-8

颞部除皱术

适 应 证	外眦部鱼尾纹，眉及外眦角下垂纹，上睑松弛及轻度的鼻唇沟加深。
禁 忌 证	❶ 严重肝、肾、心、脑疾病，孕妇和严重血液疾病患者。
	❷ 女士处于月经期间。
	❸ 有精神疾病、心理障碍或要求过高或不符合实际者。
	❹ 明显瘢痕体质者。
	❺ 手术部位有皮肤炎症病灶者。
麻 醉	手术选择局麻，或经鼻/经口插管全身麻醉。
体 位	手术采取仰卧位。
术前准备	做好心理疏导，克服对手术的恐惧心理、增强信心。同时排除对手术效果过高的心理奢望，对自身条件、手术过程、术后预期效果有充分了解。术前清洗头发，降低感染可能性。术前做好头皮切开标志线和局部分离标志线。剪除两侧颞部划线范围内头发，将前额、颞前头发编成数条小辫，避免术中散落在术野而影响手术操作，为减少瘀斑及血肿的发生，术前4周停用阿司匹林类药物，术前2周停用维生素E、丹参等药物。女性应计算月经周期，月经期及其前后应暂缓手术。
手术步骤	❶ 切口起自颞顶交界水平，在颞部发际内5cm处下行，至耳轮起始部鬓角处。切口转至耳前皮肤，止于耳轮前脚水平，标记好切口线。另外还需在眉梢上外方1.5~2.0cm处标点A，在耳轮前脚与外眦连线中点标点B，两点连线之间有面神经颞支的额肌支，需小心。皮下层可剥离至上，下睑外份及颞颊部（图14-2-1）。
	❷ 切开：沿标记切开头皮，切开深度仅限于头皮层。
	❸ 剥离：在颞筋膜浅层紧贴毛囊下分离至眼轮匝肌外缘（约距外眦3cm），在眼轮匝肌浅层分离直至外眦及睑外侧鱼尾纹分布区（图14-2-2）。
	❹ 悬吊眼轮匝肌：提起眼轮匝肌外缘，用蚊式钳轻柔钝性分离眼轮匝肌下层，至肌外侧宽度的2/3，分离时对任何纤细的神经分支均应保留，牵起分离的肌肉，与外眦水平，在直视下用小弯剪剪断分离区的眼轮匝肌纤维，形成燕尾状上、下角。展开、上提眼轮匝肌上角，固定于颞肌筋膜（2~3针），下角则水平拉紧后固定于筋膜上（1~2针）。翻转头皮瓣，观察眼外侧悬吊情况，不满意时可适当调整悬吊水平（图14-2-3）。
	❺ 切除多余皮肤：向外上牵拉颞部皮肤，在外眦相对应处将多余皮缘切开拉紧固定缝合1~2针，观察外眦与眉梢高度合适对称后，切除多余皮肤，间断缝合头皮。
	❻ 对颞部皮肤过于松弛者，为避免去除多余皮肤后，切口下方皮肤出现"猫耳"及鬓角消失，可在切口后方头皮内做一附加切口，切除一窄条头皮，以减轻前方切口去除"过多"之虑。切口间断缝合（图14-2-4）。

287

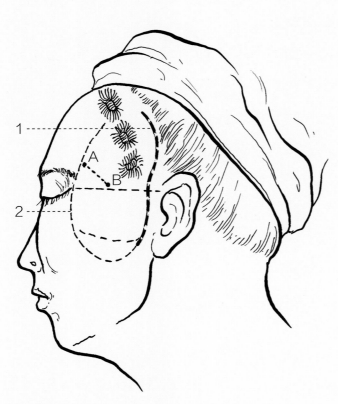

图 14-2-1

1.切口线；2.剥离区标志线

AB 间：面神经颞支的额肌支走行区。

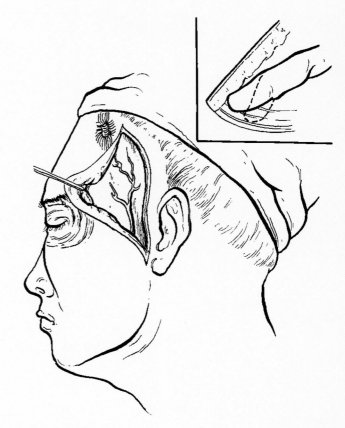

图 14-2-2

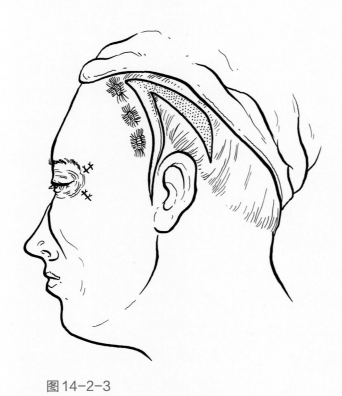

图 14-2-3

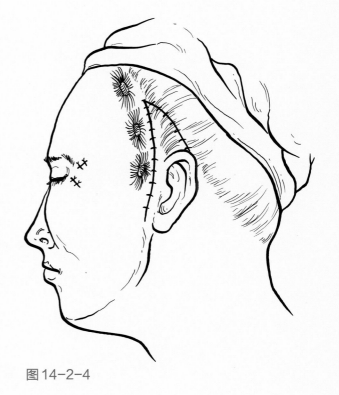

图 14-2-4

手术要点	❶ 分离眼轮匝肌下方时，切忌粗暴，注意保护由外缘进入眼轮匝肌的眼轮肌肌支。

手术要点

❶ 分离眼轮匝肌下方时，切忌粗暴，注意保护由外缘进入眼轮匝肌的眼轮肌肌支。

❷ 悬吊眼轮匝肌与拉紧头皮时，务必注意两侧对称，但有时因两侧麻药注射量不同而估计不准，可在术前用针头蘸亚甲蓝液在眼轮匝肌预悬吊固定点做穿刺标记。

❸ 在去除多余皮肤时，应注意尽量保留鬓角，必要时做附加切口以增加悬吊效果。耳前切口则应用6-0无损伤针线对合。

术后处理

术后头部弹力绷带包扎2天，24小时引流小于5ml即可拆除引流。术后隔日换药，观察伤口与无感染、渗血等情况，10日拆线。

第三节　面中下部除皱术

一　SMAS上提术

适应证

面颊部、颌颈部皮肤皱纹及松垂，鼻唇沟过深，口角下移。

禁忌证

❶ 严重肝、肾、心、脑疾病，孕妇和严重血液疾病患者。

❷ 女士处于月经期间。

❸ 有精神病疾患，心理障碍或要求过高或不符合实际者。

❹ 明显瘢痕体质者。

❺ 手术部位有皮肤炎症病灶者。

麻醉

手术选择经鼻或经口插管全身麻醉。

体位

手术采取仰卧位。

术前准备

❶ 患者与医生作深入全面的术前交谈，了解手术的大小、时间、步骤、疼痛的程度、恢复的快慢、可能达到的效果；可能存在的风险；医生应了解患者面部的情况，手术的动机，对手术的期望是否符合实际等。

❷ 身体健康程度的检查：除外可能存在的心、肺、肝、血液等基础疾病，既往的手术史，用药史，过敏史。容易增加手术风险的药物，如阿司匹林、维生素E，肝素等在1~2周前停用；停止抽烟、喝酒等。

❸ 术前3天每天洗头一次；手术当日需局部剃除毛发，编织小辫，以方便手术。术前一夜可适当服用安眠药物，术前半小时酌情应用镇静、止痛药；根据麻醉术式，决定是否需要禁食。

手术步骤

ER14-3-1
中下面部
除皱术

❶ 切口上端始于耳郭前缘上3~4cm处，向下至耳轮脚前缘，沿耳轮脚弧线向下后至耳屏，在其后方（或前方）向下至耳垂前，绕过耳垂下沟向上转入耳垂后沟2/3处，呈75°角，转向进入发际内5cm或沿发际向下4~5cm（图14-3-1，图14-3-2）。

❷ 沿标记切开皮肤，切口仅深及浅筋膜层。

❸ 剥离：耳前区面部潜行剥离：剥离平面在浅部皮下脂肪层，至切口前4cm的颧弓下缘，可见到颧弓-皮肤支持韧带。紧贴皮下剪断之，结扎伴行小动脉，然后继续潜行剥离至整个面部，直至鼻唇沟。颌颈部剥离：剥离平面在颈阔肌浅层，下颌角处没有颈阔肌覆盖，不可分离过深，以免损伤其下的面神经颈支、耳大神经和颈外静脉。耳后区分离：分离平面在皮下与深筋膜之间，先需锐性切断颈阔肌耳韧带，因耳大神经最为表浅，分离时应紧贴皮肤，注意保护，发际内可紧贴毛囊下分离（图14-3-3、图14-3-4）。

❹ SMAS瓣形成与固定：在耳前切口前1cm处，切断SMAS附着在耳前的坚固纤维。在颧弓下1cm处腮腺表面横行切开，从腮腺包膜的浅面掀起并剥离至腮腺前缘，形成SMAS瓣（必要时只能钝性向咬肌筋膜浅面分离）。经此瓣向后上方拉紧，在耳前和颧弓下重叠固定3~4针。

在颈阔肌深面于颈深筋膜间钝性分离，必要时可分离至颈中部，在下颌角前下方切开颈阔肌外侧缘，形成"Y"形瓣。向后上拉紧，将其固定于乳突筋膜上（图14-3-5、图14-3-6）。

❺ 上提皮肤瓣：根据皮肤多余宽度先在耳郭上缘剪开并固定1针，确定悬吊高度。图14-3-7在耳轮角水平剪开作第2针固定，确定其松紧度。图14-3-8在耳垂下方作第3针固定，在相当于耳郭后沟2/3处剪开多余皮缘作第4针固定图14-3-9。然后沿耳郭后沟、耳垂下沟及耳前切缘剪掉多余皮肤，最后发际切口皮肤修平图14-3-10。

手术要点

在分离SMAS下方时，应严格按安全区标记施行，否则将极可能损伤面神经分支。在SMAS浅层分离时，理论上应可分离至鼻唇沟，但操作风险较大，应慎行之。

术后处理

术后颞部加压包扎2天，24小时引流小于5ml即可拆除引流。术后隔日换药，观察伤口与无感染、渗血等情况，7日拆线。手术后面部皮肤会有明显的肿胀期，并出现青紫色瘀斑，瘀斑一般在10日内可吸收消失，而面部水肿恢复则需要2~3周或更长的时间。术后初期，面部及头皮内的皮肤感觉会变得麻木、迟钝，一般在3个月左右可以完全恢复。术后面部左右两侧可能有轻度不对称，在1~2个月内可恢复正常。如果发现面部在活动时出现明显不对称，则应及时去看医生并进行检查治疗。术后的最佳效果一般要在3~4个月以后，而其效果维持时间在5~10年左右。

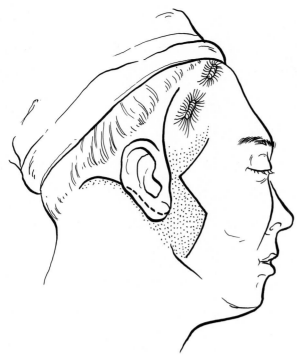

图 14-3-1

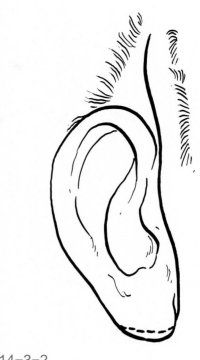

图 14-3-2

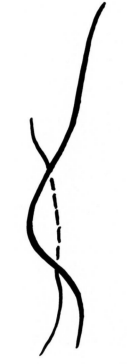

图 14-3-3

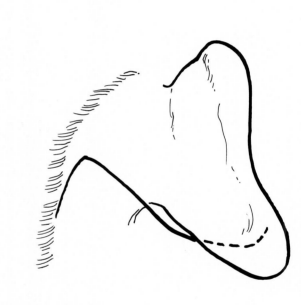

图 14-3-4

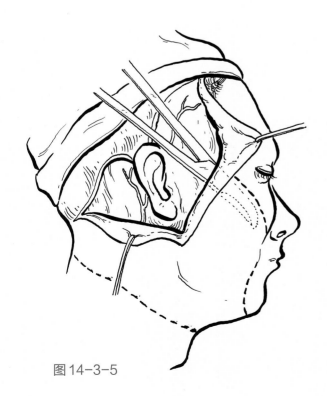

图 14-3-5

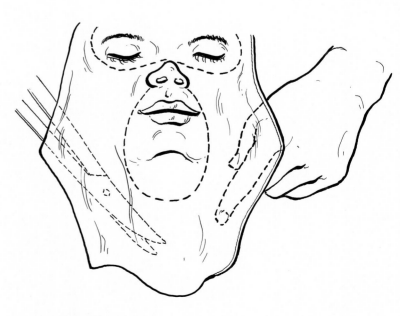

图 14-3-6

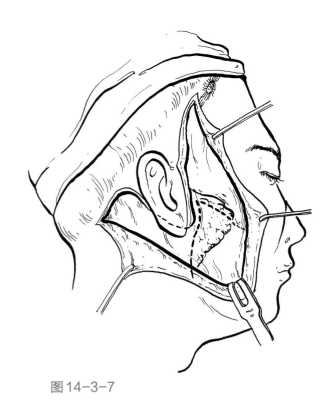

图 14-3-7

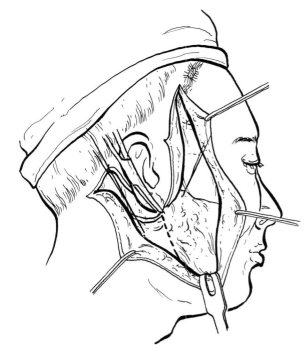

图 14-3-8

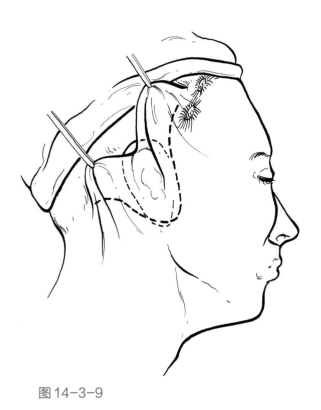

图 14-3-9

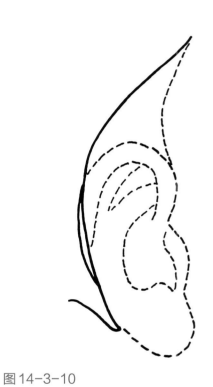

图 14-3-10

二　颧颊脂肪垫悬吊面中下部除皱术

适 应 证	面颊部皮肤皱纹及松垂，鼻唇沟过深，口角下移。
禁 忌 证	同SMAS上提术。
麻　　醉	手术选择经鼻或经口插管全身麻醉。
体　　位	手术采取仰卧位。
术前准备	同SMAS上提术。
手术步骤	❶ 沿两颞侧切口标记线切开头皮，在颞浅筋膜浅层及面部脂肪浅层剥离直至颧弓下2~3cm，显露颧纤维脂肪垫和眼轮匝肌下脂肪垫。

❷ 以组织钳上提并反复拉动纤维脂肪垫，确认提拉方向与上提距离，同时沿颞肌附着弧线上确定3~4个悬吊点。用1-0PTFE线（聚四氟乙烯线）沿脂肪垫上缘自颞侧向鼻侧半弧形连续贯穿缝合，每贯穿一针即向颞肌附着弧线深筋膜上固定一针，依次连接颧颊纤维脂肪垫、眼轮匝肌下脂肪垫与颞肌附着弧线固定点，拉紧悬吊线并打结固定。颧颊纤维脂肪垫的上提方向近乎垂直向上，而眼轮匝肌的悬吊方向约水平向上30°角，即各线的方向如"佛手"之指引（图14-3-11，图14-3-12）。

❸ 需要颊纤维脂肪垫一并悬吊者，可用李森恺埋导引针进行，首先于切口内颧纤维脂肪垫进针，沿悬吊方向贯穿穿过颧脂肪垫、颧隔"Y"形裂隙、颊脂肪垫，在颊部皮肤标记点缓慢出针，出针时针的另一头到达颊脂肪垫水平停止出针，在此深度平面的脂肪垫内走行0.5~1.0cm后垂直穿出皮肤另一标记点。另一头在同一水平停止出针，再贯穿穿过颊脂肪垫、颧隔"Y"形裂隙和脂肪垫出针，在颧脂肪垫悬吊完成后，调整颊脂肪垫的悬吊松紧度，打结固定于颞深筋膜（图14-3-13~图14-3-16）。

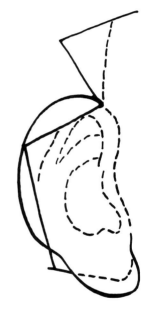

图14-3-11

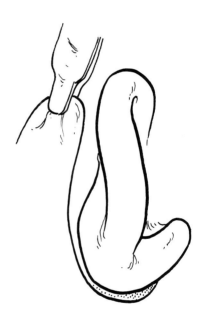

图14-3-12

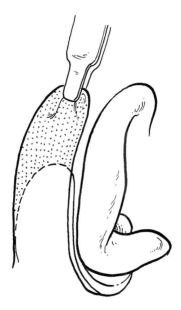

图14-3-13

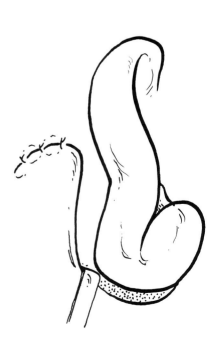

图14-3-14

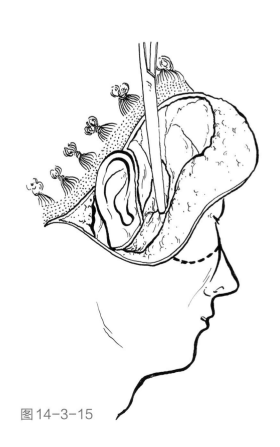

图14-3-15

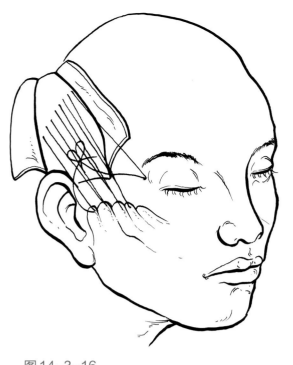

图14-3-16

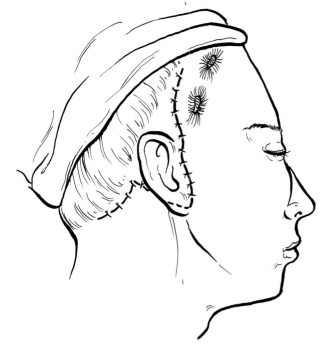

图14-3-17

❹ 纤维脂肪垫悬吊后进行去皮与上提缝合已变得毫无张力，可用较细的缝线轻松缝合，轻轻拉拢缝合即可。可根据术中的出血情况决定引流片的放置（图14-3-17）。

术后处理　　　　同SMAS上提术。

第四节　　内镜除皱术

适 应 证　❶ 不愿接受肉毒毒素注射治疗的年轻患者。

❷ 患有秃发的男性患者。

❸ 前额较高或相对高的患者。

❹ 面神经麻痹所致的上睑下垂患者。

禁 忌 证　❶ 严重肝、肾、心、脑疾病，孕妇和严重血液疾病患者。

❷ 女士处于月经期间。

❸ 有精神病疾患，心理障碍或要求过高或不符合实际者。

❹ 明显瘢痕体质者。

❺ 手术部位有皮肤炎症病灶者。

术前准备　　　　做好心理疏导，停用影响凝血的药物2周，女性避开月经期，术前三日每日洗头一次，整理头发避免影响手术操作，术前画线，并备皮。

手术步骤

内镜眉上提术

❶ 在发际线上做2~3个小切口（以方便插入内镜为度）。

❷ 插入内镜及器械。

❸ 内镜下潜行分离整个额部皮瓣，也可间断剪断额肌，在内镜指引下撕开或直接剪断眉间肌及皱眉肌（图14-4-1）。

❹ 松解眶上缘外侧韧带，以利于额部上提（图14-4-2）。

❺ 上提，加压包扎，固定。

内镜经颞部切口入路骨膜下面中部上提术

❶ 在颞侧或发际线做切口（参见"颞部除皱术"）。

❷ 先后切开颞浅筋膜和颞深筋膜，在其下方向颧弓分离（图14-4-3）。

❸ 进入颧弓骨膜下方，向前下方至整个颧骨、上颌骨表面。

❹ 上提骨膜及其上方组织，继续剪断颞纤维隔，使皮肤骨膜瓣充分移动。

❺ 调整外眦形态，使颧颊部组织上提。

❻ 缝合切口，上提、加压、包扎固定。

内镜经口内入路骨膜下面中部上提术（图14-4-4）

❶ 在龈颊沟犬齿窝处做横行或纵行切口（长度以能放入内镜和器械为度）。

❷ 从骨膜剥离子剥离掀起上颌骨表面骨膜。上至眶上缘，外侧至颧骨和颧弓表面。注意勿损伤眶下神经。

❸ 至颞深筋膜及浅筋膜处穿出（不出皮），使颧颊部皮肤游离。

❹ 上提固定。

手术要点

❶ 当剥离从颞筋膜中部至颧部骨膜下平面过渡时，应注意面神经额支在耳屏前至眉外1~3cm走行于骨膜层还是下层，应严格控制在骨膜下层。

❷ 颞深筋膜至颧部骨膜下过渡包括颞脂肪垫的过渡，如果反复挤压牵拉造成损伤，术后可能出现单侧或双侧颞部的凹陷及毛发脱失。

❸ 在颧骨骨膜下剥离时避免损伤颧颞部、颧面部及眶下部神经。

术后处理

❶ 术后当天嘱患者卧床休息，如有轻度恶心或呕吐，可给予安慰或肌内注射甲氧氯普胺。第2天可以下床并正常进食。术后一般常规应用抗菌药物3天，48小时后，去除引流条。耳屏前缝线7天拆线，头皮内缝线10天拆线。

❷ 观察包扎与固定：观察头部包扎有无松动、脱落或过紧。如果包扎松动、脱落则易形成局部血肿而影响术后除皱纹效果；包扎过紧则影响局部血循环，易发生皮肤坏死。一旦发现包扎出现异常要及时处理。通常包扎保持10天，不应轻易打开，以免影响手术效果。

❸ 观察局部淤血及血肿：由于术中局部皮下分离层次不清，额肌、皱眉肌离断过多、头皮缝合时未缝带帽状腱膜等原因都可以引起术后出血。出血量少时局部可以形成瘀斑，出血量过多局部可形成血肿。瘀斑10天左右可以吸收，但大的血肿则不能吸收。血肿容易继发局部感染，同时

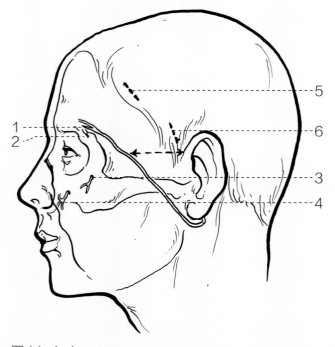

图 14-4-1
1.额颞静脉；2.面神经颞支；3.颧面神经；4.眶下神经；5.耳轮上6cm切口；6.耳轮上1cm切口。

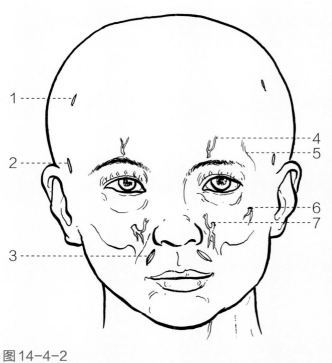

图 14-4-2
1.耳轮上方6cm处1.5cm切口；2.耳轮上方1cm处1.5cm切口；3.龈颊切口；4.眶上神经；5.额颞静脉；6.颧面神经；7.眶下神经。

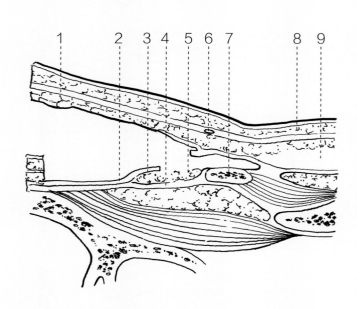

图 14-4-3
1.颞顶筋膜；2.融合线；3.颞深筋膜浅层；4.颞深筋膜深层；5.颞浅脂肪垫；6.面神经颞支；7.颧弓；8.皮肤；9.骨膜下剥离腔隙起点。

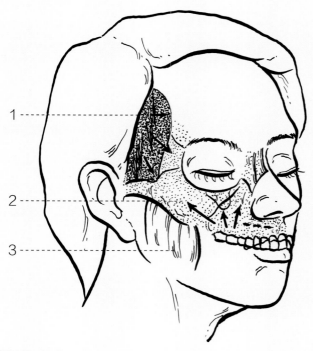

图 14-4-4
1.颞筋膜深层；2.骨膜下；3.咬肌浅面。

影响手术效果。因此应加强护理，一旦发现局部瘀斑和血肿及时给予相应处理，如局部热敷、理疗等，必要时应清除局部血肿。

❹ 观察局部皮肤血运。局部血运情况不良易引起局部感染和皮肤坏死。因此要早发现、早处理。此外还应观察面部肌肉运动情况以判断有无面神经损伤。

❺ 效果观察。影响术后效果的因素：额部头皮向后上方推拉包扎的力量不均匀，致两侧眉区高低不一；包扎不紧、松弛头皮下滑致两侧眉毛上提不够，使额部皱纹祛除不理想。发现上述情况要及早处理。

第十五章

眼部美容手术

扫描二维码，
观看本书所有
手术视频

重睑术

适 应 证　　　原则上讲，凡身体健康、精神正常主动要求手术而又无禁忌证的单睑者都可以施行，一般认为美容重睑术在十六岁以上做比较合适，但近年来国内也有一些学者主张在儿童时期即可进行美容重睑术，如上海第九人民医院曾报道一组儿童重睑术收到良好效果，这是一个值得进一步探讨和研究的问题。

禁 忌 证

绝对禁忌证

❶ 患有严重心、肝、肾、脑等脏器疾病者。

❷ 患有严重的出血性疾病者。

❸ 精神病患者或精神状态异常者。

❹ 面神经瘫痪，且伴有睑裂闭合不全者。

❺ 青光眼等严重眼病患者。

相对禁忌证

❶ 妇女怀孕、月经期间应避免手术。

❷ 瘢痕体质、过敏体质者最好不做。

❸ 眼部患有感染性疾病者不宜施行手术，但炎症治愈后可酌情选择手术。

❹ 上睑下垂睑内翻者，不应单纯做重睑术。

❺ 眼球突出或颧弓过高，眶窝深陷者应慎重对待，最好不做；因为在眼球突出的情况下，若再做重睑术，势必使睑裂更大，反而达不到美容目的。颧弓过高眼窝深陷者，若术前观察形成重睑不能增添美感，实则不如不做。

❻ 伴有内眦间距过宽鼻梁塌陷小眼裂等畸形者，单纯重睑术是不能改善其容貌的，必须在矫正畸形的基础上，再考虑重睑手术的问题。

❼ 对手术期望值过高抱有不切实际要求者最好不做。

❽ 亲属不同意者暂时不做，本人心理准备不充分者也不应急于手术。

❾ 十二岁以下儿童不主张施行重睑术。

术前检查　　❶ 了解患者全身情况，有无全身性手术禁忌证；药物过敏史，及是否为瘢
和准备　　　　痕体质；女性患者要询问是否怀孕及月经史。

❷ 血常规、凝血时间、传染病、心电图等检查。

❸ 检查双眼视力。

❹ 检查眼睑皮肤弹性松弛程度及眶内脂肪情况。

❺ 检查双侧眼睑及眼周有无感染性病灶，如毛囊炎等。

❻ 检查有无轻度上睑下垂及眼型重症肌无力，以免术后不出现重睑。

❼ 检查眼部有无内眦赘皮、内眦间距过宽、鼻梁塌陷、睑裂部闭合不全、眼球突出等畸形。

❽ 检查容貌五官是否对称和谐；注意脸、眉、眼，做好术前设计。

⑨ 术前医学照相。

⑩ 术前谈话及医学签字。

麻　　醉　　通常为局部麻醉。

体　　位　　手术采取仰卧位。

手术步骤

埋线法重睑

【优缺点】　　各类缝线法的优缺点是：

ER15-1-1
重睑成形术

❶ 优点：操作简单，术后反应轻，恢复快，效果不佳时易于修整，这在皮内埋藏缝线法更显突出。术后没有明显的切口瘢痕，对于瘢痕体质者尤为适用。

❷ 缺点：适应证范围小，形成的重睑数年后往往易自然消退。皮内埋藏缝线法上睑皮下可出现硬结或小囊肿。为克服这些缺点，目前有许多改良的方法。

缝线法主要适用于年轻、上睑皮肤较薄、不松弛、皮下脂肪不多的正力型单睑者。轻度超力型或轻度无力型单睑者且本人不愿行切开法时也可以采用。目前由于改良的皮内埋藏缝线法比单纯皮外结扎缝线法和皮内埋藏缝线法效果更可靠、优越，故临床上应用各种改良皮内埋藏缝线法比较广泛。

【手术图示】　　❶ 连续埋线法：详见图15-1-1~图15-1-4。

（1）重睑线设计：一般宽度6~8mm，内、外侧不超过内、外眦部，平均分成六点。

（2）从1至6点缝合，深度穿过睑板或其上方的上睑提肌腱膜，从6至1点缝合，深度通过皮下和真皮层。

（3）往复缝线尽量垂直排列在一个平面上，最后将线结深埋于皮下。

❷ 间断埋线法：详见图15-1-5~图15-1-7。

（1）设计重睑线并标记3mm长的三个小短线，在每个短线的首尾用11号尖刀旋转形成皮下至肌层的小深窝。

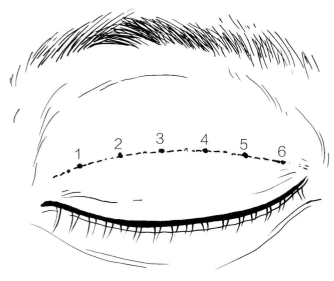

图15-1-1

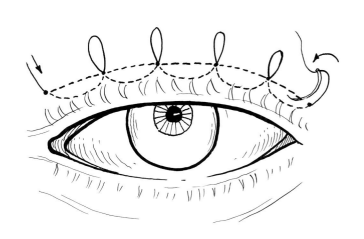

图15-1-2

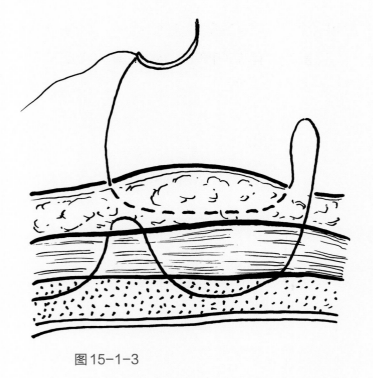

图 15-1-3

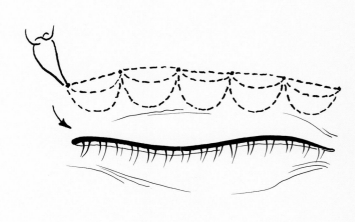

图 15-1-4

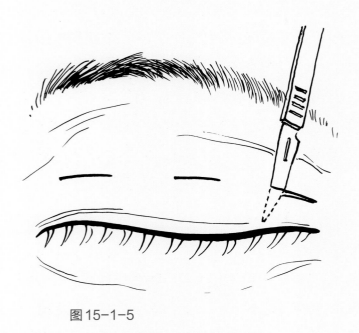

图 15-1-5

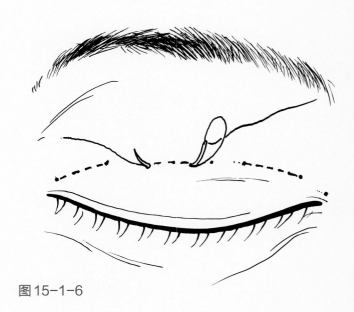

图 15-1-6

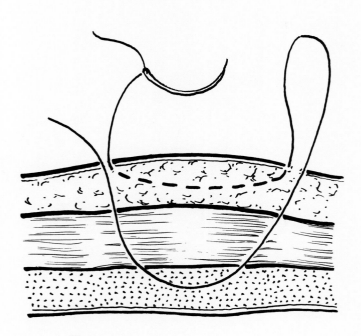

图 15-1-7

（2）由首侧小窝进针穿过睑板上缘的浅层或上睑提肌从尾侧小窝穿出皮肤，再从尾侧进针，穿过真皮层由首侧穿出，将首尾线打结埋于小窝内。以此类推缝合余下两个缝合线并打结。

【术中要点】
❶ 定点画线一定要在注射麻药前进行，以避免定点画线不准而出现误差。
❷ 严防损伤角膜或眼球，进针方向应以从结膜面向皮肤面进针为宜。
❸ 睑裂长者，可根据情况做4组或5组褥式缝线以增强效果。
❹ 结扎缝线时松紧应适度，过紧则术后会肿胀明显，甚至出现线结下皮肤坏死；过松则达不到预期效果。

【术后处理】
术后24小时首次换药，若无感染迹象可去掉遮盖纱布，用消炎眼药水滴眼，每日4~6次。线结处嘱患者保持清洁、干燥。酌情口服抗生素，术后5~7天拆除缝线。

切开法重睑

【优缺点】
切开法包括单纯切开法和需同时处理皮肤、脂肪等的方法及各种改良方法。其主要优缺点是：
❶ 优点　适应证范围广，各种类型单睑都可采用。操作时局部解剖结构清晰可见，手术可准确施行。同时可以去除皮肤或眶脂肪，术后效果可靠而持久。
❷ 缺点　手术操作较复杂，对术者技巧要求高，术后反应重、恢复慢，一旦失败修复困难。术后上睑皮肤有切口瘢痕，尤其在内眦部，处理不好极易出现条状瘢痕，甚至可能出现瘢痕增生，因此对瘢痕体质者不适用。切开法适应证范围广，各种类型单睑者均适用。对于明显超力型、无力型及特殊类型单睑者必须采用切开法，否则达不到预期效果，因此切开法是目前美容重睑成形术的主要术式。

【手术图示】
❶ 沿重睑线切开皮肤、皮下组织至眼轮匝肌表面（图15-1-8~图15-1-13）。
❷ 将皮肤与眼轮匝肌分离，切除切口下方睑板前一条眼轮匝肌。
❸ 牵开切口上唇暴露眶隔膜，轻压眶下缘眼球部位使眶脂膨隆突起，在突起最高点垂直剪开眶隔2~3mm，并将自动疝出的眶脂肪平行剪除，断端电凝止血。

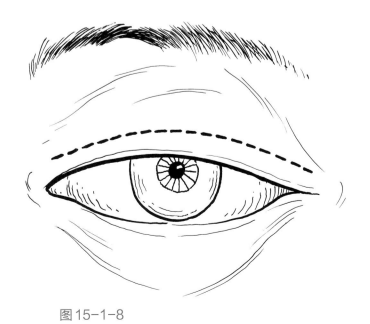

图 15-1-8

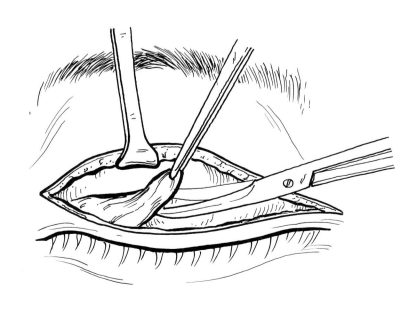

图 15-1-9

303

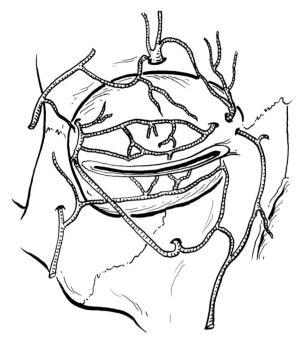

图 15-1-10

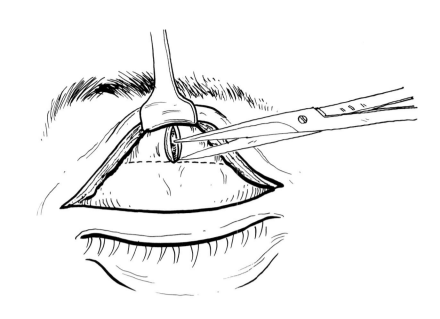

图 15-1-11

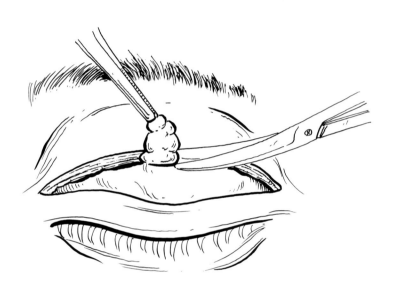

图 15-1-12

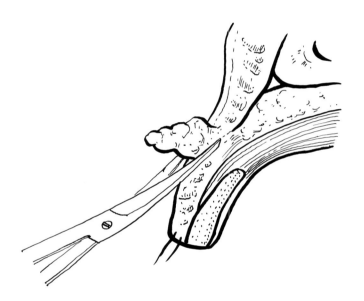

图 15-1-13

❹ 睁眼观察重睑形态和弧度，修剪去除多余皮肤。结节缝合切口（自切口下缘皮肤进针，经过睑板前筋膜和上睑提肌腱膜，再从对应位置的切口上缘皮肤出针），使重睑线自然流畅。

【操作技巧】 ❶ 在分离及切除眼轮匝肌时不要太靠近睑缘，避免损伤睫毛毛囊及睑缘动脉弓。

❷ 避免向深部过度掏剪眶脂肪，造成术后凹陷畸形，另外切勿盲目向深部掏剪，将松垂泪腺当脂肪误切。

❸ 每种重睑术缝合时都要确定经过睑板前筋膜，才能使重睑形成牢固。

【术中要点】 ❶ 定点画线应在注射麻药前进行，皮肤紧张度应适中，以避免画线失误。

❷ 麻药不宜注射过多、过深，以免上睑提肌麻痹而影响术中观察。

❸ 分离上睑皮肤切口下唇组织时，不可分离得太薄而导致游离植皮式的皮片紧贴于睑板，否则可致术后收缩呆板，有碍美观。应适当保留一些皮下组织和睑缘部皮下轮匝肌。

❹ 修剪眼轮匝肌时，不可将睑板前疏松结缔组织切除得太多，以免损伤上睑提肌腱膜纤维。缝合时只要缝挂住睑板前组织和上睑提肌腱膜即可，不必缝挂睑板过深或缝挂睑板全层。

❺ 内、外眦部应将肌肉和结缔组织清理整齐，尤其在处理内眦时，要特别注意我们的做法是：睑皮肤切开时不达内眦终点，距内眦5~8mm处皮肤不切开，其下轮匝肌采用"掏剪式"去除，以防术后内眦形成条状瘢痕皱襞，影响效果。

❻ 采用5-0或6-0较细美容尼龙线缝合，进针点应距创缘1mm左右，使切口对齐，以利于术后愈合并尽可能减少术后切口瘢痕。

❼ 拆线时必须仔细，不应有线头残留，否则易引起缝线反应或感染。

【术后处理】 术后口服抗生素，24小时后首次换药，打开遮盖纱布，如无感染象，局部用碘伏或乙醇消毒后可不包扎，暴露术区，涂眼膏少许。嘱患者每日点消炎眼药水，保持切口干净，不被污染，日间来诊室换药并观察术后反应。5~7天拆除缝线，如有感染应及时对症处理。

第二节　眼袋整复术

一　结膜入路法（内路法）

适 应 证　内路法整形术主要适用于单纯眶脂肪移位膨出或过多，而无皮肤松弛的年轻下睑眼袋者。对皮肤轻度松弛，但皮肤弹性良好，本人主观要求不遗留切口瘢痕，或近期有社交活动，不愿行外路法的轻度眼袋患者，在充分做好术前咨询的情况下也可考虑实施内路法整形术。

禁 忌 证　❶ 同外路法整形术。

❷ 对于皮肤、眼轮匝肌、眶隔膜明显松弛的中、重度下睑眼袋者，也不宜采用本法。

术前准备　一般常规准备和检查可参阅美容重睑术的有关章节。下睑眼袋因其形**和检查**　态、隆起下垂情况、范围、类型和临床表现有所不同，术前应仔细认真地做好检查：

❶ 坐位、仰卧位检查：首先令受术者端坐，两眼平视，观察正、侧位下睑眼袋的整体形态、隆起下垂情况、部位范围以及下睑皮肤皱纹、松弛程度及其他伴随征象（有无下睑松弛性外翻、睑球分离，有无上睑外侧皮肤松弛下垂、外眦角移位，鱼尾纹的程度和走向等）。

继而可用眼科无齿镊或以手指提起下睑皮肤，注意观察体会皮肤肌肉的弹性、抵抗力、松弛程度及移动范围，并测出多余皮肤量，做出标记，供术前设计和术中参考。

然后再令受术者仰卧，注意观察眼睑皮肤、眼轮匝肌及眶脂肪回纳、膨隆、退缩的动态变化情况。

❷ 静闭眼、张开口试验：令受术者做静眼、闭眼动作，观察眼轮匝肌有无松弛或有无收缩减弱、增强。同时观察皮肤沟纹和眼袋的整体形态变化。

令受术者做张口、闭口动作，观察下睑皮肤张力变化，并在张口、双眼球上视，使下睑皮肤处于最大张力的状态下，再次估计判断出多余的皮肤量。

上述检查的主要目的在于正确判断下睑眼袋的形态特征和临床类型，认真做好术前设计、术式选择、术中操作及手术后效果的预测，做到心中有数。

麻　　醉　　实行局部浸润麻醉配合神经阻滞麻醉。

体　　位　　手术采取仰卧位。

手术步骤　　❶ 在距睑板中段下缘2mm处，做0.3~0.5cm的结膜横切口，此处与眶隔膜非常接近（图15-2-1、图15-2-2）。

❷ 在眶隔浅面、眼轮匝肌后方，向眶下缘方向钝性分离暴露眶脂肪团（图15-2-3~图15-2-5）。

❸ 轻压眼球，去除多余眶脂，以残余眶脂肪团与眶下缘平齐为度，避免下睑塌陷（图15-2-6~图15-2-8）。

❹ 连续缝合结膜切口（也可不缝），结膜囊内涂抗生素眼膏，加压包扎，术后5天拆线。

术中要点　　❶ 取眶脂肪切忌向深部盲目掏剪，下直肌和下斜肌均在眼球下方，有共同腱膜，其扩展部与下睑板、眶隔膜、结膜均有密切关系，又与眶脂肪相邻。

❷ 术中若操作粗暴，造成组织和眼肌损伤或因术后瘢痕牵拉，就可能引起眼位改变而致斜视和复视。

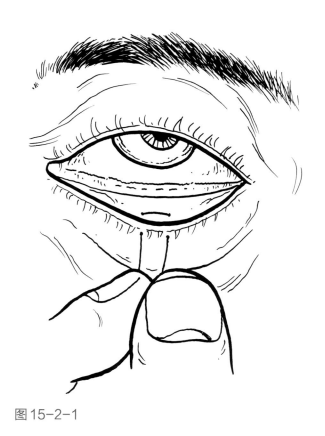

图15-2-1

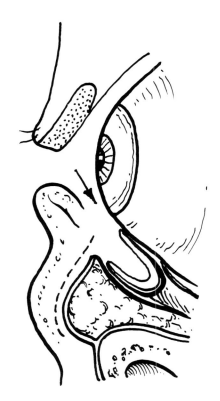

图15-2-2

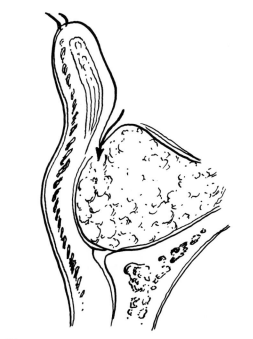

图 15-2-3

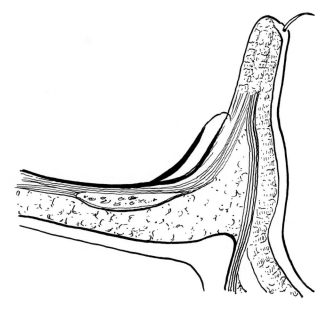

图 15-2-4

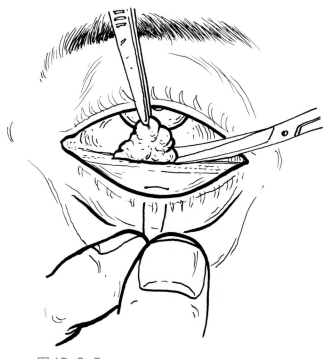

图 15-2-5

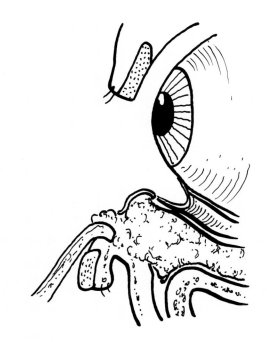

图 15-2-6

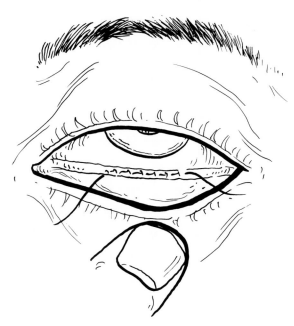

图 15-2-7

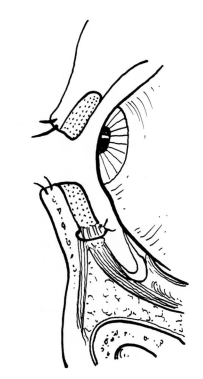

图 15-2-8

307

术后处理	❶	酌情应用抗生素、止血剂、激素类药物。
	❷	术后第1天解除加压包扎，清洁结膜囊，并嘱用抗生素眼液每日滴眼4次，涂抗生素眼膏每晚1次。
	❸	酌情行局部冷敷。
	❹	术后5~6天拆除结膜缝线。

二　皮瓣法入路

适　应　证	从原则上讲，本法适用于一切无禁忌证的下睑眼袋患者，具体更适用于以下类型的眼袋患者：
	❶ 中老年性下睑眼袋，尤其是中、重度眼袋者。
	❷ 伴有皮肤松弛、眶脂肪轻度膨隆的年轻的轻度下睑眼袋者。
	❸ 单纯皮肤松弛型或单纯眼轮匝肌肥厚型眼袋（肌性眼袋），如本人迫切要求，可考虑此手术。

禁　忌　证	❶ 患有严重心、肝、肾、脑等脏器疾病者。
	❷ 患有严重的出血性疾病者，精神病患者或精神状态异常者。
	❸ 患有眼病，尤其是感染性眼病者不宜手术。
	❹ 瘢痕体质、过敏体质者最好不做，妇女怀孕、月经期间应避免手术，面神经瘫痪且伴有睑裂闭合不全者。
	❺ 对手术期望值过高、有不切实际的要求者最好不做。
	❻ 亲属不同意或本人对手术的心理准备不充分者不应急于手术。

术前准备和检查	一般常规准备和检查可参阅美容重睑术的有关章节。下睑眼袋因其形态、隆起下垂情况、范围、类型和临床表现有所不同，术前应仔细认真地做好检查：
	❶ 坐位、仰卧位检查：首先令受术者端坐，两眼平视，观察正、侧位下睑眼袋的整体形态、隆起下垂情况、部位范围以及下睑皮肤皱纹、松弛程度及其他伴随征象（有无下睑松弛性外翻、睑球分离，有无上睑外侧皮肤松弛下垂、外眦角移位，鱼尾纹的程度和走向等）。
	继而可用眼科无齿镊或以手指提起下睑皮肤，注意观察体会皮肤肌肉的弹性、抵抗力、松弛程度及移动范围，并测出多余皮肤量，做出标记，供术前设计和术中参考。
	然后再令受术者仰卧，注意观察眼睑皮肤、眼轮匝肌及眶脂肪回纳、膨隆、退缩的动态变化情况。
	❷ 睁闭眼、张开口试验：令受术者做睁眼、闭眼动作，观察眼轮匝肌有无松弛或有无收缩减弱、增强。同时观察皮肤沟纹和眼袋的整体形态变化。令受术者做张口、闭口动作，观察下睑皮肤张力变化，并在张口、双眼球上视，使下睑皮肤处于最大张力的状态下，再次估计判断出多余的皮肤量。上述检查的主要目的在于正确判断下睑眼袋的形态特征和临床类型，认真

做好术前设计、术式选择、术中操作及手术后效果的预测，做到心中有数。

麻　　醉　　　实行局部浸润麻醉配合神经阻滞麻醉。

体　　位　　　手术采取仰卧位。

手术步骤　　❶　于下睑缘最下一排睫毛为标志，距其1.0~1.5mm平行下睑缘画切口线。

　　　　　　❷　切开后于眼轮匝肌表面分离，达眶下缘下1cm，注意分离平面厚度均匀一致，切勿过薄（图15-2-9、图15-2-10）。

　　　　　　❸　于眶下缘稍上方，顺眼轮匝肌纤维方向水平钝性分离眼轮匝肌，暴露眶隔膜，打开眶隔去除多余脂肪，以轻压眼球自动疝出部分为度。如有眶隔和眼轮匝肌松弛的予以单纯折叠缝合或适当部分切除缩短。术中嘱其上视，观察是否有睑外翻和下睑退缩移位（图15-2-11、图15-2-12）。

　　　　　　❹　向内折叠切口下缘多余皮肤，使其与切口上缘在双眼向上注视时自然对合，亚甲蓝画线标记并去除多余皮肤，结节缝合创口，适度加压包扎（图15-2-13、图15-2-14）。

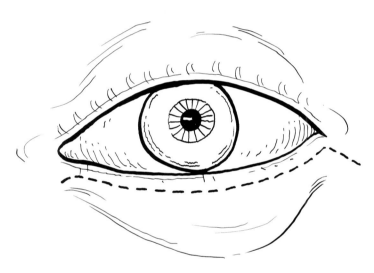

图15-2-9

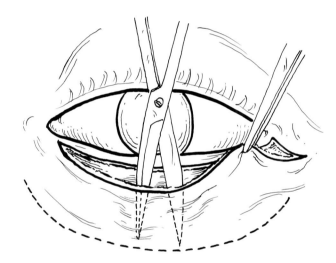

图15-2-10

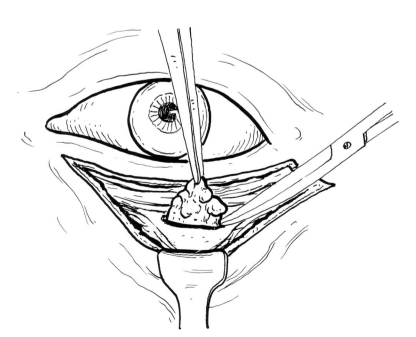

图15-2-11

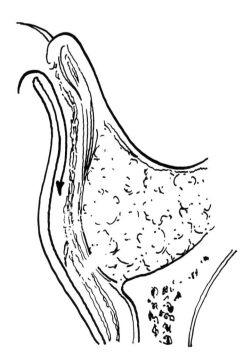

图15-2-12

309

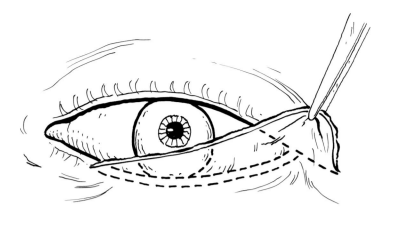

图 15-2-13

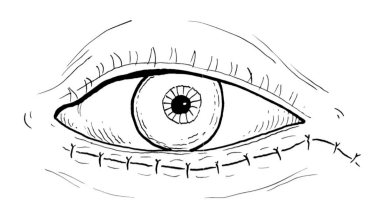

图 15-2-14

手术要点

❶ 切除切口下松弛的一条眼轮匝肌，暴露眶隔，如眶隔脂肪过多，则切除多余的脂肪，如眶隔膜松弛，则缩紧眶隔膜。

❷ 将松弛的眼轮匝肌在外眦部重叠或楔形切除 5~8mm 缝合缩短，悬吊缝合于外眦韧带。

❸ 嘱患者眼睛向上看，嘴大张时，切除多余的皮肤，在下睑无明显睑球分离，缝合皮肤。切除的皮肤定量必须准确。

术后处理

❶ 术后 3~5 天酌情应用抗生素、止血剂、激素等，以预防感染和减轻术后反应。

❷ 术后 24~48 小时复诊，予以换药，解除包扎。

❸ 用抗生素眼药水点眼 1 周。术后 5~7 天拆线，老年者可间断拆线。

❹ 拆线后切口处可应用瘢痕软化类药物。

三　肌皮瓣法入路

适 应 证　同皮瓣法，尤其适用于皮肤与眼轮匝肌均松弛的眼袋者。

禁 忌 证　同皮瓣法，不适用于肌性眼袋者。

术前准备和检查　一般常规准备和检查可参阅美容重睑术的有关章节。下睑眼袋因其形态、隆起下垂情况、范围、类型和临床表现有所不同，术前应仔细认真地做好检查：

❶ 坐位、仰卧位检查：首先令受术者端坐，两眼平视，观察正、侧位下睑眼袋的整体形态、隆起下垂情况、部位范围以及下睑皮肤皱纹、松弛程度及其他伴随征象（有无下睑松弛性外翻、睑球分离，有无上睑外侧皮肤松弛下垂、外眦角移位，鱼尾纹的程度和走向等）。继而可用眼科无齿镊或以手指提起下睑皮肤，注意观察体会皮肤肌肉的弹性、抵抗力、松弛程度及移动范围。并测出多余皮肤量.做出标记，供术前设计和术中参考。然后再令受术者仰卧，注意观察眼睑皮肤、眼轮匝肌及眶脂肪回纳、膨隆、退缩的动态变化情况。

❷ 睁闭眼、张开口试验：令受术者做睁眼、闭眼动作，观察眼轮匝肌有无松弛或有无收缩减弱、增强。同时观察皮肤沟纹和眼袋的整体形态变化：令受术者做张口、闭口动作，观察下睑皮肤张力变化，并在张口、双眼球上视，使下睑皮肤处于最大张力的状态下，再次估计判断出多余的皮肤量。上述检查的主要目的在于正确判断下睑眼袋的形态特征和临床类型，认真做好术前设计、术式选择、术中操作及手术后效果的预测，做到心中有数。

麻　　醉　　实行局部浸润麻醉配合神经阻滞麻醉。

体　　位　　手术采取仰卧位。

手术步骤　　❶ 设计切口同上，沿切口逐层切开皮肤、眼轮匝肌至睑板浅层，在眼轮匝肌下钝性分离至眶下缘（图15-2-15）。

❷ 剪开眶隔，去除多余的脂肪组织（图15-2-16）。

❸ 眶肌筋膜韧带提紧：眶肌筋膜韧带是眼轮匝肌眶缘外侧深面—眶隔筋膜部分增厚的膜纤维结缔组织结构，是一膜状筋膜间隔韧带，位于眶外侧脂肪囊的外侧。其在冠状面上，位于眼外眦角内侧、眶肌筋膜韧带浅面，紧贴眼轮匝肌深面，筋膜韧带深面与下眼睑筋膜相连。切开下睑缘眼轮匝肌后，在外眦角内侧下方眼轮匝肌深面，用蚊式钳分离便可看到一束长15mm、宽12mm连接眼轮匝肌和下睑板的眶筋膜韧带。将其自中部剪断与外眦韧带或眶外缘的骨膜缝合，可使眼轮匝肌和眶隔筋膜全面提紧。该方法矫正皮肤肌肉松弛效果明显，使睑眶沟及眼袋松弛得以矫正，去除鱼尾纹效果显著（图15-2-17～图15-2-20）。

❹ 去除多余的肌肉、皮肤，对位缝合（图15-2-21）。

手术要点及　　同皮瓣法。
术后处理

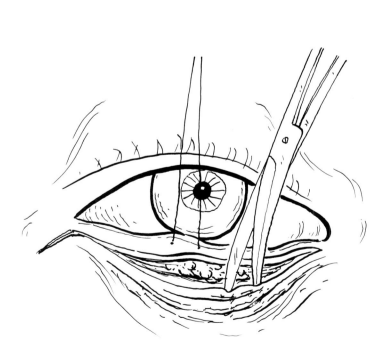

图 15-2-15

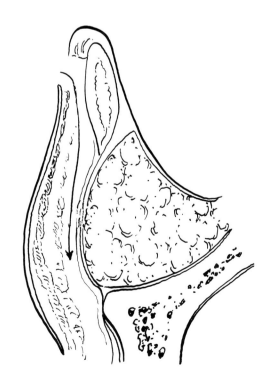

图 15-2-16

311

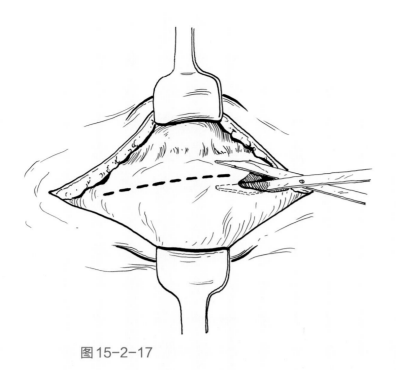

图 15-2-17

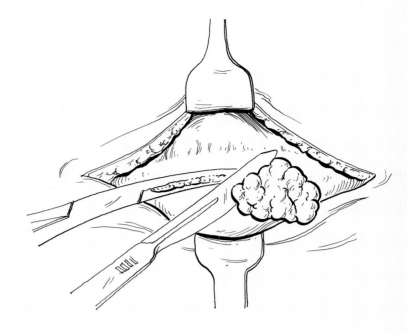

图 15-2-18

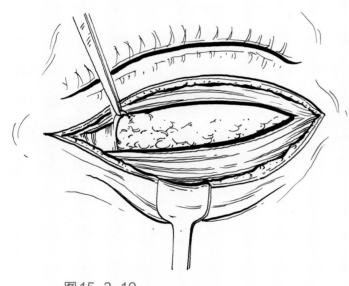

图 15-2-19

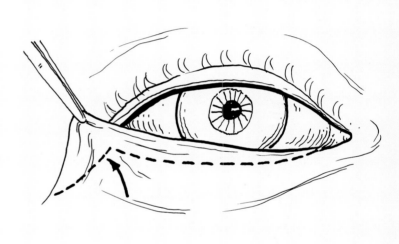

图 15-2-20

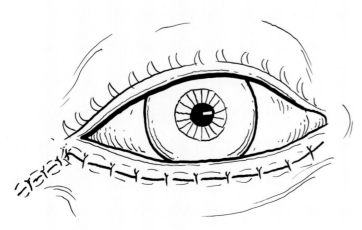

图 15-2-21

四 保留眶脂肪的眼袋整复术（外路法）

适 应 证　　　　适合于有下睑凹陷的患者。

禁 忌 证　　　　同皮瓣法，不适用于肌性眼袋者。

手术步骤　　　❶ 切口及眼轮匝肌下分离同前，完全暴露眶下缘，紧贴眶下缘骨膜水平再向下分离至眶下孔平面（图15-2-22）。

　　　　　　　❷ 轻压眼球，在眶隔前下方突起呈弓状处剪去一条眶隔膜，暴露眶脂，并使其游离释放。用5-0丝线将其与眶下缘稍下方的骨膜缝合5~8针。缝合眼轮匝肌，去除多余皮肤，结节缝合同上（图15-2-23，图15-2-24）。

术中要点　　　❶ 外路法切口设计时内侧泪小点处稍向内下倾斜，避免瘢痕牵拉导致泪小点外移或外翻造成溢泪。外眦部转向外眦角外下方，顺鱼尾纹延伸5~8mm，但不能超越外眦角隐沟，以预防上睑外眦部下移所致外眦角畸形。

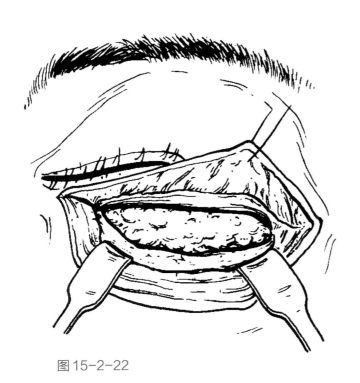

图15-2-22

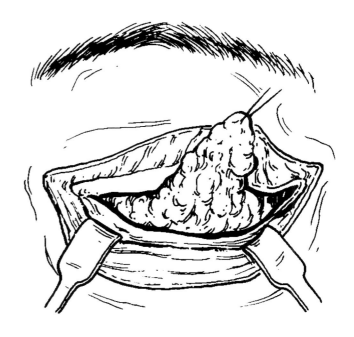

图15-2-23

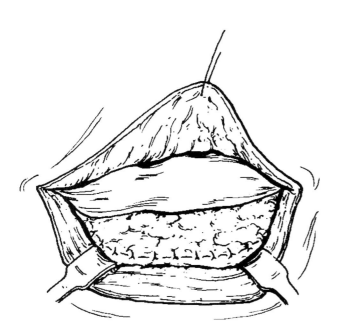

图15-2-24

313

	❷ 对伴有下睑肌肉眶隔松弛的患者，在进行加固缩短时，一定注意适量（宁少勿多），避免发生难以矫正的下睑退缩畸形。
	❸ 眶脂释放手术中，在眶下缘骨膜水平分离时应注意保护眶下血管、神经束。
术后处理	同皮瓣法。

第三节　内眦赘皮矫正术

适应证	内眦赘皮是否需要矫正取决于内眦赘皮的严重程度和患者对容貌的要求，在重睑成形时同期进行内眦成形术会使眼睛具有明显的重睑皱襞，显得眼睛更大更美观。
禁忌证	❶ 患有严重心、肝、肾、脑等脏器疾病者。
	❷ 患有严重的出血性疾病者，精神病患者或精神状态异常者。
	❸ 患有眼病，尤其是感染性眼病者不宜手术。
	❹ 瘢痕体质、过敏体质者最好不做，妇女怀孕、月经期间应避免手术，面神经瘫痪且伴有睑裂闭合不全者。
	❺ 对手术期望值过高、有不切实际的要求者最好不做。
	❻ 亲属不同意或本人对手术的心理准备不充分者不应急于手术。
术前检查和准备	❶ 了解患者全身情况，有无全身性手术禁忌证；药物过敏史，及是否为瘢痕体质；女性患者要询问是否怀孕及月经史。
	❷ 血常规、凝血时间、传染病、心电图等检查。
	❸ 检查双眼视力。
	❹ 检查眼睑皮肤弹性松弛程度及眶内脂肪情况。
	❺ 检查双侧眼睑及眼周有无感染性病灶，如毛囊炎等。
	❻ 检查有无轻度上睑下垂及眼型重症肌无力，以免术后不出现重睑。
	❼ 检查眼部有无内眦赘皮、内眦间距过宽、鼻梁塌陷、睑裂部闭合不全、眼球突出等畸形。
	❽ 检查容貌五官是否对称和谐；注意面型、眉形、眼形，做好术前设计。
	❾ 术前医学照相。
	❿ 术前谈话及医学签字。
麻醉	通常为局部麻醉。
体位	手术采取仰卧位。
手术步骤	❶ 改良的Z成形术：适合于较轻的内眦赘皮，可与重睑手术同时进行。该术式优点是切口隐蔽。

（1）用亚甲蓝沿内眦赘皮全长画线并确定内眦中点位置为Ａ点，下端沿下睑缘平行延伸5~10mm至Ｃ点位置（图15-3-1）。

（2）用钩镊向鼻侧牵拉内眦赘皮至显露泪阜，确定新内眦点Ｂ的位置，并将其与皱襞线顶端呈45°角连线（图15-3-2）。

（3）沿设计线切开，充分显露皮下分离虚影部分，适量去除内眦部异常分布的眼轮匝肌（图15-3-3）。

（4）将三角瓣修整"猫耳"后移位于下睑切口处，插入缝合。将赘皮中点Ａ与Ｂ点缝合，结节对位缝合切口（图15-3-4）。

❷ 改良Ｖ-Ｙ成形术：适合于较重的内眦赘皮及同时伴内眦间距增宽者，该术式优点是切口瘢痕隐蔽而且同时可以缩窄内眦间距。

（1）用亚甲蓝沿内眦赘皮全长画线，并确定内眦赘皮中点位置为Ａ点（图15-3-5）。

（2）用钩镊向鼻侧牵拉内眦赘皮至显露泪阜，确定新内眦点Ｂ的位置，并将其与Ａ连线形成"Ｙ"形切口线（图15-3-6）。

（3）沿设计线切开皮肤，分离并去除适量内眦部异常分布的眼轮匝肌（图15-3-7）。

（4）有内眦间距增宽者，可剪断内眦韧带，将其缝合于泪前嵴或只做折叠缝合（图15-3-8）。

（5）去除两侧三角瓣多余的皮肤组织，无张力情况下用8-0无损伤线结节缝合皮肤（图15-3-9）。

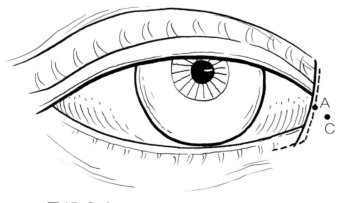

图15-3-1

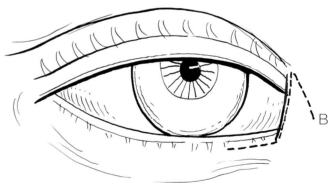

图15-3-2

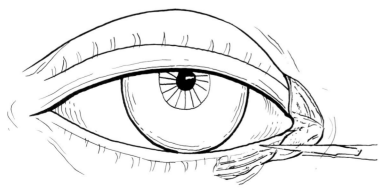

图15-3-3

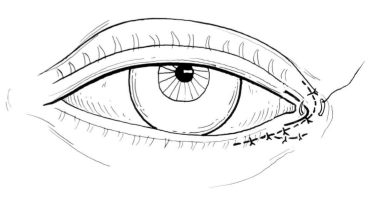

图15-3-4

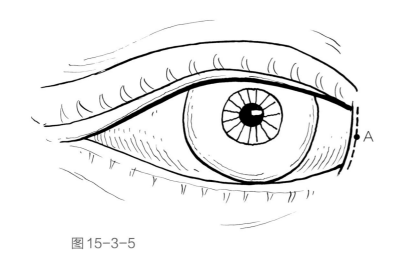

图 15-3-5

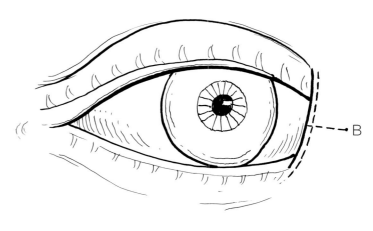

图 15-3-6

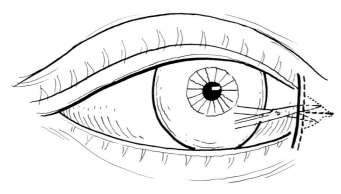

图 15-3-7

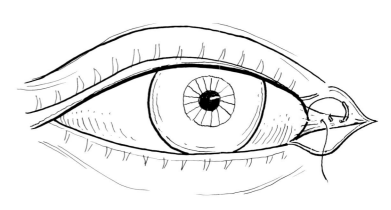

图 15-3-8

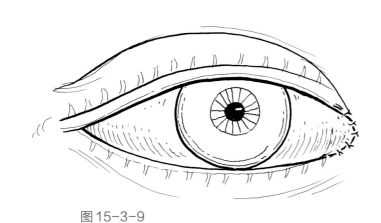

图 15-3-9

术中要点	❶ 在分离缩短内眦韧带时要避免粗暴，盲目向深部掏剪导致内眦动脉及泪道的损伤。
	❷ 手术操作一定要微创，注意保护皮肤组织，皮瓣不可分离太薄，切口缝合时尽量无张力，以免出现皮瓣坏死和局部瘢痕增生。
术后处理	术后口服抗生素，24 小时后首次换药，打开遮盖纱布，如无感染象，局部用碘伏或乙醇消毒后可不包扎，暴露术区，涂眼膏少许。嘱患者每日点消炎眼药水，保持切口干净，不被污染，日间来诊室换药并观察术后反应。7 天拆除缝线，如有感染应及时对症处理。

上睑下垂矫正术

适 应 证	先天性肌源性、腱膜性、机械性上睑下垂，上睑提肌肌力为4~9mm的患者。如前所述，近年来一些学者提出，成年患者即使重度上睑下垂，即术前测量上睑提肌肌力2mm者，也可考虑行上睑提肌缩短术，大多数可达到满意效果。

禁 忌 证

❶ 患有严重心、肝、肾、脑等脏器疾病者。

❷ 患有严重的出血性疾病者。

❸ 精神病患者或精神状态异常者。

❹ 面神经瘫痪，且伴有睑裂闭合不全者。

❺ 青光眼等严重眼病患者。

术前检查和准备

❶ 了解患者全身情况，有无全身性手术禁忌证；药物过敏史，及是否为瘢痕体质；女性患者要询问是否怀孕及月经史。

❷ 血常规、凝血时间、传染病、心电图等检查。

❸ 检查双眼视力。

❹ 检查眼睑皮肤弹性松弛程度及眶内脂肪情况。

❺ 检查双侧眼睑及眼周有无感染性病灶，如毛囊炎等。

❻ 提上睑肌肌力测定，以便于术式选择。

❼ 检查眼部有无内眦赘皮、内眦间距过宽、鼻梁塌陷、睑裂部闭合不全、眼球突出等畸形。

❽ 检查容貌五官是否对称和谐；注意面型、眉形、眼形，做好术前设计。

❾ 术前医学照相。

❿ 术前谈话及医学签字。

麻 醉 通常为局部麻醉。

体 位 手术采取仰卧位。

手术步骤及术中要点

上睑提肌缩短术

【手术步骤】

❶ 取重睑线切口切开，剪除一条睑板前眼轮匝肌，显露睑板（图15-4-1）。

❷ 由睑板向上分离打开眶隔，切除脱出的脂肪，充分显露上睑提肌。将上睑提肌及米勒氏肌与结膜分离，并夹持后于睑板上方切断，于米勒氏肌的下缘分离达所需高度（图15-4-2~图15-4-4）。

❸ 向下牵拉上睑提肌，调整去除量后褥式缝合固定上睑提肌于睑板中下1/3处（图15-4-5、图15-4-6）。

❹ 切除多余的上睑提肌，间断缝合皮肤切口（图15-4-7）。

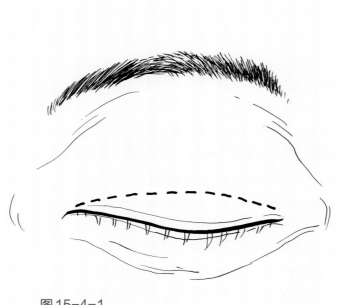

图 15-4-1

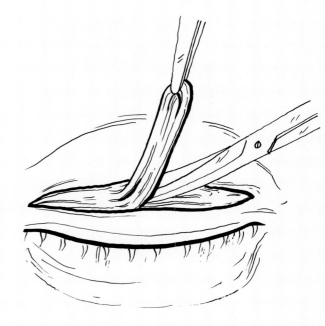

图 15-4-2

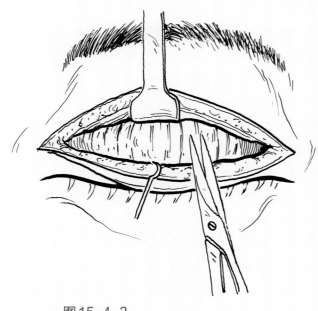

图 15-4-3

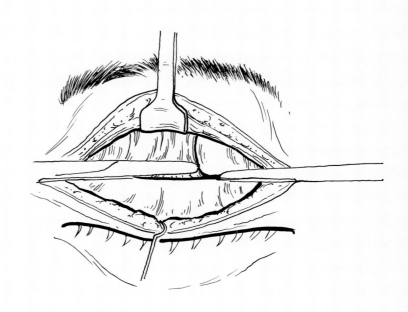

图 15-4-4

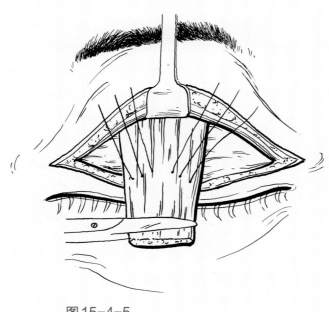

图 15-4-5

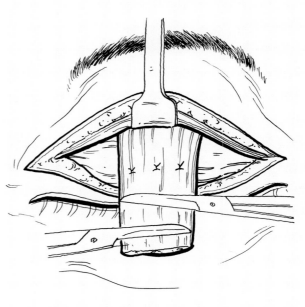

图 15-4-6

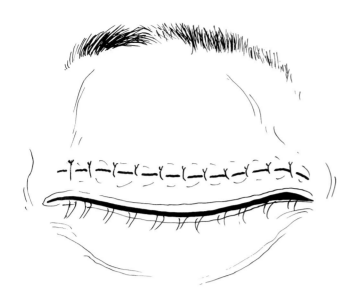

图15-4-7

【术中要点】 ❶ 手术的关键在于肌肉缩短量的测定，一般每矫正1mm下垂量，应缩短上睑提肌4~6mm。上睑缘的高度通常矫正至比正常位置上提1mm为宜。

❷ 分离米勒氏肌与睑结膜穹窿部时，范围过大容易导致结膜脱垂。分离操作要轻柔，勿剪破结膜，伤及角膜。

额肌瓣悬吊矫正术

【手术步骤】 ❶ 沿重睑线切口切开，剪除一条睑板前眼轮匝肌，显露睑板前筋膜。于皮下组织下方，即眼轮匝肌浅层作潜行分离至眉上方1cm处（图15-4-8）。

❷ 在眶上缘下方额肌与眼轮匝肌交界处横行切开额肌筋膜，并在其深面沿眶上缘骨膜表面剥离达眉上1cm，形成蒂宽2cm的额肌筋膜瓣（图15-4-9~图15-4-11）。

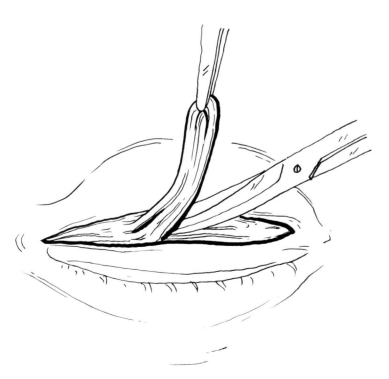

图15-4-8

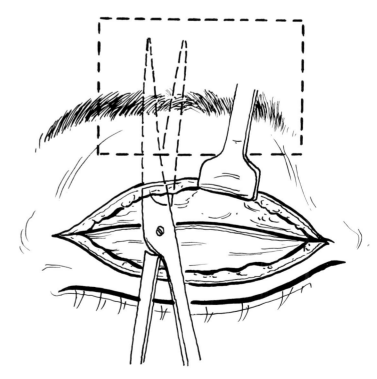

图15-4-9

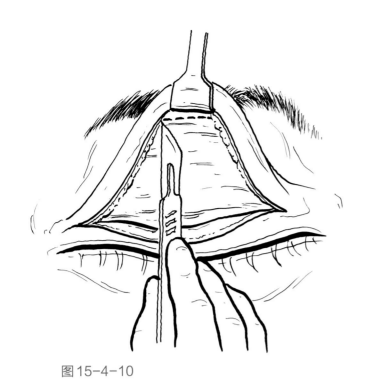

图 15-4-10

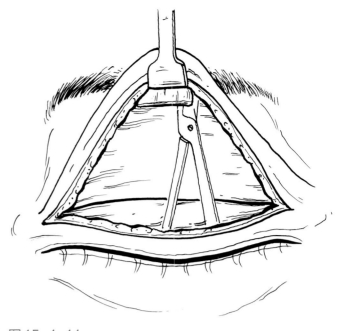

图 15-4-11

❸ 将筋膜瓣穿过眼轮匝肌的深面，以3-0丝线作3-5针褥式缝合，使筋膜瓣固定于睑板的中部。筋膜瓣缝合至睑板中部的张力，一般以上睑缘在瞳孔上2~3mm为宜。间断缝合皮肤切口。（图15-4-12、图15-4-13）

【术中要点】 在制作额肌筋膜瓣时，内侧于眶上孔外侧切开，以避免伤及眶上血管神经束，外侧切开时向上不超过0.5cm，避免损伤面神经颞支。

术后处理 术后口服抗生素，24小时后首次换药，打开遮盖纱布，如无感染象，局部用碘伏或乙醇消毒后可不包扎，暴露术区，涂眼膏少许。嘱患者每日点消炎眼药水，保持切口干净，不被污染，日间来诊室换药并观察术后反应。5~7天拆除缝线，如有感染应及时对症处理。

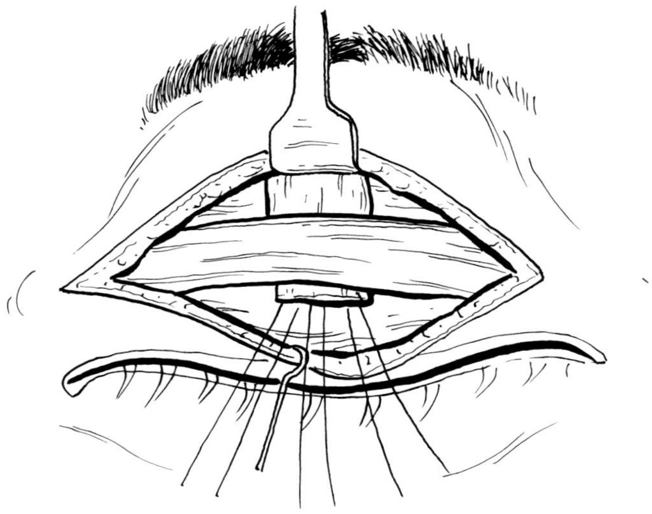

图 15-4-12

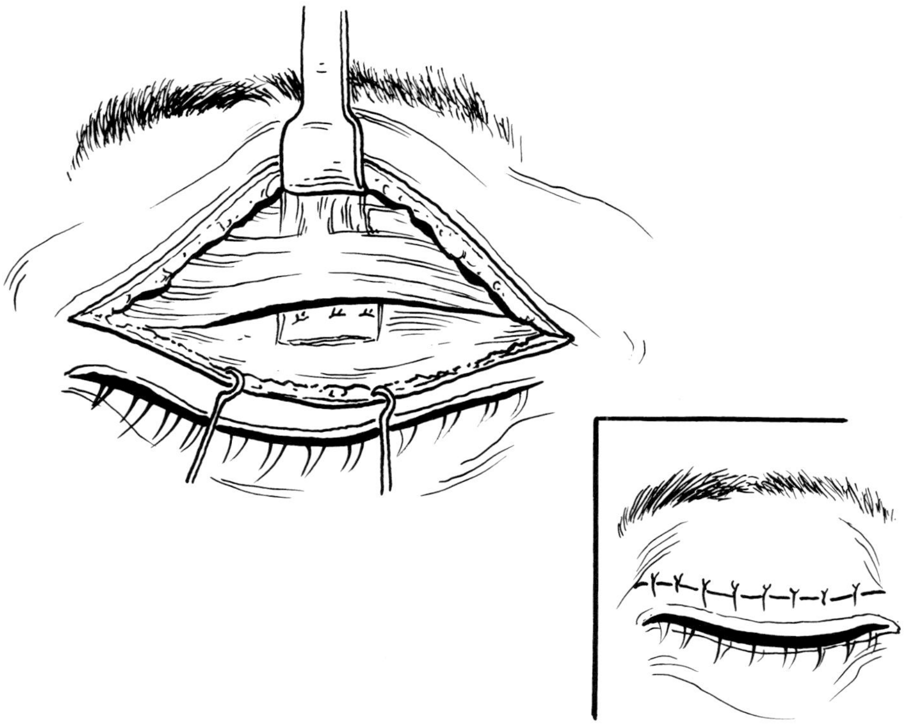

图 15-4-13

320

提切眉手术

适 应 证　❶ 不理想的眉形：如八字眉、眉形过宽或过于平直；

❷ 文刺形态不佳；

❸ 手术、激光失败；

❹ 上睑皮肤松弛、要求改善眼型；

❺ 间接除皱及去除眉间纹。

禁 忌 证　❶ 患有严重心、肝、肾、脑等脏器疾病者。

❷ 患有严重的出血性疾病者。

❸ 精神病患者或精神状态异常者。

❹ 面神经瘫痪，且伴有睑裂闭合不全者。

❺ 青光眼等严重眼病患者。

术前检查　❶ 了解患者全身情况，有无全身性手术禁忌证；药物过敏史，及是否为瘢
和准备　　痕体质；女性患者要询问是否怀孕及月经史。

❷ 血常规、凝血时间、传染病、心电图等检查。

❸ 检查双眼视力。

❹ 检查眼睑皮肤弹性松弛程度。

❺ 检查双侧眼周有无感染性病灶，如毛囊炎等。

❻ 检查有无轻度上睑下垂及眼型重症肌无力。

❼ 检查容貌五官是否对称和谐；注意面型、眉形、眼形，做好术前设计。

❽ 术前医学照相。

❾ 术前谈话及医学签字。

麻　　醉　通常为局部麻醉。

体　　位　手术采取仰卧位。

手术步骤　❶ 按设计线切开皮肤直至额肌纤维，并于额肌浅面切除皮肤（图15-5-1）。

❷ 在眉峰处用3-0尼龙线褥式缝合，行骨膜固定，以巩固疗效（图15-5-2、
图15-5-3）。

❸ 5-0可吸收线及7-0无损伤线分层对位缝合皮下及皮肤。术后5天拆线
（图15-5-4、图15-5-5）。

术中要点　❶ 根据眉下垂的不同形态，设计不同的切口位置和下线，注意鼻侧勿超过
内眦垂线，外侧尽量不要超过鼻翼、瞳孔外缘连线与眉的交点。

❷ 手术时眉毛处刀片应平行于毛发生长方向，注意保护毛囊。内侧切割过
深可伤及眶上血管神经束。

术后处理　术后口服抗生素，24小时后首次换药，打开遮盖纱布，如无感染象，局
部用碘伏或乙醇消毒后可不包扎，暴露术区，涂眼膏少许。嘱患者保持
切口干净，不被污染，间日来诊室换药并观察术后反应。7天拆除缝线，
如有感染应及时对症处理。

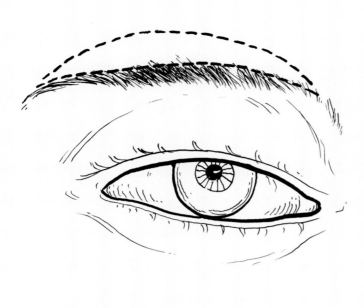

图 15-5-1

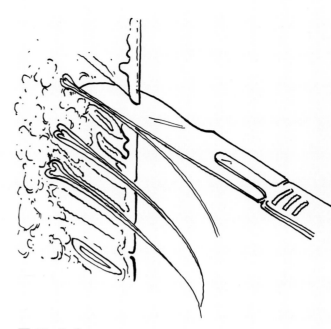

图 15-5-2

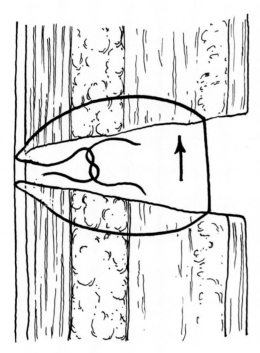

图 15-5-3

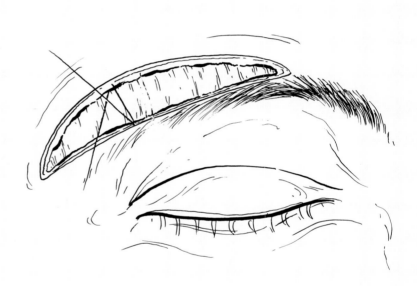

图 15-5-4

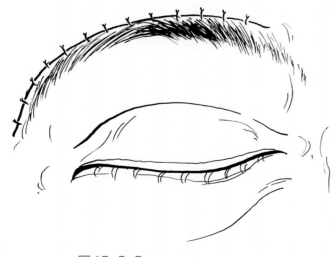

图 15-5-5

睑裂开大手术

适 应 证	❶ 内眦角外移或被遮盖粘连；
	❷ 外眦角内移或被遮盖粘连；
	❸ 先天性小睑裂。
禁 忌 证	❶ 患有严重心、肝、肾、脑等脏器疾病者。
	❷ 患有严重的出血性疾病者。
	❸ 精神病患者或精神状态异常者。
	❹ 面神经瘫痪，且伴有睑裂闭合不全者。
	❺ 青光眼等严重眼病患者。
术前检查和准备	❶ 了解患者全身情况，有无全身性手术禁忌证；药物过敏史，及是否为瘢痕体质；女性患者要询问是否怀孕及月经史。
	❷ 血常规、凝血时间、传染病、心电图等检查。
	❸ 检查双眼视力。
	❹ 检查眼睑皮肤弹性松弛程度。
	❺ 检查双侧眼周有无感染性病灶，如毛囊炎等。
	❻ 检查有无轻度上睑下垂及眼型重症肌无力。
	❼ 检查容貌五官是否对称和谐；注意面型、眉形、眼形，做好术前设计。
	❽ 术前医学照相。
	❾ 术前谈话及医学签字。
麻 醉	通常为局部麻醉。
体 位	手术采取仰卧位。
手术步骤	

Von Ammon外眦成形术

❶ 水平方向切开外眦部皮肤与结膜（由于愈合后睑裂的长度会比预计的短，故切开长度要适度过矫），剥离外眦穹窿及附近球结膜，剥离范围较大，减小局部张力（图15-6-1）。

❷ 将水平方向球结膜与切开的外眦顶点固定后，将上、下穹窿部结膜与切开的皮肤结节缝合。如果缝合时结膜张力过大，可在角膜外侧与外眦间垂直剪开部分球结膜（图15-6-2）。

❸ 在新形成的外眦处，通过结膜作一褥式缝合，由皮肤出针，结扎于纱布枕上，使之形成颞侧部穹窿（图15-6-3）。

Fox外眦成形术

❶ 将实际外眦点定为A、D，于其外侧4~6mm处定点新外眦点B，沿上睑弧度向外下约4mm处定点C，沿灰线劈开上、下睑缘外1/4（图15-6-4）。

❷ 按设计切口切开皮肤、皮下组织，于虚线范围内剥离（图15-6-5）。

323

❸ 将C点缝合至A点，D点缝合至B点（图15-6-6）。

❹ 剥离外侧穹窿部及球结膜，使之充分游离，球结膜与外眦皮肤创缘结节缝合。于外侧球结膜作一褥式缝合，缝线于B点外约4mm处穿出（图15-6-7）。

手术要点　❶ 手术过程中可能出血稍多，注意充分压迫止血。

❷ 睑板楔形瓣向睑缘部推移时，眼睑外侧阻力大时，应切断外眦韧带上支，必要时也可外眦切开。

❸ 尽量不要在睑结膜作缝合，以免术后异物感，甚至角膜上皮剥脱。

术后处理　术后口服抗生素，24小时后首次换药，打开遮盖纱布，如无感染象，局部用碘伏或乙醇消毒后可不包扎，暴露术区，涂眼膏少许。嘱患者每日点消炎眼药水，保持切口干净，不被污染，间日换药并观察术后反应。5~7天拆除缝线，如有感染应及时对症处理。

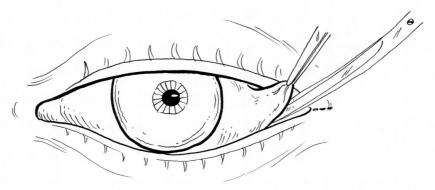

图 15-6-1

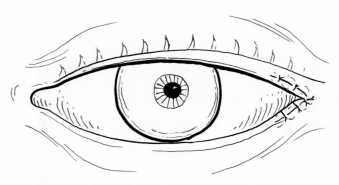

图 15-6-2

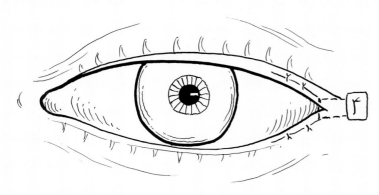

图 15-6-3

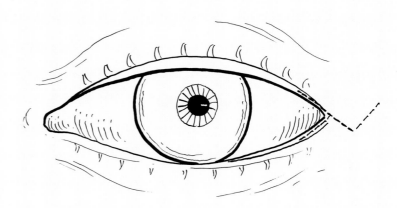

图 15-6-4

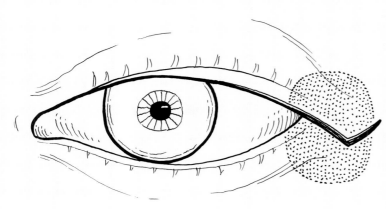

图 15-6-5

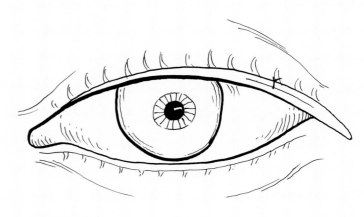

图 15-6-6

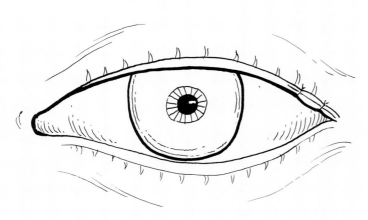

图 15-6-7

第十六章
鼻部美容手术

扫描二维码，
观看本书所有
手术视频

第一节　　隆鼻术

适 应 证　　单纯鞍鼻畸形和低鼻。

禁 忌 证　　患有局部皮肤感染、出血性疾病、身体及精神状况不佳者及未成年人。

术前准备　　了解患者对术后鼻背宽度及高度的预期效果，确定假体的形状及材料，患者保持心里平静，女患者避开月经期，避免应用"抗凝药物"。

麻　　醉　　单纯隆鼻采取局部浸润麻醉。同时做鼻尖整形时采取全身麻醉。

体　　位　　手术取仰卧位。

手术步骤

医用硅胶或膨体假体单纯隆鼻

ER16-1-1
自体软骨联
合假体移植
隆鼻术

❶ 假体雕塑：鼻根最低处或眉头与内眦连线中点（黄金点）至鼻尖的距离定为假体的长度，将"L"形或柳叶形医用硅胶或膨体假体放置于鼻背。按鼻骨形态雕刻假体腹侧面纵向和横向弧度，使之能与鼻骨面严密贴合。鼻尖处假体宽度不宜过窄，鼻小柱支撑高度不宜过长，避免鼻尖皮肤顶起张力过大。

❷ 取一侧鼻前庭鼻翼软骨下边缘切口，长约0.8cm，用弯剪刀在鼻尖处鼻翼软骨表面、鼻尖脂肪垫深层向上剥离至梨状孔上缘，换用剥离子将鼻骨膜及其上方的软组织一并掀起，从鼻尖直至黄金点上1~2mm处，两侧剥离宽度与假体一致，约1~1.2cm，鼻小柱深方适当剥离，作为安置假体的腔隙（图16-1-1、图16-1-2）。

❸ 将已经雕刻好的假体放入鼻背侧的腔隙内，确定其处于正常位置，鼻尖处平整无顶压，挤压排除腔隙内积血后缝合切口（图16-1-3）。

术中要点　　❶ 分离鼻背腔隙时应将鼻骨膜掀起，将假体置于鼻骨膜下腔隙，否则假体容易漂浮和活动。

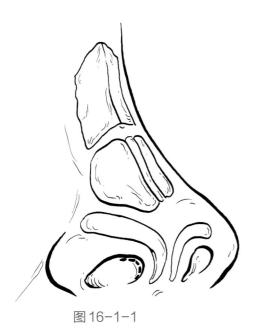

图 16-1-1

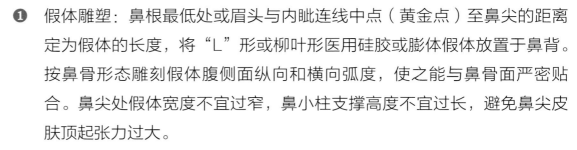

图 16-1-2

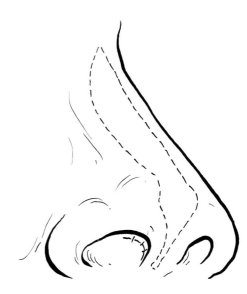

图 16-1-3

❷ 雕刻假体的形状是隆鼻成败的关键，假体的长度、宽度以及鼻背、鼻尖的弧度应与鼻骨形态一致，鼻尖处应有足够宽度的硅胶，增加与皮下组织接触面积，防止假体顶破皮肤。

❸ 隆鼻术后形态应以正常鼻美学特征为标准，避免因隆鼻成为新的畸形。

❹ 同时做鼻尖鼻翼等整形时取鼻小柱入路开放式切口，详见本章后几节内容。

术后处理　手术结束前判定假体是否歪斜，予以矫正，或在鼻梁皮肤和假体之间缝合加以制动。若鼻尖因埋藏假体而显现苍白征象，应缩小假体，或扩大假体放置空隙。应用抗生素。防止外伤。7天拆线。

第二节　鼻孔缩小术

适 应 证　先天性或外伤所致的鼻孔宽大。

禁 忌 证　外伤伤口未愈合；瘢痕增生期；身体或精神状况不佳者；婴幼儿不能合作者。

术前准备　❶ 常规体格检查。

❷ 测量健侧及患侧鼻孔。

麻　　醉　局部麻醉或全身麻醉。

体　　位　手术取仰卧位。

手术步骤　❶ 伴鼻小柱倾斜：可行内侧Z成形术法：沿鼻孔长轴设计"Z"形切口（图16-2-1），切开后分离皮瓣并将两个三角皮瓣交错对位缝合（图16-2-2）；或在鼻基底部行菱形切除：测量双侧鼻孔宽度，以宽度差为拟切除的鼻底组织宽度，设计菱形切口（图16-2-3），切除全层皮肤及皮下组织后对位分层缝合（图16-2-4）。

❷ 伴鼻孔基底缺损：行Y-V皮瓣成形术

（1）在两侧鼻翼脚与鼻基底部设计"Y"形切口，然后"V"形缝合。

（2）鼻小柱中间适当剥离，可缩小鼻孔，同时填充鼻孔基底缺损（图16-2-5、图16-2-6）。

（3）外脚切除术：双鼻翼脚外侧可作楔形或新月形切除，缩小鼻孔，使鼻翼厚度减薄，鼻翼缩小。但无法修复鼻孔基底的缺损。常用的有Weir法（图16-2-7）、Joseph法（图16-2-8）、Takahashi法（图16-2-9）、Furukawa法（图16-2-10）、Mutou法等（图16-2-11）。

（4）鼻翼基底两侧外角向中线缝拉法　如gonzalez-Vloa法（图16-2-12）。

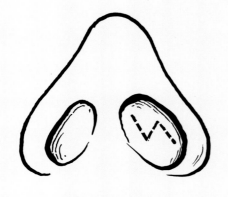

图16-2-1

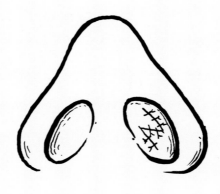

图16-2-2

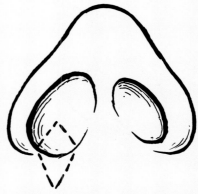

图16-2-3

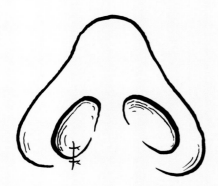

图16-2-4

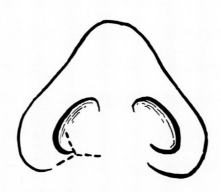

图16-2-5

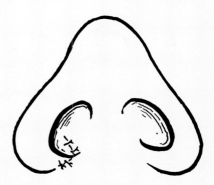

图16-2-6

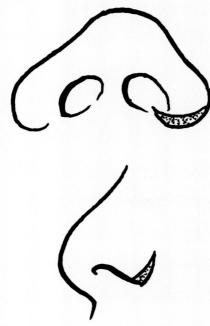

图16-2-7

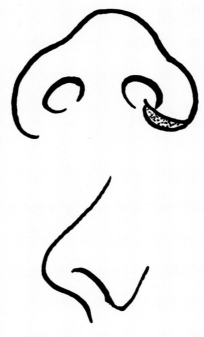

图16-2-8

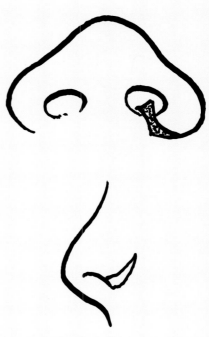

图16-2-9

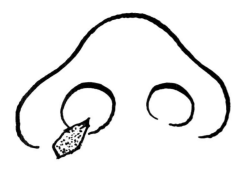
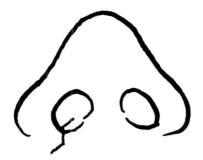

图 16-2-10

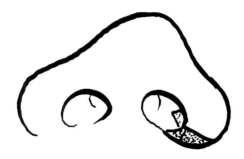
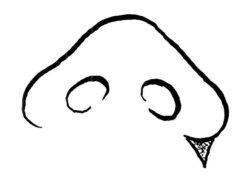
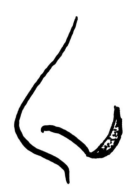

图 16-2-11

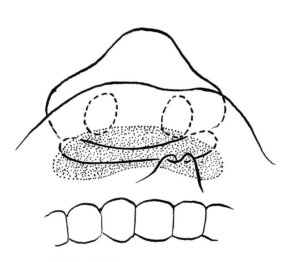

图 16-2-12

术中要点	❶ 取鼻孔外侧角弧线中点作为进针点及穿出点，必须在同一水平，牵引线在肌肉内穿行。必须保证两侧张力一致、对称。
	❷ 缝线采用3-0丝线或3-0无损伤尼龙线，确保牢固。
	❸ 线结埋置点要深，防止缝线排出及表面皮肤凹陷畸形。
术后处理	应用抗生素。防止外伤。7天拆线。局部制动。

第三节　鼻下端肥大矫正术

适 应 证	先天性或酒渣鼻等所致鼻尖呈圆钝形，鼻大翼宽厚者。
禁 忌 证	外伤伤口未愈合；瘢痕增生期；身体或精神状况不佳者；婴幼儿不能合作者。
术前准备	常规体格检查，检查鼻孔瘢痕及阻塞气道程度，有无鼻翼塌陷，有无鼻中隔偏曲。
麻　　醉	局部麻醉或全身麻醉。
体　　位	手术取仰卧位。
手术步骤	❶ 软组织切除：采用鼻小柱和鼻孔缘联合切口，将鼻翼软骨和皮肤、皮下组织分离，切除鼻头部分的过多皮下组织，使皮肤直接包裹鼻翼软骨，鼻头即可缩小。
	❷ 鼻翼基底部切除（图16-3-1~图16-3-3）：对于鼻翼宽大而皮下组织肥厚不明显者，行基底部楔形切除。
	❸ 鼻翼及部分鼻翼软骨切除：沿鼻翼软骨外侧脚的前缘做鼻孔边缘及鼻翼基底切口（图16-3-4），视鼻翼肥厚及宽大的情况切除部分肥厚软组织及鼻翼软骨：鼻孔上内侧圆钝时可于鼻翼软骨外侧脚背侧做多个切口去除楔形软骨（图16-3-5），使之易于腹屈。对鼻翼肥大者，常用的方法是将其鼻翼软骨切除一部分（图16-3-6~图16-3-7），使两鼻翼间距缩小（图16-3-8），从而达到鼻翼变小的目的。
术中要点	❶ 在保证鼻头血运的前提下适度去除鼻头部软组织量，皮下组织的肥厚与否是鼻头的形状的次要因素，更重要的是软骨的形状的改变。
	❷ 去除两侧软骨的部位以及去除量必须使得术后外形一致。两侧的缝合点必须要对称。
	❸ 软骨暴露要充分，充分剥离软骨的上下缘，便于充分对称地去除等量的软骨。

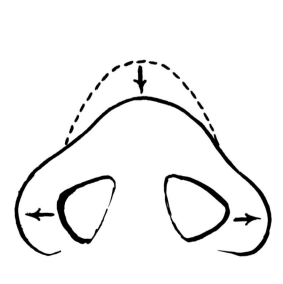

图16-3-1

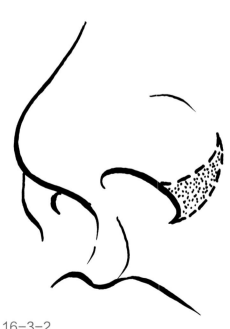

图16-3-2

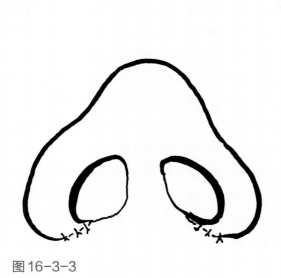

图 16-3-3

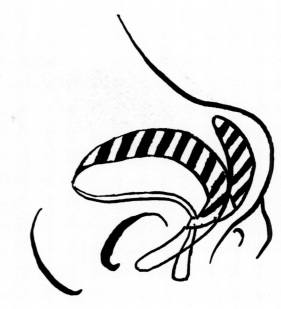

图 16-3-4

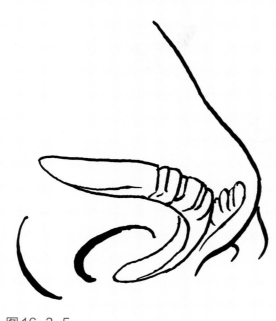

图 16-3-5

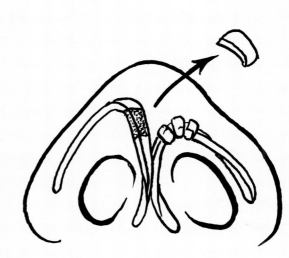

图 16-3-6

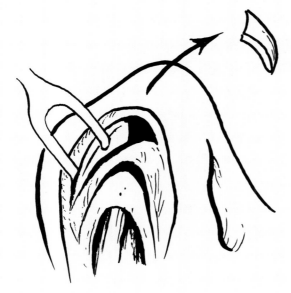

图 16-3-7

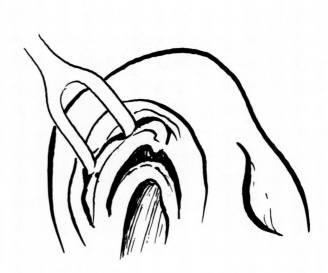

图 16-3-8

333

❹ 术后的包扎固定要确实，保证良好塑形。

术后处理　　　　　　应用抗生素。防止外伤。7天拆线。局部制动，塑形包扎确切。

第四节　　鼻尖过高的矫正

适 应 证　　　　　　先天性或外伤所致的鼻尖过高。

禁 忌 证　　　　　　外伤伤口未愈合；瘢痕增生期；身体或精神状况不佳者；婴幼儿不能合作者。

术前准备　　　　　　常规体格检查，检查鼻孔瘢痕及阻塞气道程度，有无鼻翼塌陷，有无鼻中隔偏曲。

麻　　醉　　　　　　局部麻醉或全身麻醉。

体　　位　　　　　　手术取仰卧位。

手术步骤　　　　　　病因是大翼软骨内侧脚过长（图16-4-1），切除部分软骨（图16-4-2），可降低鼻尖（图16-4-3）。

术中要点　　❶ 去除两侧软骨的部位以及去除量必须使得术后外形一致。

　　　　　　❷ 软骨暴露要充分，充分剥离软骨的上下缘（图16-4-4），便于充分对称地去除等量的软骨。

　　　　　　❸ 术后的包扎固定要确实，保证良好塑形。

术后处理　　　　　　应用抗生素。防止外伤。7天拆线。局部制动。

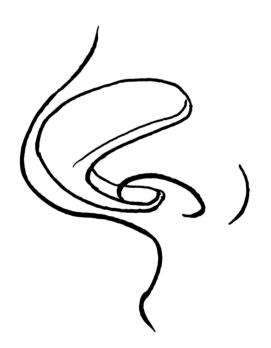

图 16-4-1

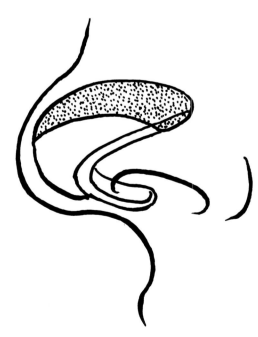

图 16-4-2

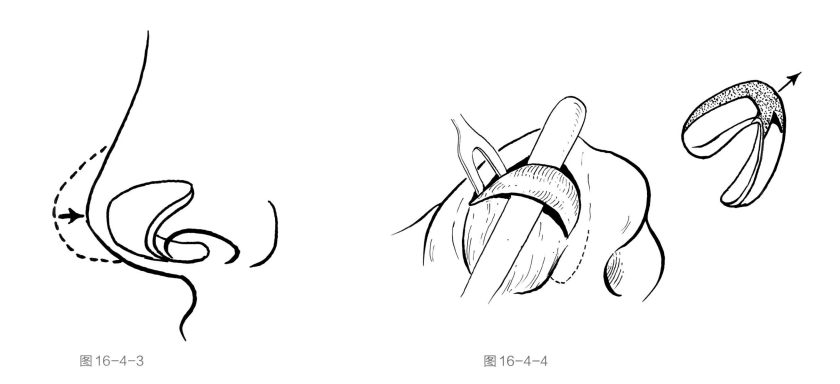

图 16-4-3   图 16-4-4

第五节　　驼峰鼻和鹰钩鼻的矫正

适 应 证	成年人先天性或外伤性鼻背似鹰喙样隆突；合并或无鼻中隔偏曲（图16-5-1）。
禁 忌 证	患有出血性疾病；未成年人。
术前准备	❶ 常规体格检查。
	❷ 拍摄鼻骨正侧位片。
	❸ 检查有无气道阻塞，有无鼻中隔偏曲。
	❹ 确定两侧上颌突宽度是否需缩窄。
麻 醉	全身麻醉，两侧上颌突不需缩窄者可采用局部麻醉。
体 位	手术取仰卧位。
手术步骤	

鼻背截骨鹰鼻畸形矫正术

❶ 取一侧鼻孔内侧切口，经鼻小柱下部横向延至另一侧鼻孔内侧切开，分离成鼻小柱瓣，向上掀起（图16-5-2）。

❷ 用剥离子沿鼻骨表面将鼻背及两侧上颌鼻突宽大的部分分离。

❸ 将鼻背凸起的骨性部分，和截骨处两侧棱角的边缘用凿和锉去除（图16-5-3、图16-5-4）。

❹ 鼻小柱瓣覆盖修复，缝合切口（图16-5-5）。

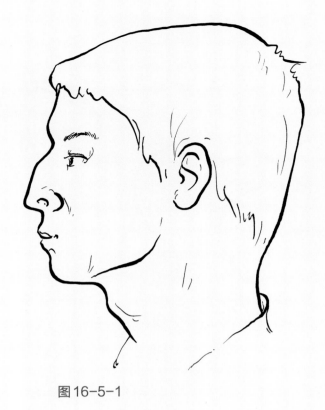

图 16-5-1

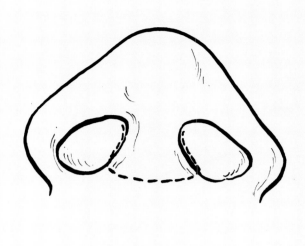

图 16-5-2

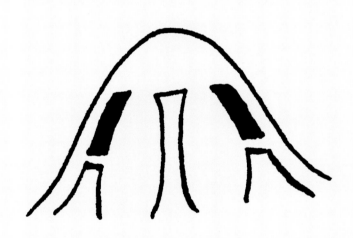

图 16-5-3

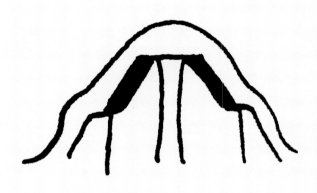

图 16-5-4

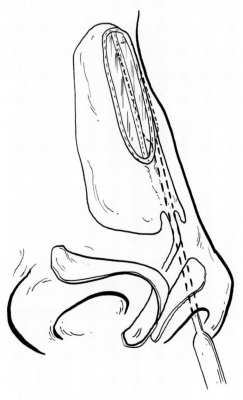

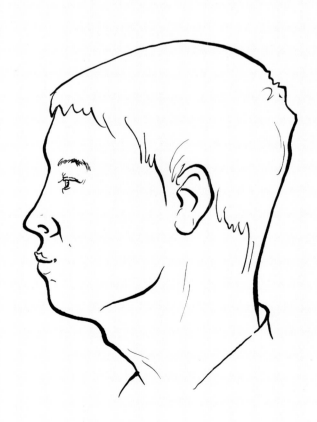

图 16-5-5

上颌骨鼻突截骨鹰鼻畸形矫正术

❶ 两侧鼻孔内侧切口，分离鼻小柱瓣，掀起。

❷ 沿两侧上颌骨鼻突骨表面用剥离子分离，用凿沿两侧上颌骨鼻突基底部凿开。

❸ 用手推挤两侧凿开的上颌鼻突，使鼻背变窄（图16-5-6，图16-5-7）。

❹ 鼻小柱皮瓣覆盖，缝合创口。

❺ 鼻背两侧用丝线贯穿骨，固定于需要的位置。

❻ 鼻腔内用碘仿纱条填充，防止鼻骨塌陷。

术中要点

❶ 鼻背过宽或去除鼻骨过多时，易形成鼻背平台，应将截骨处两侧棱角适当修窄。

❷ 鼻背两侧基部过宽，应在上颌鼻突起始处截骨，并用手挤压两侧截骨处使鼻背变窄，注意截骨时不要损伤鼻内黏膜、内眦部、鼻泪管等。

❸ 上颌鼻突基部截骨位置应尽量低些，以免形成两侧鼻起始处阶梯畸形。

❹ 术后的包扎固定要确实，保证良好塑形。

术后处理 应用抗生素。防止外伤。7天拆线。局部制动。包扎塑形。

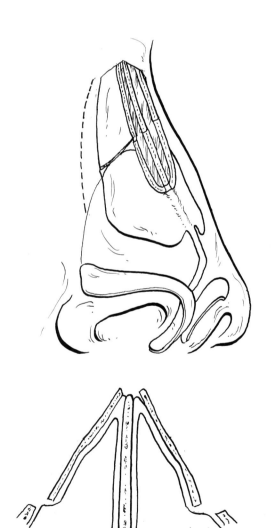

图16-5-6

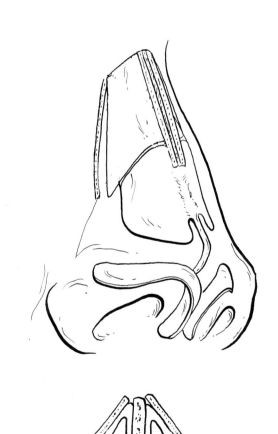

图16-5-7

第十七章
口唇部美容手术

扫描二维码，
观看本书所有
手术视频

第一节　　薄唇增厚术

适 应 证　　唇部畸形和唇部衰老迹象、唇部轻度丰满不足，只需要轻微扩张唇型的人适合做此手术。

禁 忌 证　　局部急性炎症。
　　　　　　全身感染性疾病。

术前准备　　手术前两周内，请勿服用含有阿司匹林的药物。
　　　　　　患有高血压和糖尿病的患者，初诊时应向医生告知病情，以便医生确认手术方案。
　　　　　　手术前确定无传染性疾病或其他身体炎症。
　　　　　　术前不要化妆。

麻 　 醉　　儿童及不配合手术者宜用全麻。
　　　　　　成人宜用局麻或眶下神经阻滞麻醉。

体 　 位　　仰卧位。

手术步骤

红唇横向Y-V成形术

翻起上唇，在唇黏膜设计两个开口在侧方的双"Y"形切口，切开后，适当分离皮瓣，将红唇向前推移，将两个"V"形瓣相向推进，尖端相对或交错缝合，以增加红唇的厚度（图17-1-1，图17-1-2）。

上唇高度缩短术

上唇皮肤松弛下垂者宜用此法。仔细观察并向上推上唇皮肤，充分显露红唇，以估计应切除皮肤宽度，一般3~5mm。然后在两侧鼻底上唇交界处画横的梭弧形切口线，切除皮肤组织，有时尚需切除同样宽的肌肉。先试行缝合，以观察红唇显露程度，显露不足时，宜再补充切除适量皮肤，显露满意后，分别缝合肌层和皮肤（图17-1-3、图17-1-4）。

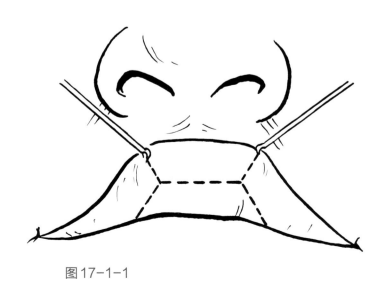

图17-1-1

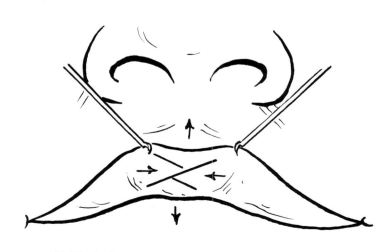

图17-1-2

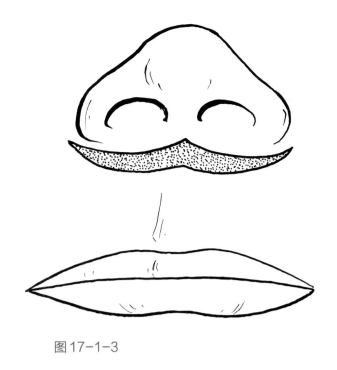

图 17-1-3

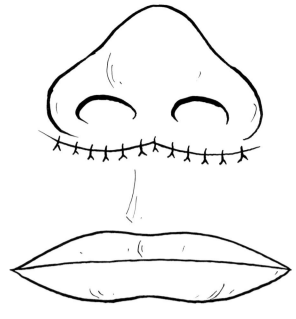

图 17-1-4

第二节　厚唇变薄术

适 应 证	红唇过厚、红唇内侧口腔黏膜发育过度、红唇慢性炎性增生。
禁 忌 证	局部急性炎症。 全身感染性疾病。
术前准备	手术前两周内，请勿服用含有阿司匹林的药物。 患有高血压和糖尿病的患者，初诊时应向医生告知病情，以便医生确认手术方案。 手术前确定无传染性疾病或其他身体炎症。 术前不要化妆。
麻 醉	儿童及不配合手术者宜用全麻。 成人宜用局麻或眶下神经阻滞麻醉。
体 位	仰卧位。
手术步骤	在唇红（表面有纵行细纹）与口腔黏膜移行处，靠近黏膜一侧，设计一横向窄梭形切口，长度延伸至口内颊部，宽度视唇厚度而定，深度不超过肌层（图17-2-1）。 沿切线楔形切除一窄条黏膜组织，一般病例尽量不做口轮匝肌切除，不做分离，直接拉拢缝合。这样做的切口瘢痕可不暴露（图17-2-2、图17-2-3）。
术中要点	上颌前突或牙齿发育异常导致上唇前突时，不应当对厚唇进行手术处理。 厚唇需与口唇淋巴瘤及血管瘤进行鉴别，切勿当成厚唇处理。 该手术最好采用眶下神经阻滞麻醉，术前精确设计画线以避免因局麻肿胀导致黏膜切除偏移，造成术后唇形态不良。

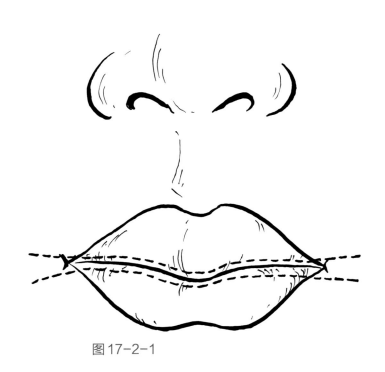

图 17-2-1

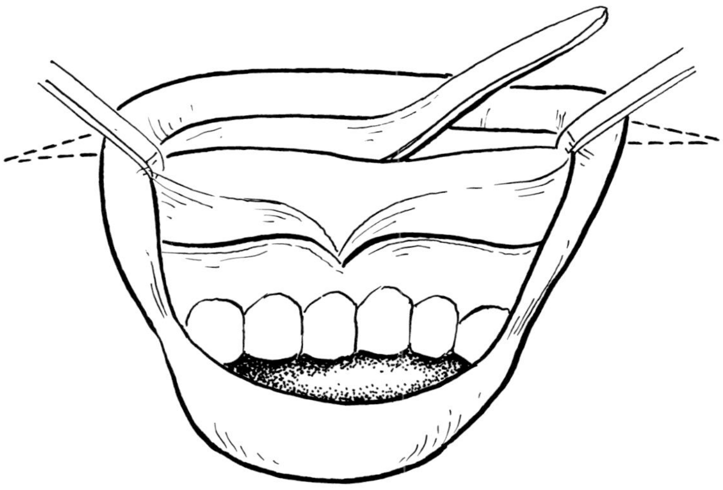

图 17-2-2

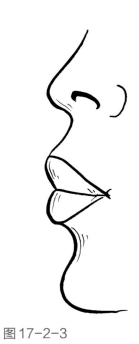

图 17-2-3

第三节　　笑靥成形术

禁 忌 证　　❶ 高血压、心脏病、糖尿病等患者不适合做笑靥成形术；

❷ 有传染性疾病患者不适合做笑靥成形术；

❸ 血液病过敏患者不适合做笑靥成形术；

❹ 瘢痕增生体质患者不适合做笑靥成形术；

❺ 笑靥对于长面型的人来说并无美感可言，更不宜做人工笑靥，以免弄巧成拙。

术前准备　　❶ 手术前两周内，请勿服用含有阿司匹林的药物。

❷ 患有高血压和糖尿病的患者，初诊时应向医生告知病情，以便医生确认手术方案。

❸ 手术前确定无传染性疾病或其他身体炎症。

❹ 术前不要化妆。

麻　　醉　　儿童及不配合手术者宜用全麻。

成人宜用局麻或眶下神经阻滞麻醉。

体　　位　　仰卧位。

手术步骤　　定点：笑靥曾称酒窝，位于口角外侧面颊皮肤上。笑靥的标准位置应为口角向外水平线与外眦向下垂线的交叉点稍向内上（图17-3-1）。

皮下结扎法

在面部定点处用直针穿透面颊部组织，在口腔黏膜面针孔处做一3mm长纵行切口（图17-3-2）。

用带细丝线的中间孔针从口内小切口上端刺入，从面颊定点处上端出针，再由原针眼进针，向下刺入皮下真皮层，并在真皮层走行3mm，从皮肤定点下端出针，再从下端针眼进针，从口内切口下端出针（图17-3-3）。

牵拉丝线，面颊部皮肤定点处出现凹窝，在切口内结扎，口内小切口处再缝合一针（图17-3-4）。

口内切开法

适合颊部脂肪较多者。

在定点的口内黏膜上做一8mm的横行切口（图17-3-5）。

钝性分离切口，露出颊肌纤维。用Alice钳提夹一部分肌肉纤维，用弯剪剪除（图17-3-6）。

用小弯针将口内颊黏膜与面颊定点处皮下真皮层缝合一针，最后缝合口内创口（图17-3-7、图17-3-8）。

术中要点　　术中标记腮腺导管和面神经颊支的走行方向，避免盲目切开而致其损伤。在缝合时要确定挂住定点下方的真皮层，否则肿胀消退后会出现酒窝消失。面颊丰满者为确保手术效果需要延长拆线时间。

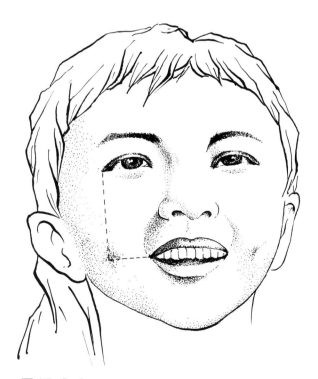

图 17-3-1

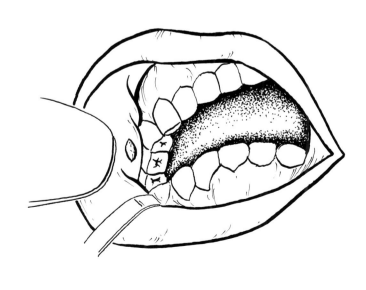

图 17-3-2

343

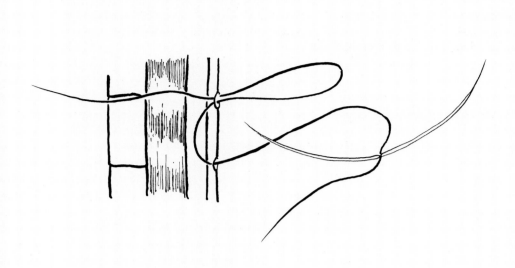

图 17-3-3

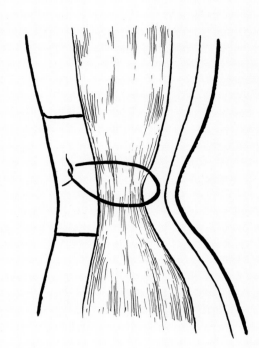

图 17-3-4

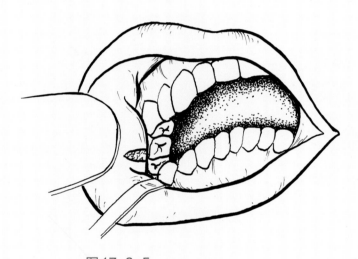

图 17-3-5

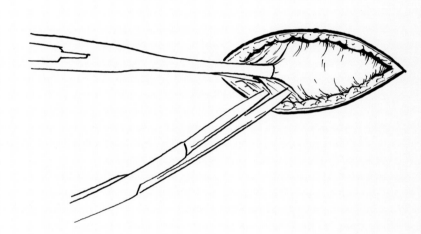

图 17-3-6

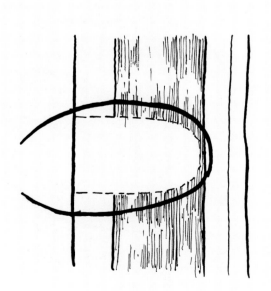

图 17-3-7

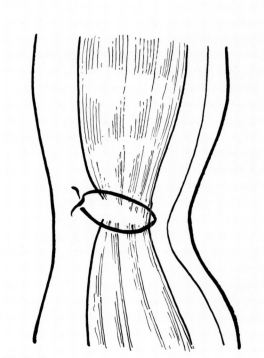

图 17-3-8

第十八章
乳房美容手术

扫描二维码，
观看本书所有
手术视频

第一节　　隆乳术

适 应 证	乳房先天性发育不良，分娩后或体重骤减后乳房萎缩；单纯乳腺腺体切除术后，或早期乳腺癌保留胸大肌的改良根治术后；双侧乳房大小不对称；乳房轻度下垂者。
禁 忌 证	全身或乳房组织局部存在炎症者；全身情况不允许手术者；要求手术患者要求过高或心理准备不足者；乳腺癌术后可能存在复发或转移倾向者。
术前准备	术前对患者进行全面的健康检查，并为患者选择合适的植入假体。
麻　　醉	气管插管全身麻醉或静脉麻醉；高位硬膜外麻醉；肋间神经阻滞麻醉或局部浸润麻醉。
体　　位	手术采取仰卧位，双上肢外展。

手术步骤及
术中要点

腋窝切口入路内镜辅助下假体植入隆乳术

【手术步骤】　❶ 切口位于腋窝顶部皮肤皱褶处（图18-1-1）。

❷ 经皮下分离显露胸大肌外侧缘，进入胸大肌后间隙。置入内镜，在其引导下进行假体植入范围的剥离。胸大肌后间隙剥离范围：内界至胸骨旁线，外界至腋前线，下界至乳房下皱襞以下12cm处。并根据术前设计离断胸大肌，确保乳房下极及乳房下皱襞形态（图18-1-2，图18-1-3）。

❸ 术中确切止血，于胸大肌后分离的间隙内植入假体，留置负压引流，逐层缝合切口。

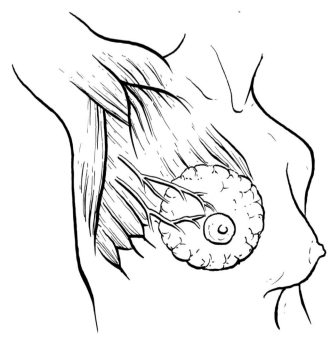

图 18-1-1

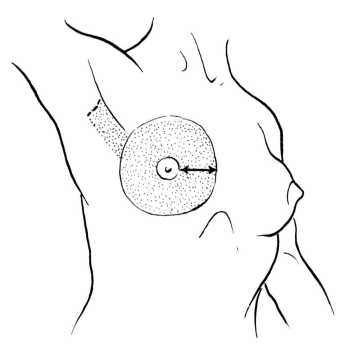

图 18-1-2

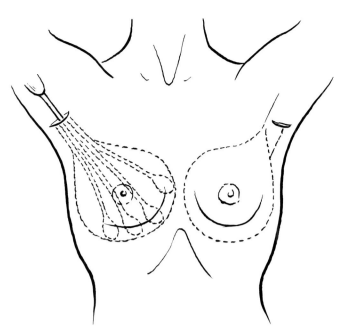

图 18-1-3

【术中要点】	❶	于腋窝处切口切开皮肤与皮下组织，勿切开其深方脂肪，以免伤及腋血管、神经。

【术中要点】

❶ 于腋窝处切口切开皮肤与皮下组织，勿切开其深方脂肪，以免伤及腋血管、神经。

❷ 于胸大肌外缘切开深筋膜时应小心以免损伤此处下行的小动脉及神经。

❸ 分离胸大肌后方假体植入腔隙时，需足够到达术前设计范围，以免造成假体的折叠。

❹ 注意保护胸大肌外缘与第4肋间相交处走行的第4肋间神经的外侧皮神经，避免其损伤而致使乳头乳晕区感觉障碍。

乳晕切口入路假体植入隆乳术

【手术步骤】

❶ 切口位于乳晕上半圆或下半圆与皮肤的交界处，长约3.0cm（图18-1-4）。

❷ 切开皮肤、皮下组织，切开乳腺腺体。分离乳腺后方腔隙。如需行胸大肌后隆乳术，则钝性分开胸大肌，进入胸大肌后间隙，分离腔隙范围参见以上切口隆乳术（图18-1-5，图18-1-6）。

❸ 术中确切止血，于胸大肌后分离的间隙内植入假体，留置负压引流，逐层缝合切口（图18-1-7）。

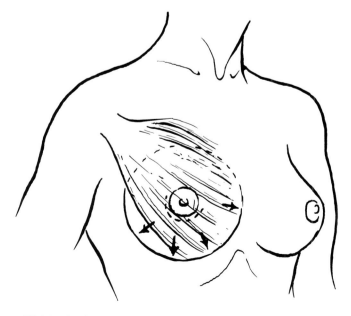

图 18-1-4   图 18-1-5

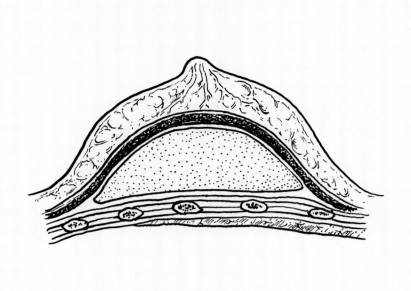

图 18-1-6

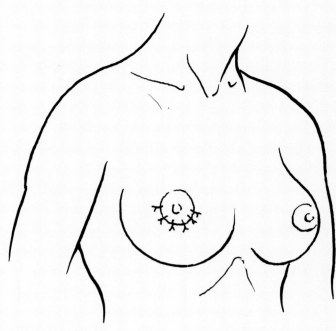

图 18-1-7

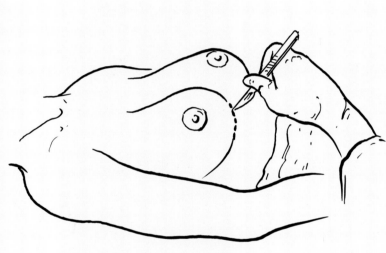

图 18-1-8

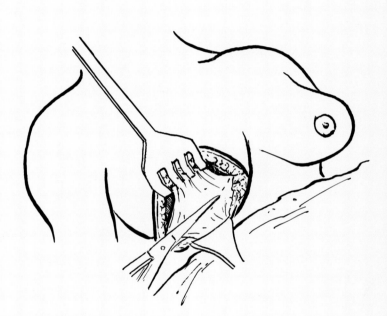

图 18-1-9

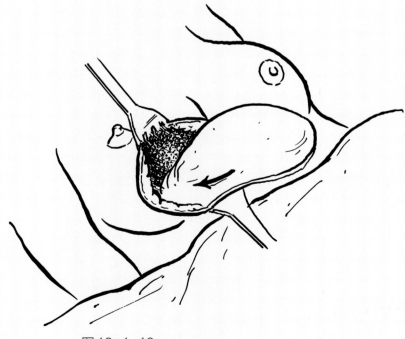

图 18-1-10

【术中要点】	❶ 分离乳腺时应自切口向外行放射状切口，尽量避免损伤乳腺组织。
	❷ 切口确切缝合，以防切口假体疝。

乳房下皱襞切口入路假体植入隆乳术

【手术步骤】	❶ 切口位于乳房下皱襞返折处，沿皮纹方向切开皮肤、皮下组织，可于胸大肌后或乳房后间隙分离腔隙（图18-1-8，图18-1-9）。
	❷ 术中确切止血，于胸大肌后分离的间隙内植入假体，留置负压引流，逐层缝合切口（图18-1-10）。

【术中要点】	❶ 手术中注意操作轻柔，避免造成肋间血管和胸廓内动脉分支的损伤。
	❷ 分离胸大肌后方假体植入腔隙时，需足够到达术前设计范围，以免造成假体的折叠。
	❸ 由于手术切口位于乳房下方受力区，需确切缝合，以防切口假体疝。

术后处理	应用抗生素。7天拆线。局部制动。包扎塑形。

第二节　　巨乳缩小术

适 应 证	乳腺过度增生性乳房肥大；肥胖型乳房肥大；青春型乳房肥大。
禁 忌 证	全身或乳房组织局部存在炎症者；全身情况不允许手术者；要求手术患者要求过高或心理准备不足者。
术前准备	术前对患者进行全面的健康检查及乳房的局部检查，坐位进行手术切口设计并标记。
麻 醉	气管插管全身麻醉或静脉麻醉；高位硬膜外麻醉。
体 位	手术采取仰卧位，双上肢外展。
术前设计	确定新乳头、乳晕位置（图18-2-1）：
	❶ 乳房中线上距锁骨中点向下18~22cm，根据身高调整位置。
	❷ 原乳房下皱襞中点在乳房中线上的投影点。
	❸ 两上臂中点的连线与乳房中线的交点。
	❹ 以乳头为圆心，直径一般为3~5cm确定乳晕的位置。
手术步骤及术中要点	

水平双蒂法（Srombeck法）

【手术步骤】	此法主要适用于中度的巨乳症。
	❶ 术前设计：新乳头、乳晕的位置设计如上。

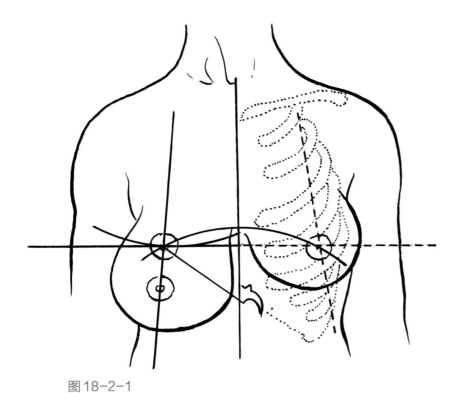

图18-2-1

切口设计：如图设计Wise标准模型（图18-2-2），标记乳房中线即原乳头与锁骨中点的连线（图18-2-3），于乳房表面放置标准模型（图18-2-4），模板中线与乳房中线重合。以新乳头点为圆心，依次画出新乳晕圆弧ABC及模型底边线AD、BE，根据皮肤松弛程度确定点E、D的距离，角ECD为60°~135°为宜（图18-2-2）。标记原乳房下皱襞，外侧点为与腋前线交点G，内侧点为与胸骨外侧缘交点F，连接EG、DF为向下突出的弧线（图18-2-5、图18-2-6）。

❷ 去除ADEB范围以内的表皮（图18-2-7~图18-2-9）。

❸ 切除新乳头、乳晕区及DEGF范围内的皮肤、皮下组织及乳腺（图18-2-10，图18-2-11）。

❹ 于胸大肌筋膜表面潜行分离，使ABED成为一个蒂在两侧的双蒂乳头乳晕复合体组织瓣（图18-2-12，图18-2-13）。

❺ 将双蒂乳头乳晕复合体组织瓣向上转移至新乳头乳晕位置。

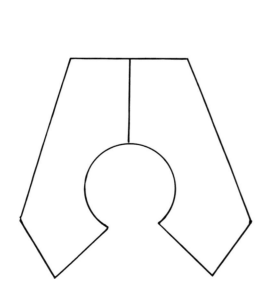

图18-2-2

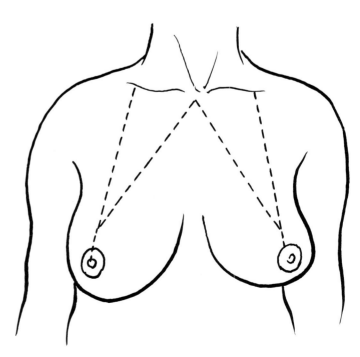

图18-2-3

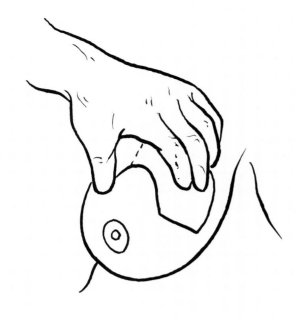

图 18-2-4

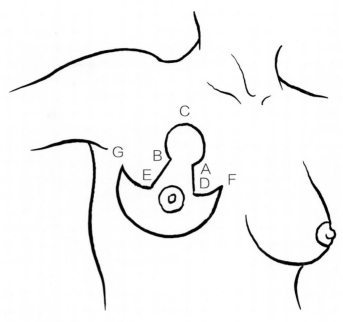

图 18-2-5

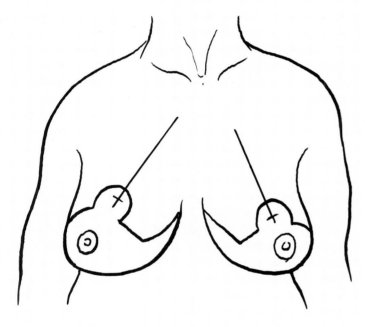

图 18-2-6

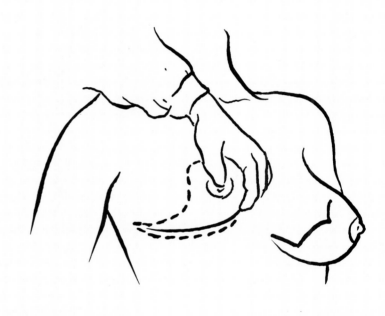

图 18-2-7

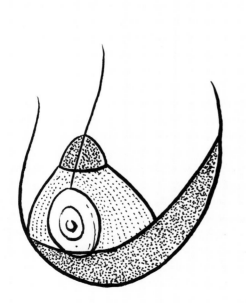

图 18-2-8

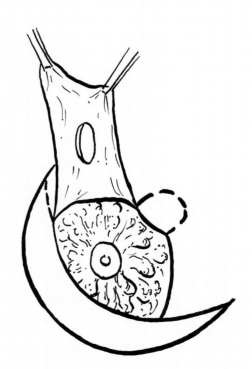

图 18-2-9

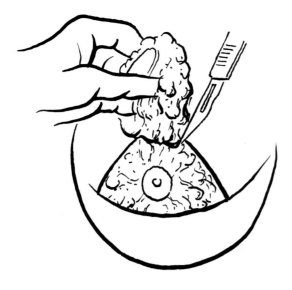

图18-2-10

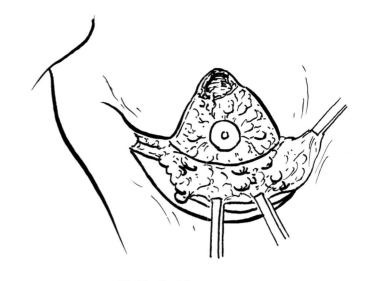

图18-2-11

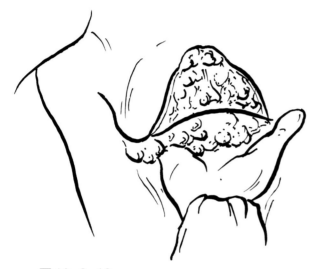

图18-2-12

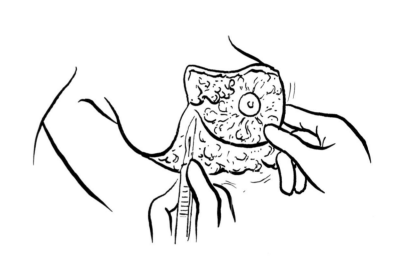

图18-2-13

❻ AD与BE对位缝合，并缝合乳房下皱襞切口（图18-2-14）。

【术中要点】 ❶ 去除ADEB范围内的表皮时，应注意保护好真皮及其下方的血管网，保证乳头乳晕复合组织瓣的血供，防止出现乳头乳晕的坏死。

❷ 去除乳腺腺体组织量应严格根据术前设计决定，避免切口张力过大。

垂直双蒂法（Mckissock法）

【手术步骤】 此方法适用于中度或重度的巨乳症。

❶ 术前设计：新乳头、乳晕的位置设计如上。

切口设计：标记乳房中线即原乳头与锁骨中点的连线，于乳房表面放置Wise标准模型，模板中线与乳房中线重合。以新乳头点为圆心，依次画出新乳晕圆弧及模型底边线。于新乳头与原乳头连线两侧设计真皮蒂，宽度大于新乳晕直径，约5~7cm，下端止于乳房下皱襞（图18-2-15，图18-2-16）。

❷ 去除垂直双蒂瓣范围内除乳头乳晕的表皮，形成真皮血管蒂（图18-2-17）。

❸ 切除垂直双蒂瓣两侧的皮肤、皮下组织及乳腺组织，深方达胸大肌筋膜表面（图18-2-18~图18-2-21）。

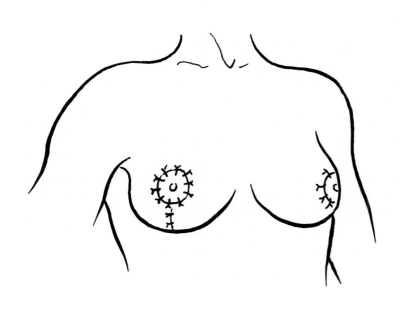

图18-2-14

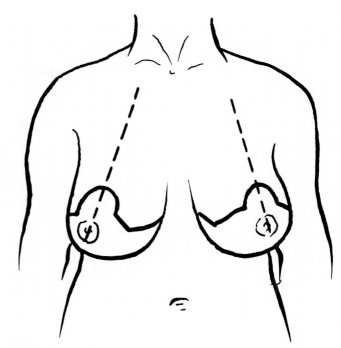

图18-2-15

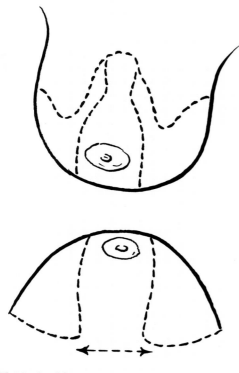

图18-2-16

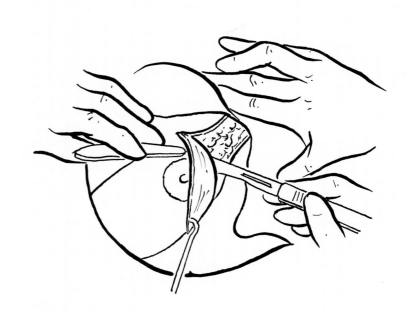

图18-2-17

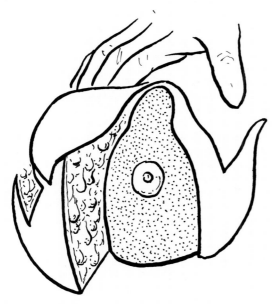

图18-2-18

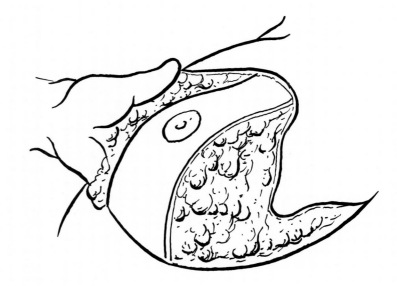

图18-2-19

353

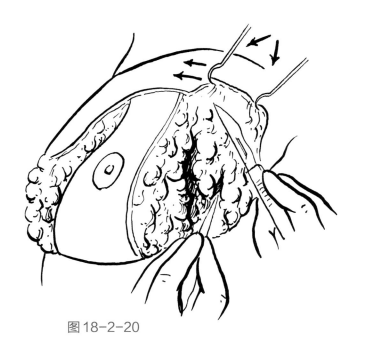

图 18-2-20

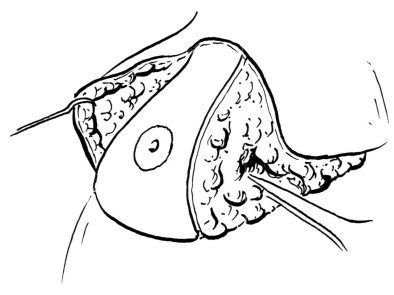

图 18-2-21

❹ 将垂直双蒂瓣自胸大肌筋膜上提起，向上折叠塑形，并推进固定乳头、乳晕于新乳头、乳晕的位置（图18-2-22~图18-2-25）。

【术中要点】 对于较为严重的巨乳还可切除乳房上半部近中的部分乳腺组织，应保留1~2cm厚的乳腺组织，乳房下半部乳腺组织应全层保留，从而保证乳头、乳晕的血供，防止其坏死。

直线及短横瘢痕法（Marchac法）

【手术步骤】 此方法适用于轻度或中度的巨乳症。

❶ 术前设计：于胸骨中线旁10cm处，通过乳头中点绘制垂直的乳房中轴，上达乳房上方，下至季肋缘（图18-2-26）。将乳房上推，画出乳房上极（图18-2-27）。向外侧推乳房，自季肋部乳房中轴向上画出垂直线（图18-2-28），同理向内侧推乳房，画出与季肋部乳房中轴相连的垂直线（图18-2-29）。两垂直连线之间即为拟切除的乳房皮肤。于乳房下皱襞上方约5cm处，画一平行于乳房下皱襞的弧线，与内、外侧两线相交。在内、外垂直线间画一圆，作为乳头、乳晕周围去上皮组织的范围（图18-2-30）。

❷ 去除乳头、乳晕周围标记范围内的表皮。切除乳房下方标记范围内皮肤（图18-2-31）。

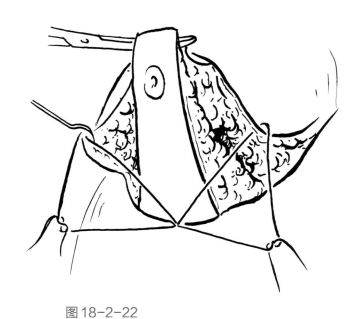

图 18-2-22

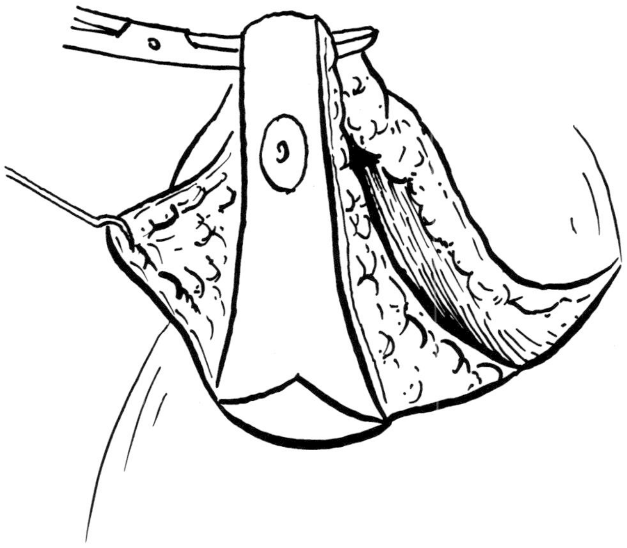

图 18-2-23

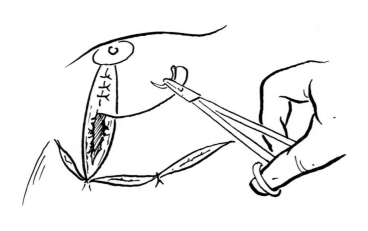

图 18-2-24

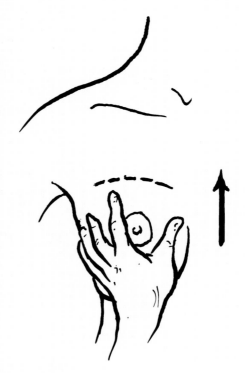

图 18-2-25

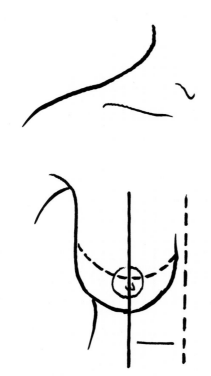

图 18-2-26

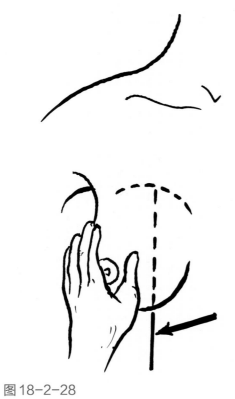

图 18-2-27

图 18-2-28

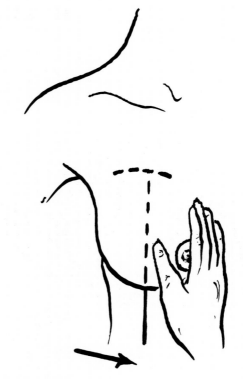

图 18-2-29

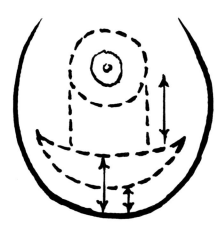

图18-2-30

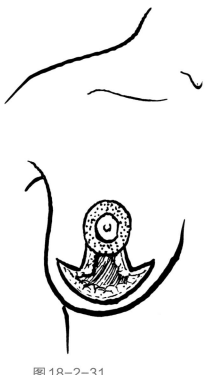

图18-2-31

❸ 分别于乳房下部水平线外侧、内侧及外侧垂直切口处，切除乳房下部、内侧及外侧的乳腺组织，深达胸肌筋膜表面。

❹ 于胸大肌筋膜表面进行乳房组织悬吊至术前确定的乳房上界，并缝合固定两侧的乳腺组织（图18-2-32）。

❺ 逐层缝合皮肤切口（图18-2-33）。

【术中要点】 ❶ 如果患者同时存在乳房下垂，宜保留乳房下部皮肤。

❷ 去除乳房下部乳腺组织时，深层上界为术前确定的乳房上界。

直线瘢痕乳房缩小法（Lejour法）

【手术步骤】 此方法适用于轻度、中度或重度的巨乳症。

❶ 术前设计。于胸骨中线旁10cm处，通过乳头中点绘制垂直的乳房中轴，上达乳房上方，下至季肋缘。将乳房上推，画出乳房上极。向外侧推乳房，自季肋部乳房中轴向上画出垂直线，同理向内侧推乳房，画出与季肋部乳房中轴相连的垂直线。两垂直线在乳房下皱襞上方相交成一弧线。两垂直连线之间即为拟切除的乳房皮肤。乳晕上方的切口线位于新乳头上方2cm处，新乳头位置的确定如上述方法。自此点至两侧垂直线做弧线，弧度及位置应根据乳房大小而定（图18-2-34）。

❷ 去除乳头、乳晕周围标记范围内的表皮。即从新乳头、乳晕周围弧线到原乳头、乳晕下方约2cm区域（图18-2-35）。

❸ 于乳房下部切口上方入路进行乳房脂肪抽吸。

❹ 沿着切口线切开皮肤，切除乳房中下部标记范围内的乳腺组织，上方达术前设计的乳房上界，深达胸大肌筋膜表面（图18-2-36）。向上悬吊缝合剩余乳腺组织，并缝合固定两侧的乳腺组织（图18-2-37）。

❺ 逐层缝合皮肤切口。

【术中要点】 ❶ 此手术方式最好配合脂肪抽吸术，以利于乳房缩小的塑形。

❷ 术中注意乳头、乳晕周围真皮保留的厚度，防止乳头、乳晕血运障碍。

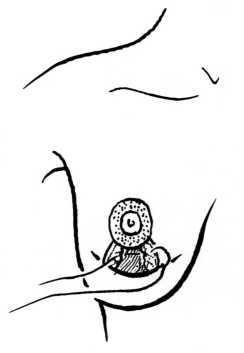

图 18-2-32

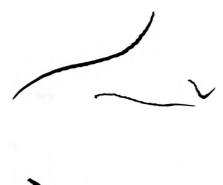

图 18-2-33

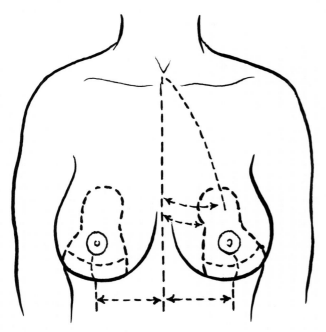

图 18-2-34

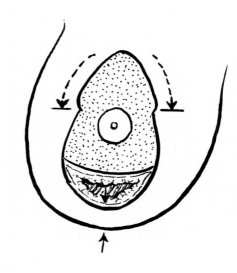

图 18-2-35

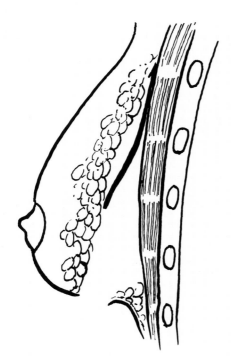

图 18-2-36

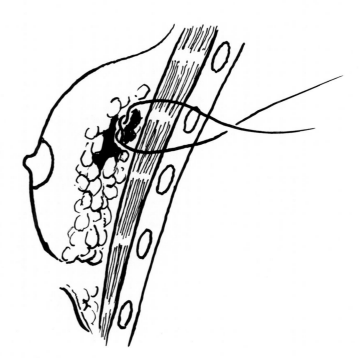

图 18-2-37

357

双环形切口法

【手术步骤】　此方法适用于轻度、中度的巨乳症。

❶ 术前设计。以乳头为中心，直径3~4cm设计内环切口线，根据患者的具体情况灵活设计外环切口线，可呈圆形、椭圆形等。中度巨乳症患者可于外环外侧向腋中线延续设计一弧形切口线。其外侧最高点与外环最高点一致，中间最低点与乳头一致（图18-2-38，图18-2-39）。

❷ 切开皮肤，去除两个环形切口之间的表皮，保留真皮组织，从而保证乳头、乳晕组织的血供（图18-2-40）。

❸ 沿乳房外侧弧形切口线和外环形切口线切开皮肤、皮下组织，于乳腺包膜表面向内侧、外侧及上方剥离至腺体边缘，保留乳房基底部及下方腺体与皮肤的连接。切除内侧、外侧及上方多余腺体（图18-2-41）。并将剩余腺体塑形呈圆锥形，固定于胸大肌筋膜（图18-2-42）。

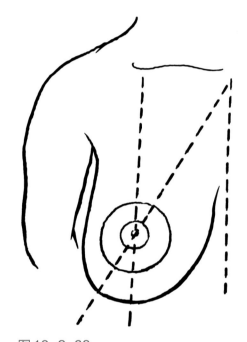

图 18-2-38

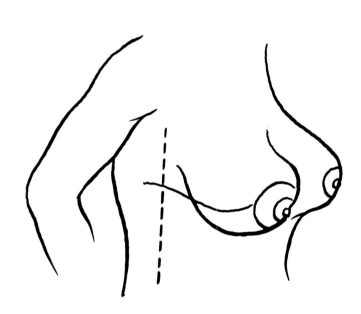

图 18-2-39

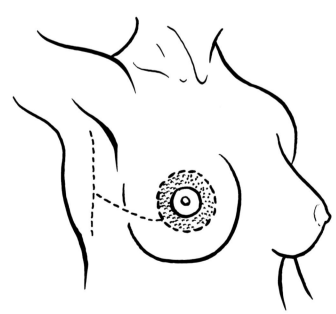

图 18-2-40

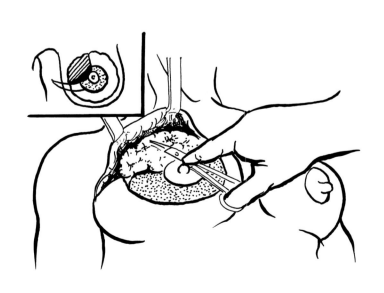

图 18-2-41

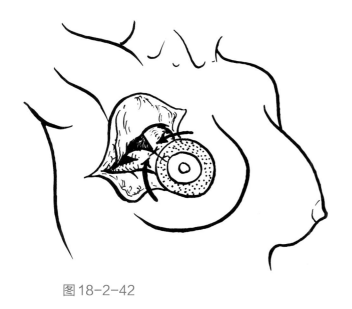

图18-2-42

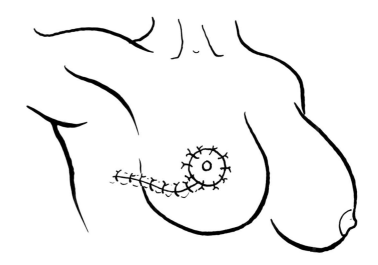

图18-2-43

❹ 向内下方旋转上方皮瓣，下方皮瓣向外上方推进，并切除下方皮瓣多余的皮肤，逐层缝合皮下组织及皮肤（图18-2-43）。

【术中要点】　❶ 去表皮时勿损伤真皮下血管网，防止乳头、乳晕血运障碍。

❷ 分离外侧切口上、下方皮瓣时勿损伤皮下血管网，防止皮瓣坏死。

❸ 去除多余皮肤时需谨慎，避免切口张力过大。

术后处理　应用抗生素。7天拆线。局部制动。包扎塑形。

第三节　乳房下垂矫正术

适 应 证　乳房位置性下垂；乳房皮肤性下垂；乳房体积性下垂；乳头、乳晕复合体的下垂。

乳房体积小于200mL的患者可同期或分期进行假体植入隆乳术；乳房体积在200~350mL的患者可参考巨乳缩小术，但不切除乳腺腺体，仅进行塑形固定；乳房体积大于350mL的患者可采用巨乳缩小术。

禁 忌 证　全身或乳房组织局部存在炎症者；全身情况不允许手术者；要求手术患者要求过高或心理准备不足者。

术前准备　术前对患者进行全面的健康检查及乳房的局部检查，坐位进行手术切口设计并标记。

麻　　醉　气管插管全身麻醉或静脉麻醉；高位硬膜外麻醉。

体　　位　手术采取仰卧位，双上肢外展。

359

ER18-3-1
乳房上提固
定术（短瘢
痕法）

乳房塑形悬吊术

❶ 患者站立或坐位设计新乳头、乳晕位置。

❷ 以乳晕下半环为底向上方设计椭圆形切口。沿设计线切开，保留乳晕与乳头，椭圆形切口范围内去除表皮（图18-3-1）。沿上方切口于乳腺腺体表面分离至上缘，并将其与胸肌筋膜缝合固定（图18-3-2）。

❸ 向上方推进乳头、乳晕至新乳头、乳晕位置，逐层缝合（图18-3-3）。

术中要点 术中应注意保护乳头、乳晕的血运，防止出现乳头、乳晕的坏死。

术后处理 应用抗生素。7天拆线。局部制动。包扎塑形。

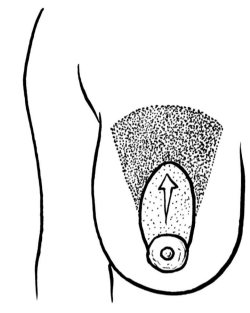

图 18-3-1

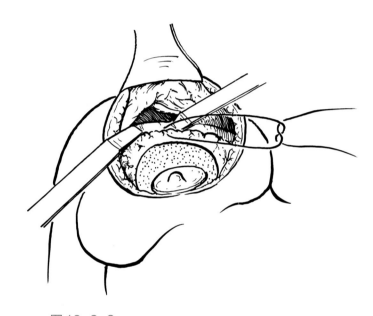

图 18-3-2

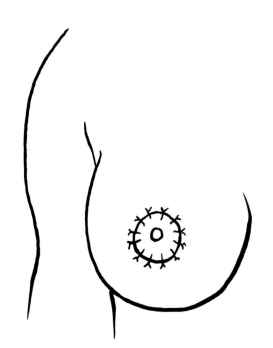

图 18-3-3

适 应 证	Ⅱ度、Ⅲ度乳头内陷或Ⅰ度乳头内陷经牵引方法失败或复发的患者。
禁 忌 证	全身或乳房组织局部存在炎症者；全身情况不允许手术者；手术患者要求过高或心理准备不足者。
术前准备	术前对患者进行全面的健康检查及乳房的局部检查，坐位进行手术切口设计并标记。
麻　　醉	局部麻醉：肋间神经阻滞麻醉或局部浸润麻醉。
体　　位	手术采取仰卧位。

手术步骤及
术中要点

乳晕四角星切口法

【手术步骤】 以乳头为中心于乳晕处设计四个等边三角形（图18-4-1）。切开皮肤后牵引乳头。松解各个三角瓣下方紧缩的平滑肌（图18-4-2）。乳晕皮肤进行"V-Y"缝合（图18-4-3）。

【术中要点】 分离平滑肌时注意勿损伤乳管。

乳晕组织瓣转移乳头内陷矫正术

【手术步骤】 ❶ 切口设计：①乳头、乳晕下新月形切口。②乳头、乳晕"S"形切口。③乳头、乳晕横切口。

❷ 缝合牵引乳头（图18-4-4、图18-4-5），于乳头切口内分离乳腺导管，切断乳头纤维束，甚至需要切断部分乳腺导管，矫正乳头内陷。于乳晕下方设计乳腺组织瓣及设计的新月形乳晕皮瓣插入乳头颈部（图18-4-6，图18-4-7），并于乳头颈部作荷包缝合。缝合创缘（图18-4-8）。

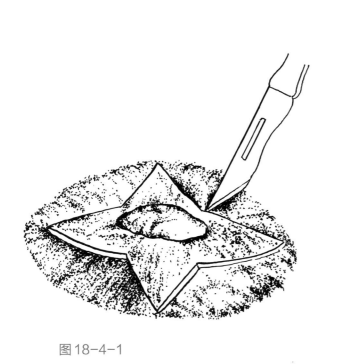

图18-4-1　　　　　　　　　　　　　　　图18-4-2

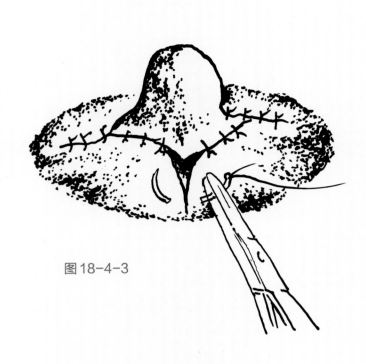

图18-4-3

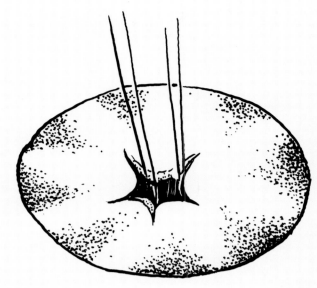

图18-4-4

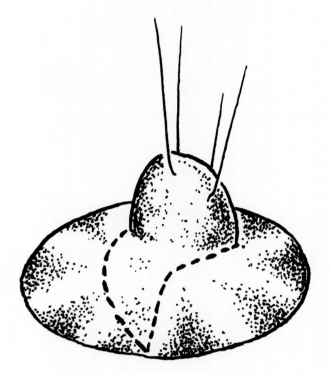

图18-4-5

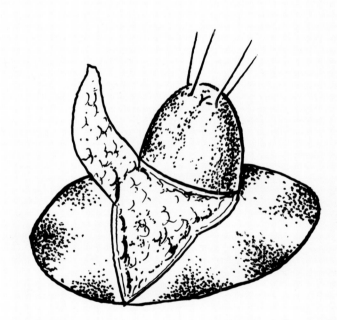

图18-4-6

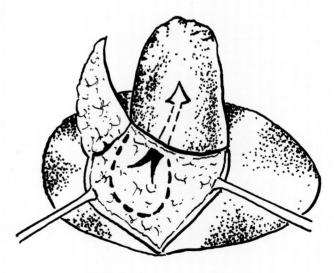

图18-4-7

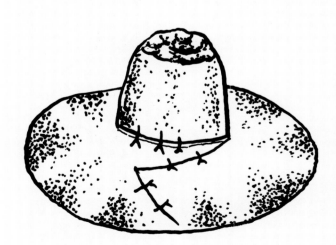

图18-4-8

【术中要点】	乳腺组织瓣设计时应注意其血供，防止移植后的组织血运障碍。

Broadbent及Woolf法

【手术步骤】	缝合牵引内陷的乳头，于乳头、乳晕中心横向切开达乳腺组织（图18-4-9，图18-4-10）。形成乳头下乳晕组织瓣（图18-4-11，图18-4-12）。翻转对合缝合（图18-4-13，图18-4-14）。
【术中要点】	乳腺组织瓣设计时应注意其血供，防止移植后的组织血运障碍。
术后处理	7天拆线。局部制动。

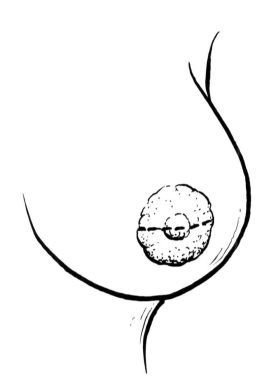

图18-4-9

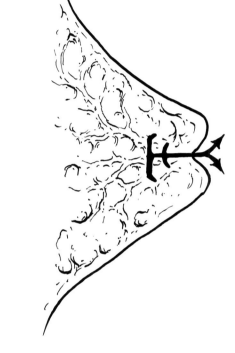

图18-4-10

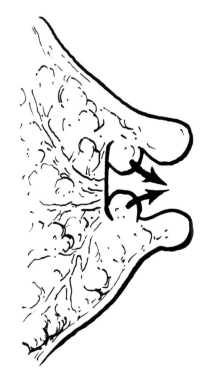

图18-4-11

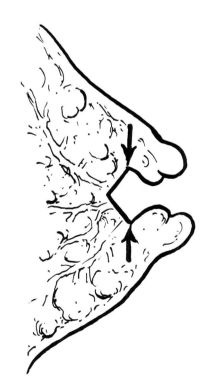

图18-4-12

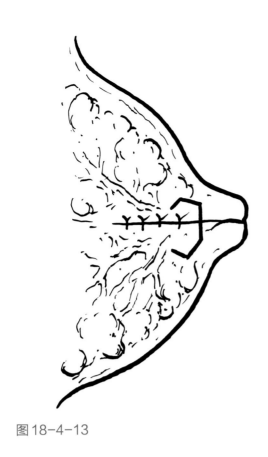

图 18-4-13

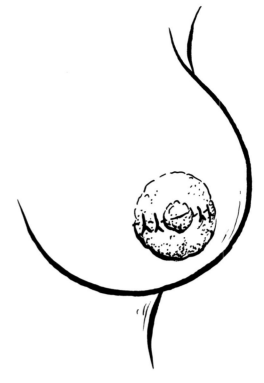

图 18-4-14

第五节   乳头、乳晕缩小术

适 应 证	乳头肥大或过长，乳晕直径过大的患者。
禁 忌 证	全身或乳房组织局部存在炎症者；全身情况不允许手术者；要求手术患者要求过高或心理准备不足者。
术前准备	术前对患者进行全面的健康检查及乳房的局部检查，坐位进行手术切口设计并标记。
麻 醉	局部麻醉：肋间神经阻滞麻醉或局部浸润麻醉。
体 位	手术采取仰卧位。

手术步骤及
术中要点

乳头缩小术

【手术步骤】 ❶ Sperli法　乳头基底部分进行圆周状切除，缩短乳头，若乳头周径也存在肥大，乳头纵向划分为6部分（图18-5-1），楔形切除彼此不相邻的3个部分（图18-5-2~图18-5-5）。

❷ 半侧乳头切除法　根据乳头肥大的严重程度，乳头自术前设计拟切除部分弧形切开（图18-5-6），切除肥大的半侧乳头组织（图18-5-7），并将另一半组织与基底进行缝合（图18-5-8）。

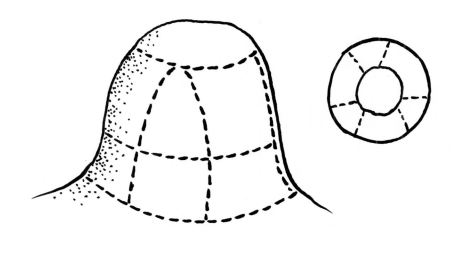

图 18-5-1

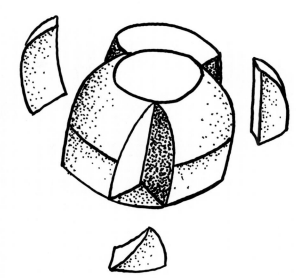

图 18-5-2

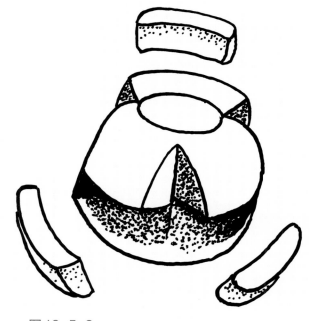

图 18-5-3

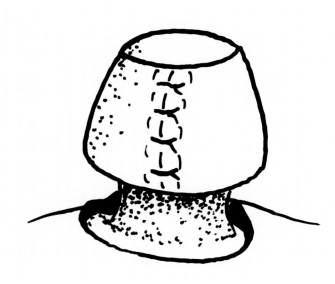

图 18-5-4

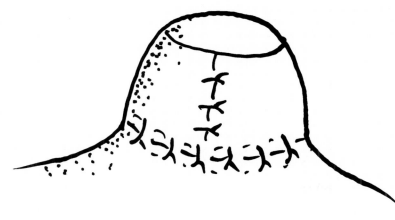

图 18-5-5

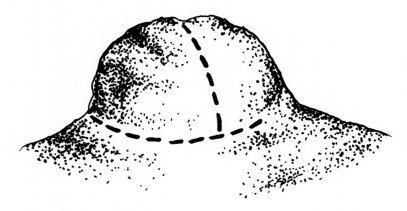

图 18-5-6

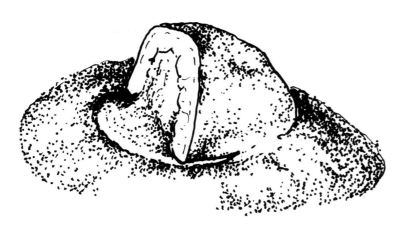

图18-5-7

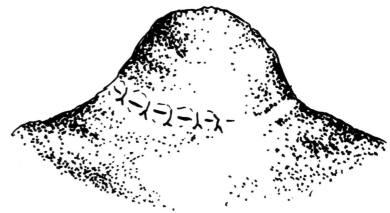

图18-5-8

❸ 帽状切除法　于肥大乳头的顶端行楔形切除多余的乳头组织（图18-5-9，图18-5-10），将两侧乳头组织对位缝合，从而降低乳头的大小和高度（图18-5-11）。

【术中要点】　术前应仔细评估乳头肥大的程度，是否存在周径或高度的过度，术中切除乳头组织需谨慎，勿矫枉过正。注意双侧乳头的对称性。

乳晕缩小术

【手术步骤】　以乳头为中心，于乳晕设计直径为5~6cm切口线，切除此切口线与乳晕外缘间的环形皮肤，保留真皮层及皮下血管网（图18-5-12）。原乳晕进行荷包缝合或在横径方向的两侧各切除一块三角形的皮肤，使其与新乳晕周径一致。对位缝合新乳晕（图18-5-13）。

【术中要点】　避免切除过多乳晕组织，防止切口张力过大。注意乳晕的对称性。

术后处理　7天拆线。局部制动。

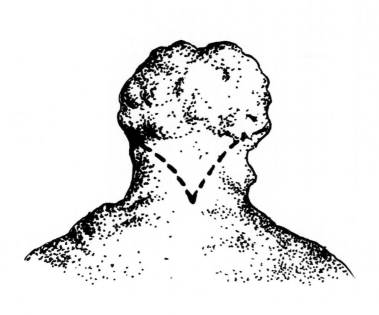

图 18-5-9

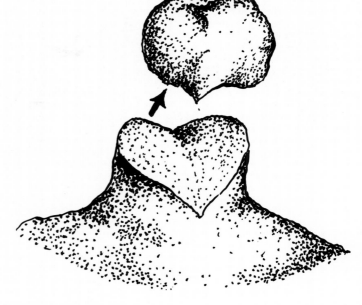

图 18-5-10

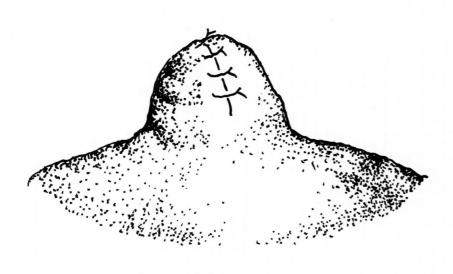

图 18-5-11

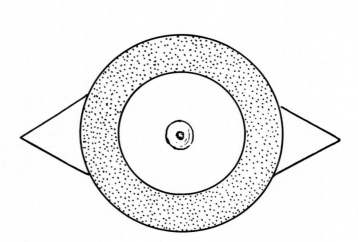

图 18-5-12

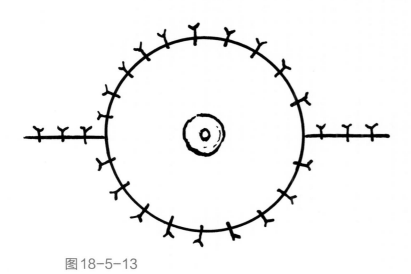

图 18-5-13

第十九章

会阴及外生殖器美容手术

扫描二维码，
观看本书所有
手术视频

第一节　　包皮环切术

一　　传统法包皮环切术

适 应 证	包皮过长反复感染和真性包茎患者，或者包皮过长要求手术的患者。
禁 忌 证	隐匿阴茎，阴茎具有局部红肿者建议局部好转后再行手术治疗。
术前准备	会阴部清洁、备皮。
麻　　醉	阴茎根部神经阻滞麻醉。
体　　位	手术采取仰卧位。
手术步骤	❶ 常规术区消毒铺无菌单，阴茎根神经阻滞或者局部浸润麻醉，将麻药注射在阴茎根部皮下及双侧阴茎海绵体或尿道海绵体（图19-1-1）。
	❷ 用止血钳夹起背侧的包皮，用探针剥离粘连的包皮（图19-1-2）。
	❸ 沿探针凹槽剪开包皮，距离冠状沟0.5cm处环切包皮，注意系带处多保留皮肤（图19-1-3，图19-1-4）。
	❹ 术中注意结扎阴茎背浅静脉，缝合内外板（图19-1-5）。缝合创口，注意不宜过紧，缝线在创口处固定，凡士林打包包扎（图19-1-6）。
术中要点	❶ 内外板之间的血管应在切除皮肤前先行分离，结扎剪断。避免血管断蒂退缩，造成出血，进而血肿形成。
	❷ 包皮不可切除过多，以免引起痛性阴茎勃起。
术后处理	❶ 术后3~4天睡前服用雌激素或镇静剂，防止阴茎勃起，造成出血和疼痛。
	❷ 术后注意观察皮瓣血运情况。
	❸ 术后7天拆除缝线。
	❹ 术后1个月内避免性生活。

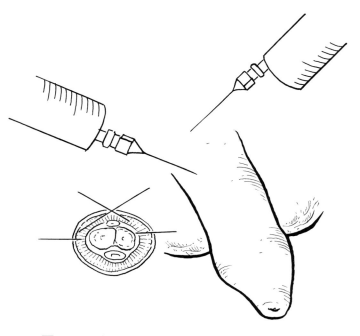

图 19-1-1

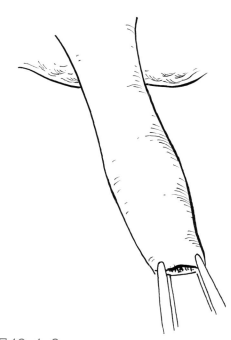

图 19-1-2

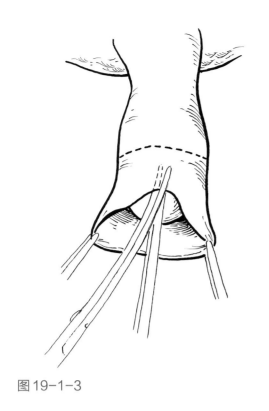

图 19-1-3

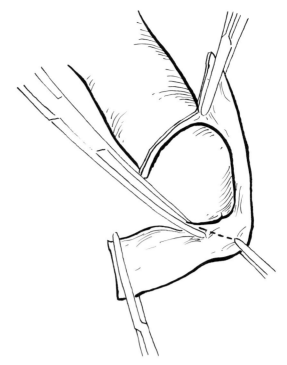

图 19-1-4

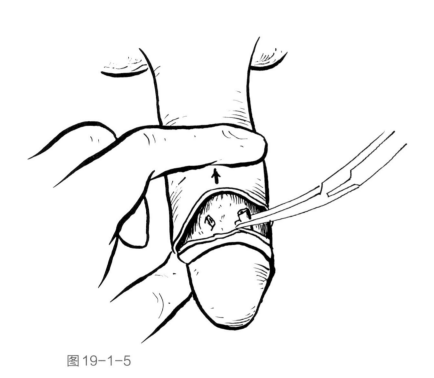

图 19-1-5

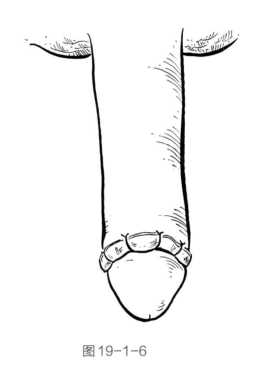

图 19-1-6

二　袖套法包皮环切术

此法又被称为"内外板分别环切法"，该法因不损伤阴茎皮下浅层血管及淋巴网结构，可保留完整肉膜，损伤小恢复快，是目前较为常见的手术方法。

适应证、
禁忌证、
术前准备、 　　同"传统法包皮环切术"。
麻醉、体位

手术步骤	❶ 在包皮无张力的情况下，冠状沟上方0.5cm处画出与冠状沟平行的外板切口线（图19-1-7）。

手术步骤　❶ 在包皮无张力的情况下，冠状沟上方0.5cm处画出与冠状沟平行的外板切口线（图19-1-7）。

❷ 按设计线切开后，将包皮反转到冠状沟上方。如为包茎，可于背侧距冠状沟1.0cm处纵行剪开包皮，上翻包皮后可显露阴茎头和冠状沟。重新消毒，展平包皮内板，距冠状沟0.8cm再设计一条平行于内板的设计线（图19-1-8）。

❸ 按设计线切开后，展平包皮，剪除多余的包皮组织（图19-1-9）。

❹ 创面彻底止血后，对合内外板创缘，间断缝合。为防止皮肤卷曲，缝合过程中连同创口缘的结缔组织一起缝合（图19-1-10）。

术中要点　❶ 去除多余包皮之前，一定将包皮展平。

❷ 注意彻底止血。

术后处理　同"传统法包皮环切术"。

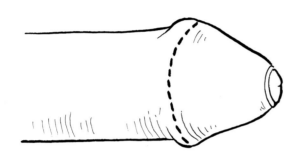

图19-1-7

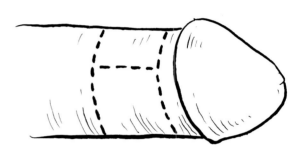

图19-1-8

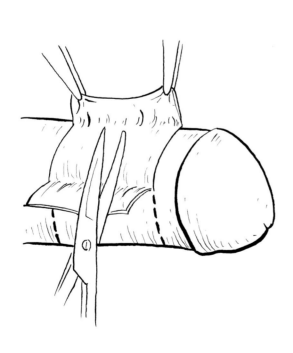

图19-1-9

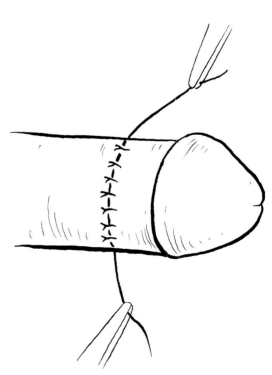

图19-1-10

尿道下裂修复术

一 阴囊纵隔蒂皮瓣法

适 应 证	该方法适用于阴茎阴囊型尿道下裂、阴囊会阴型尿道下裂，其他手术失败的尿道下裂。对于具有阴茎下弯者，先行阴茎弯曲矫正，再行尿道再造。尿道成形术最晚应在学龄前完成。

禁 忌 证
❶ 没有确定性别的患者，尤其是阴囊会阴型尿道下裂。
❷ 局部组织存在感染者。
❸ 全身状态不能耐受手术。

术前准备　会阴部清洁、备皮，阴囊中隔区脱毛。

麻　　醉　硬膜外麻醉，小儿可加用基础麻醉。

体　　位　手术采取仰卧位。

手术步骤
❶ 手术设计：距离冠状沟0.5cm向冠状沟做"Z"形切口，于阴囊中隔设计宽度1.2~2.0cm岛状皮瓣（儿童宽度为1.2~1.4cm，成人1.6~2.0cm）皮瓣长度等于再造尿道的长度（图19-2-1）。
❷ 矫正阴茎弯曲：按术前设计切开皮肤，于浅筋膜层掀起形成两枚皮瓣（图19-2-2）。
❸ 分离显露连接阴茎头部的纤维条索，剪断纤维条索，使阴茎前段松解矫直。向尿道口端继续分离纤维组织，将尿道口深部的附着端离断，彻底矫直阴茎。
❹ 尿道成形：沿原尿道口插入导尿管，在保护纵隔血管丛的情况下，将阴茎中隔岛状皮瓣卷成新的尿道（图19-2-3）。
❺ 新尿道放置于阴茎腹侧，尿道口与原尿道口吻合。阴茎腹侧"Z"形皮瓣易位缝合，新尿道口外翻缝合（图19-2-4）。
❻ 术区缝合：皮瓣下留置胶皮膜引流条一枚，术区适度加压包扎。

术中要点
❶ 分离皮瓣注意保护纵隔血管丛。皮瓣形成，不宜分离过广，否则宜引起皮瓣血运障碍。
❷ 阴茎腹侧纤维组织松解要彻底，充分矫正阴茎下弯。术中可刺激阴茎勃起，以测试松解是否到位。
❸ 术中注意彻底止血，避免出血和血肿发生。
❹ 术中操作精细，减少副损伤，防止尿瘘发生。

术后处理
❶ 术后48~72小时撤除引流条。
❷ 术后8~10天拆线，测试排尿情况，若无尿瘘，则拔除尿道改道的造瘘管。

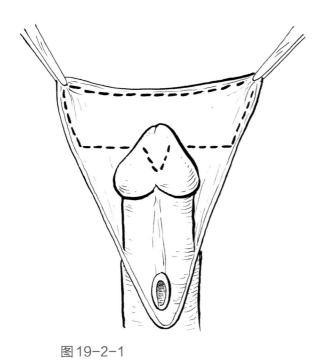

图 19-2-1

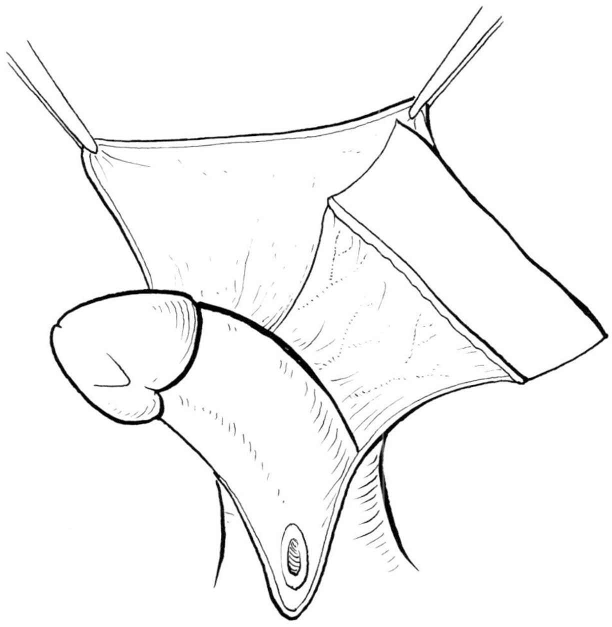

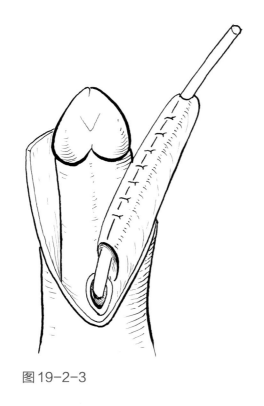

图 19-2-3

图 19-2-2

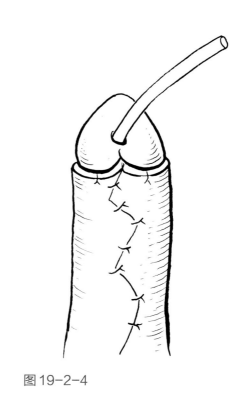

图 19-2-4

❸ 应用雌激素，防止阴茎勃起。

❹ 应用 3~5 天抗生素，避免感染。

❺ 做尿道改道造瘘者，术后常规膀胱冲洗。

二　埋藏皮条重建尿道法

适 应 证　　采用改良的 Danis Brown 法，该方法适用于阴茎阴囊型尿道下裂、阴囊会阴型尿道下裂，阴茎体型尿道下裂和严重阴茎弯曲以及其他手术失败的尿道下裂。对于具有阴茎下弯者，先行阴茎弯曲矫正，再行尿道再造。尿道成形术最晚应在学龄前完成。

禁忌证、 术前准备、 麻醉、体位	同"阴囊纵隔蒂皮瓣法"。

手术步骤

❶ 手术设计：在阴茎腹侧尿道口设计宽约0.6~2.0cm皮条（其中儿童 0.6~1.2cm，成人2.0cm左右）。皮条到冠状沟区向一侧延长，长度可达阴茎头部（图19-2-5）。

❷ 尿道成形：在尿道口留置导尿管，按设计切开阴茎腹侧皮肤及阴茎筋膜，将皮条两侧皮肤掀起后形成左右两个皮瓣。注意保护血管网，并注意确切止血。将皮条两侧皮缘掀起，卷成尿道（图19-2-6）。

❸ 形成的尿道皮条留在原位不做游离。皮条近端半荷包缝合后，再与阴茎白膜缝合固定。包埋尿道皮条，在其末端丝线缝合固定于双侧皮瓣的创缘。

❹ 将包皮制成双侧推进皮瓣，用于修复阴茎腹侧创面，无张力情况下缝合创口（图19-2-7）。术区缝合，皮瓣下留置胶皮膜引流条一枚，术区适度加压包扎。做耻骨上造瘘术，尿路改道。

术中要点

❶ 分离皮瓣注意保护纵隔血管丛。皮瓣形成，不宜分离过广，张力不宜过大。

❷ 术中操作精细，减少副损伤，防止尿瘘发生。

术后处理 同"阴囊纵隔蒂皮瓣法"。

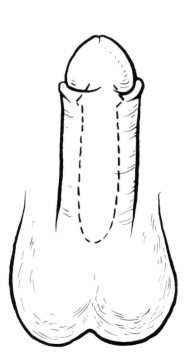

图 19-2-5

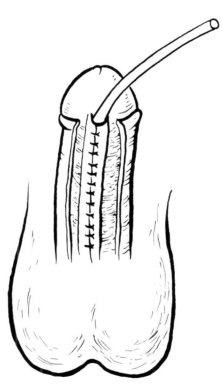

图 19-2-6

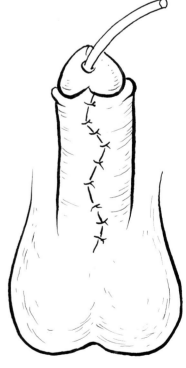

图 19-2-7

第三节　阴茎延长术

<table>
<tr><td>适 应 证</td><td>❶</td><td>阴茎发育不良，勃起时阴茎长度不足10cm，不能满足性生活要求者。</td></tr>
<tr><td></td><td>❷</td><td>阴茎部分或全部缺如，勃起时长度不足6cm。</td></tr>
<tr><td></td><td>❸</td><td>男性假两性畸形。</td></tr>
<tr><td></td><td>❹</td><td>先天性阴茎易位畸形。</td></tr>
<tr><td></td><td>❺</td><td>阴茎静脉瘘性阳痿。</td></tr>
<tr><td>禁 忌 证</td><td>❶</td><td>两性畸形的患者心理状态不满足手术要求。</td></tr>
<tr><td></td><td>❷</td><td>精神类疾病患者。</td></tr>
<tr><td></td><td>❸</td><td>全身状态不能满足手术要求者。</td></tr>
<tr><td>术前准备</td><td></td><td>会阴部清洁、备皮。</td></tr>
<tr><td>麻　　醉</td><td></td><td>阴茎神经阻滞或硬膜外麻醉。</td></tr>
<tr><td>体　　位</td><td></td><td>手术采取仰卧位。</td></tr>
</table>

手术步骤、术中要点与术后处理

三角瓣法阴茎延长术

【手术步骤】
❶ 术前设计　于阴茎根部做环形切口，切开后松解瘢痕（图19-3-1）。在阴茎基部两侧各设计一个方向相反的三角形皮瓣（图19-3-2）。

❷ 阴茎延长　掀起三角瓣，将阴茎海绵体拉出（图19-3-3）。

❸ 创口缝合　使用三角瓣包绕阴茎海绵体，缝合创口（图19-3-4）。

【术中要点】
❶ 充分松解瘢痕，延长阴茎。

❷ 分离三角瓣要注意皮瓣的血运。

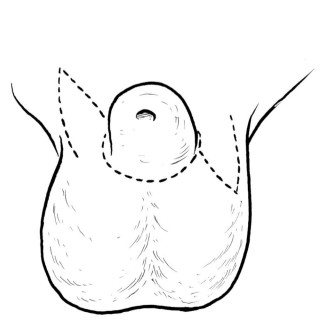

图 19-3-1

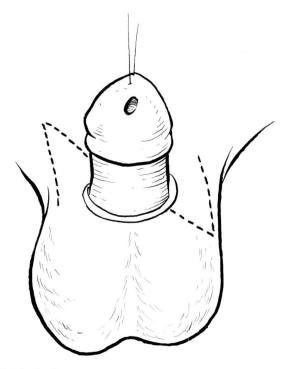

图 19-3-2

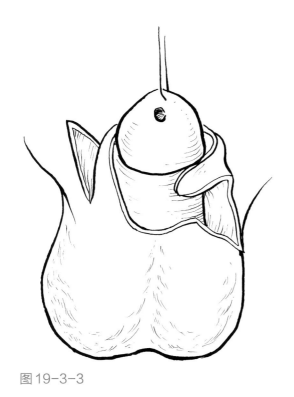

图 19-3-3

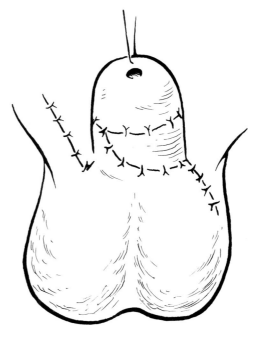

图 19-3-4

【术后处理】	同"阴囊纵隔蒂皮瓣法"。

阴茎浅深悬韧带离断、脂肪瓣填充法阴茎延长术

【手术步骤】　❶ 于耻骨联合处做"M"形,"V"形或者双翼"V"形切口 (图19-3-5)。

❷ 沿设计切开皮肤,钝性分离显露阴茎浅悬韧带后离断其两侧的疏松结缔组织 (图19-3-6)。

❸ 切断浅悬韧带后,分离至深悬韧带并完全切断 (图19-3-7)。

❹ 将耻骨弓两侧的结缔组织和脂肪组织向中央拉拢,填充于耻骨弓的最低处,并将阴茎根部的皮肤固定于耻骨弓处的脂肪瓣上 (图19-3-8)。

❺ 缝合皮肤时,将三角形皮瓣向上推进,易位后交错缝合以达到延长阴茎的目的。

【术中要点】　彻底切断阴茎浅深悬韧带,充分延长阴茎。

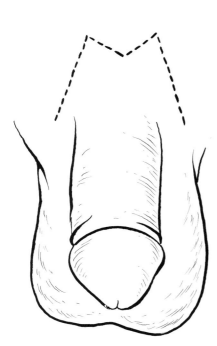

图 19-3-5

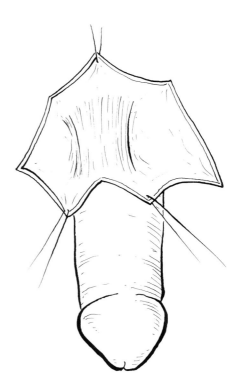

图 19-3-6

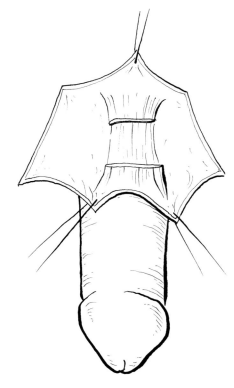

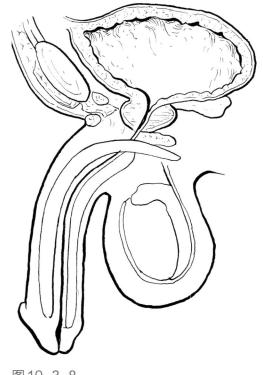

图 19-3-7   图 19-3-8

【术后处理】   ❶   应用雌激素，防止阴茎勃起。

          ❷   应用抗生素 3~5 天，避免感染。

第四节   阴茎再造术

一   阴股沟皮瓣阴茎再造术

适 应 证	❶ 男性假两性畸形，睾丸发育良好。
	❷ 要求进行变性手术的患者。
	❸ 阴茎外伤或肿瘤造成的阴茎缺损。
禁 忌 证	❶ 两性畸形的患者心理状态不满足手术要求。
	❷ 精神类疾病患者。
	❸ 全身状态不能满足手术要求者。
术前准备	❶ 每日多次会阴部清洁、术区备皮。
	❷ 流食两天，多饮水。
	❸ 手术前晚清洁灌肠。
麻 醉	硬膜外麻醉。

体　位　　　手术采取截石位。

手术步骤

❶ 在左右两侧阴股沟、阴唇外侧平耻骨联合标记两条平行线，其中一侧皮瓣长约15~18cm，宽7~8cm，作为阴茎体；另外一侧皮瓣设计皮瓣长为11~12cm，蒂部为4~5cm，为再造尿道。一侧阴股沟皮瓣可用来再造阴茎体，另外一侧阴股沟皮瓣外侧部分可作为阴茎体的再造一部分，内侧皮瓣宽3.5cm可作为尿道（图19-4-1）。

❷ 沿设计线切开皮肤皮下，深达筋膜层，将皮瓣卷成管状（图19-4-2）。接近蒂部形成皮下蒂，便于皮瓣可旋转移植至受区（图19-4-3）。

❸ 供区创面创缘潜行分离后拉拢缝合。术后2~3周拆除缝线。开始皮瓣血运训练。训练时长2~3周，每日3次，每次10分钟，逐渐增加至1小时后行二期断蒂手术。

❹ 若拟行一期阴茎再造手术，则按设计切开皮肤后，向两侧掀起皮瓣。将3.5cm宽的皮瓣卷成皮管，并留置导尿管一根。间断缝合真皮后形成尿道，旋转后导尿会师缝合（图19-4-4）。

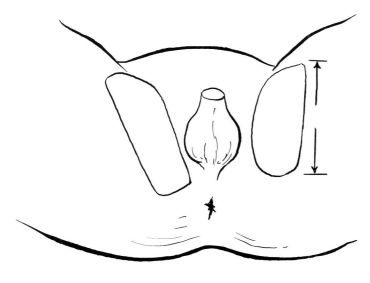

图19-4-1

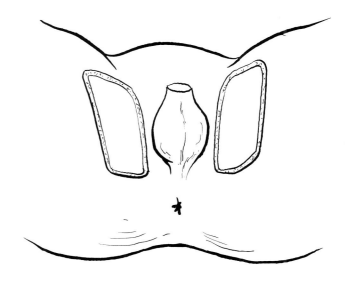

图19-4-2

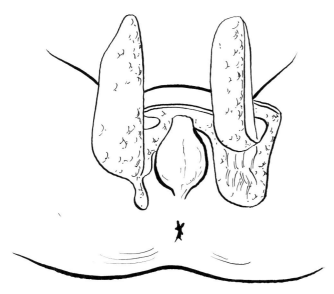

图19-4-3

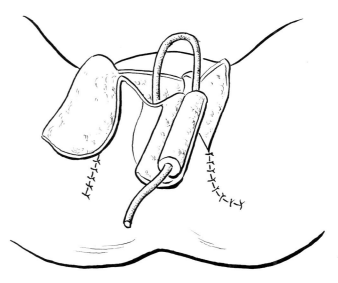

图19-4-4

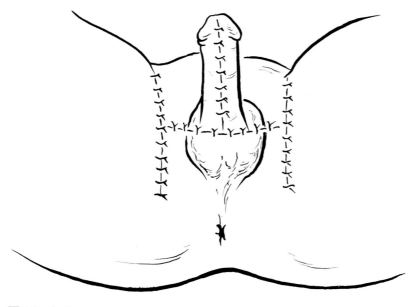

图 19-4-5

❺ 另外一侧阴股沟皮瓣旋转至受区，塑形缝合形成阴茎体。根据皮瓣的血运情况，可即刻植入肋软骨等支撑结构或材料。供瓣区缝合，留置胶皮膜引流条三枚，分别留置于取瓣区和再造阴茎处（图19-4-5）。

术中要点　　**❶** 分离皮瓣注意皮瓣血运。
　　　　　　❷ 术中注意彻底止血，避免出血和血肿发生。
　　　　　　❸ 术中操作精细，减少副损伤，防止尿瘘发生。

术后处理　　同"阴囊纵隔蒂皮瓣法"。

二　腹部皮瓣阴茎再造术

适应证、
禁忌证、
术前准备、　　同"阴股沟皮瓣阴茎再造术"。
麻醉

体　位　　手术采取仰卧位。

手术步骤　　**❶** 皮瓣的设计：多普勒超声测量腹壁浅动静脉及旋髂浅动静脉走行。设计皮瓣包括4部分，包括皮瓣蒂部、尿道部、阴茎体部和阴茎体连接部。皮瓣蒂部设计，于左下腹部设计一个球拍样皮瓣，位于腹股沟韧带下方的股动脉搏动区，作为皮瓣的蒂部。球拍的蒂部长度以腹股沟韧带股动脉区到会阴部的距离为准，并比该距离长2~3cm。皮瓣长约10cm，宽3.0~4.0cm。尿道部皮瓣宽约3.0~4.0cm，长约12~14cm。阴茎体部皮瓣长约12~14cm，宽约10~12cm。阴茎蒂部与尿道部皮瓣之间有一个阴茎体连接部，需要去上皮，宽度为1.0cm（图19-4-6）。
　　　　　　❷ 沿设计切开皮肤皮下，深达腹外斜肌表面，将筋膜留在皮瓣上。切取皮瓣过程中，注意皮瓣血供，避免损伤。

❸ 将尿道部分皮瓣内翻缝合，卷成尿道，切取长9.0~10.0cm宽1.5cm肋骨和肋软骨，植入阴茎内，作为阴茎支撑物。将阴茎体部分皮瓣卷到再造尿道外，形成阴茎体（图19-4-7）。

❹ 阴茎体再造形成后，转移至会阴部，先进行软组织固定，再吻合尿道口，固定支撑物，最后缝合皮瓣。供瓣区游离植皮修复创面，留置负压引流管一枚（图19-4-8）。

术中要点 同"阴股沟皮瓣阴茎再造术"。

术后处理 ❶ 术后48~72小时撤除引流管。

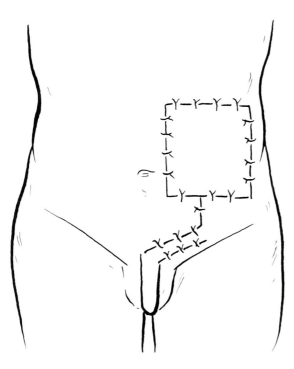

图19-4-6

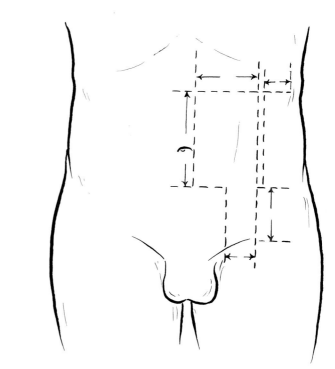

图19-4-7

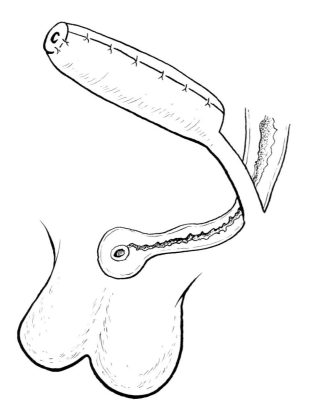

图19-4-8

381

❷ 术后8~10天拆线，测试排尿情况，若无尿瘘，则拔除尿道改道的造瘘管。腹部术后10天拆包，12~14天拆线。

❸ 应用雌激素，防止阴茎勃起。

❹ 应用3~5天抗生素，避免感染。

❺ 做尿道改道造瘘者，术后常规膀胱冲洗。

❻ 腹部注意减少腹压及活动，避免切口裂开。

第五节　阴蒂缩小术

适 应 证	❶ 单纯阴蒂肥大者。
	❷ 女性假两性畸形
	❸ 性器官发育畸形。
禁 忌 证	❶ 男性假两性畸形。
	❷ 月经期和孕期患者。
术前准备	每日多次会阴部清洁、术区备皮。
麻 醉	局部麻醉
体 位	手术采取截石位。
手术步骤	❶ 于阴蒂背侧设计"工"字形手术切口，亚甲蓝标记画线，局部浸润麻醉（图19-5-1）。
	❷ 按照设计切开后，分离显露阴蒂背侧血管和神经，楔形切除肥大的阴蒂海绵体（图19-5-2、图19-5-3）。
	❸ 保护血管神经，彻底止血，5-0可吸收缝线将缩小后的阴蒂与阴蒂蒂部对位缝合（图19-5-4）。
术中要点	❶ 注意保护阴蒂背侧血管及神经。
	❷ 术中注意彻底止血，避免出血和血肿发生。
术后处理	❶ 术后1个月内避免性生活。
	❷ 术后清洁会阴区，避免过度揉搓造成缝线脱落。
	❸ 缝线可自行脱落，无须拆线。

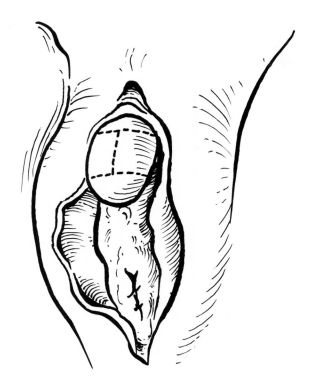

图 19-5-1

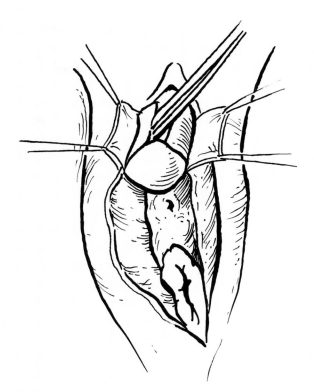

图 19-5-2

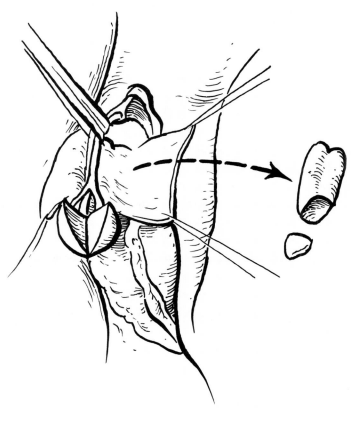

图 19-5-3

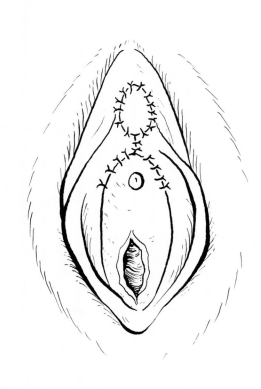

图 19-5-4

第六节 处女膜修复术

适 应 证　　　　处女膜破裂损伤后周围创口瘢痕较轻，裂口少而规则者。

禁 忌 证　　❶ 月经期和孕期患者。

❷ 处女膜已经瘢痕化，无法修补者。

术前准备　　　　术前两日多次会阴部清洁。

麻 　 醉　　　　局部麻醉。

体 　 位　　　　手术采取截石位。

手术步骤　　❶ 沿创缘切除少许黏膜组织，形成新的创面（图19-6-1）。

❷ 使用5-0可吸收缝线对位缝合创口，术后缝线可自行脱落，无须拆线
（图19-6-2）。

术中要点　　　　缝合确实，针距适度。

术后处理　　❶ 术后1个月内避免性生活。

❷ 术后清洁会阴区，避免过度揉搓造成缝线脱落。

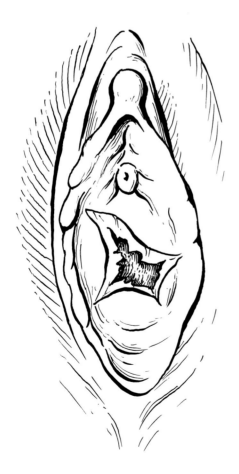

图 19-6-1

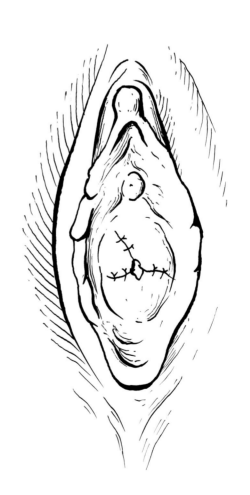

图 19-6-2

第七节　阴道紧缩术

适 应 证	因分娩或外伤原因导致阴道括约肌功能减弱，阴道收缩力下降，影响性生活质量。
禁 忌 证	❶ 月经期和孕期患者。 ❷ 患有妇科急性炎症。
术前准备	术前两日多次会阴部清洁。
麻 醉	局部麻醉或硬膜外麻醉。
体 位	手术采取截石位。
手术步骤	❶ 手术设计：于阴道下端黏膜处设计长约3cm的横行切口。 ❷ 剥离腔隙：局部麻醉后，沿设计切开黏膜，黏膜下锐性分离，分离深达阴道下1/3。 ❸ 缝合肌层：4号可吸收线缝合5点和7点之间的肌层，阴道宽度以可容纳一指半为宜。 ❹ 黏膜下4-0可吸收缝线间断缝合肌层及阴道黏膜。 ❺ 去除：切除多余黏膜，彻底止血（图19-7-1）。阴道内碘仿油纱条填塞至少1周（图19-7-2）。

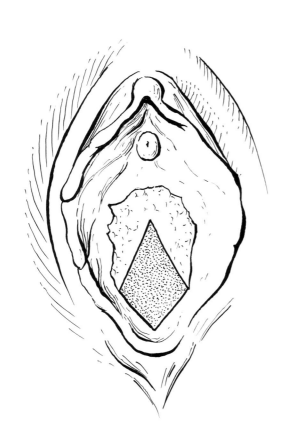

图 19-7-1

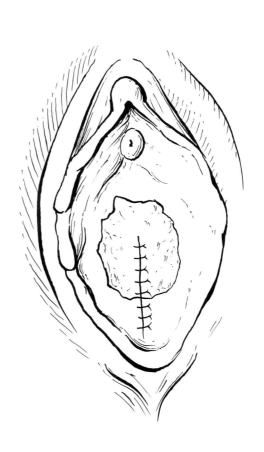

图 19-7-2

385

术中要点	❶ 剥离黏膜下腔隙时一定要注意分离层次，不要伤及直肠，造成直肠瘘。
	❷ 缝合肌层不宜过紧，若少于一指半宽，可导致患者术后不满意。
	❸ 阴道下1/3黏膜神经分布丰富，不宜过多去除，导致术后瘢痕疼痛。
术后处理	❶ 术后2个月内避免性生活。
	❷ 黏膜下可吸收线缝合，无须拆线。
	❸ 术后1周拆除碘伏油纱条。
	❹ 术后口服抗生素3~5天。

第八节　小阴唇缩小术

适 应 证	❶ 小阴唇肥大肥厚明显，行走时摩擦造成不适。
	❷ 小阴唇宽度较大阴唇宽1cm，外露较多，影响美观。
	❸ 小阴唇最远端距离阴唇间沟大于2.5cm。
禁忌证、 术前准备、 麻醉及体位	同"阴道紧缩术"。
手术步骤	❶ 直线法：沿小阴唇外缘设计纵向切口，高出大阴唇0.5cm，外侧切口比内侧切口宽0.5~1.0cm（图19-8-1）。局部麻醉，沿设计切开皮肤，去除多余组织。准确止血，创缘止血，5-0可吸收缝线间断缝合（图19-8-2）。
	❷ 楔形皮瓣法：若拟保留阴唇外缘色素区皮肤（图19-8-3），于小阴唇下方设计拟楔形切除范围（图19-8-4），亚甲蓝画线，局部麻醉后，沿设计切开皮肤，去除多余组织（图19-8-5）。准确止血，创缘缝合（图19-8-6）。
术中要点	❶ 不论采用什么手术方法，小阴唇残留的宽度最小为1.0cm宽。
	❷ 若采用楔形皮瓣法，则应注意剩余皮瓣的血运。
术后处理	高锰酸钾溶液坐浴半个月。

190801

ER19-8-1
阴蒂包皮修
整术　小阴
唇肥大、阴
唇系带畸形
整复术

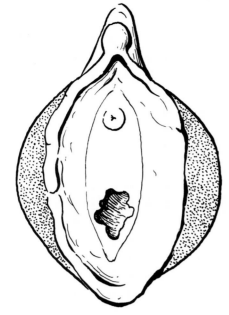

图 19-8-1

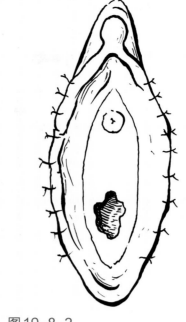

图 19-8-2

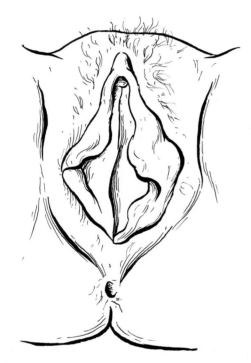

图 19-8-3

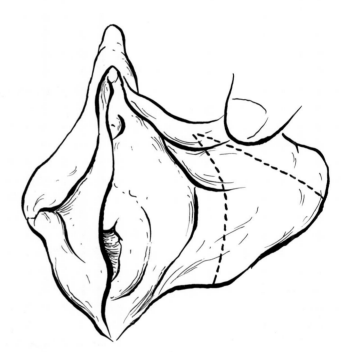

图 19-8-4

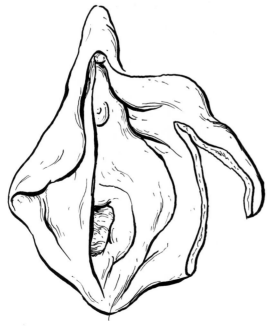

图 19-8-5

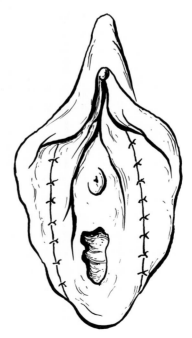

图 19-8-6

第九节　阴道再造术

一　皮片游离移植成形术

适 应 证　❶ 先天性无阴道、阴道闭锁和先天性、后天性阴道狭窄的患者。

❷ 男性假两性畸形。

❸ 睾丸女性化综合征。

❹ 变性手术。

禁 忌 证　❶ 宫颈癌术后的患者。

❷ 对术后效果要求过高，心理疾病患者。

术前准备　❶ 术区备皮，术前3日多次会阴部清洁。

❷ 按照肠道手术进行术前准备。手术前晚和手术当天早晨进行清洁灌肠。

麻　　醉　局部麻醉或硬膜外麻醉。

体　　位　手术采取截石位。

手术步骤　❶ 插入导尿管，于处女膜中心做"X"形切口。将小阴唇皮肤与大阴唇皮肤相缝合，暴露阴道前庭（图19-9-1）。

❷ 术者左手示指伸入直肠内做引导，捏到与肛门之间的纤维束并切开这一纤维束。右手手持腰椎穿刺针，向水平方向刺入，前行3~4cm后向深方继续前进10cm。拔出针芯后，确认无血、无尿和无气后注射200mL生理盐水，内含0.5mL肾上腺素（图19-9-2）。

❸ 通过注射液体的方法分离直肠前间隙的结缔组织，在用双手手指扩大腔穴宽度时，注意动作轻柔，腔穴宽度以容纳三横指为宜，长约10~12cm，宽约4~5cm（图19-9-3）。

❹ 于腹部切取厚中厚皮片，面积范围10cm×10cm~12cm×14cm，将皮片用肠线或可吸收线缝于干纱布卷上，塞入已形成的阴道腔穴内（图19-9-4，图19-9-5）。

❺ 将植入的皮片外缘与阴道口缝合后外加压包扎。2周后拆除包扎，查看皮片是否成活。术后为防止挛缩，放置阴道内模具至少1年（图19-9-6）。

术中要点　❶ 分离直肠前间隙的结缔组织时，应注意避免穿破直肠。

❷ 向腔隙内注入生理盐水前，应回抽后确认无血、无尿和无气。

❸ 造穴过程中动作轻柔，避免损伤尿道、膀胱、直肠和腹膜。

❹ 手术过程中止血彻底，减少血肿发生。

术后处理　❶ 术后3天全流食，术后1周半流食，2周后正常饮食。

❷ 注意保持排便顺畅，减少便秘机会。

❸ 若皮片成活后，需佩戴模具至少1年。若有规律性生活，可佩戴模具3个月。

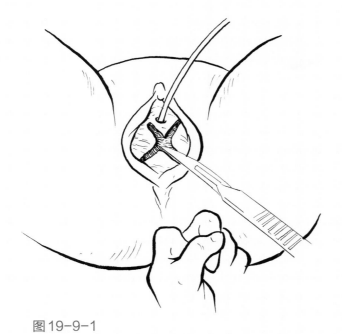

图 19-9-1

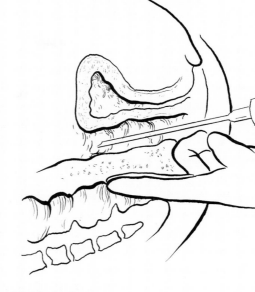

图 19-9-2

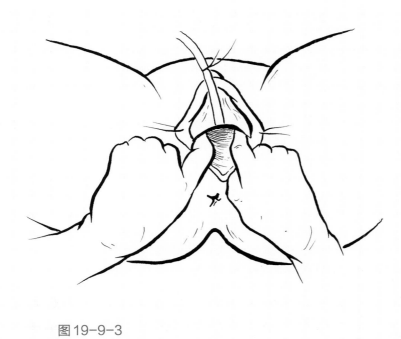

图 19-9-3

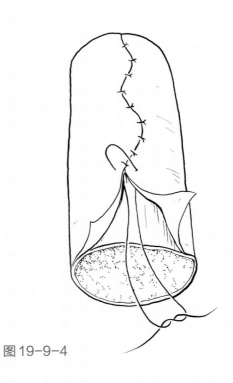

图 19-9-4

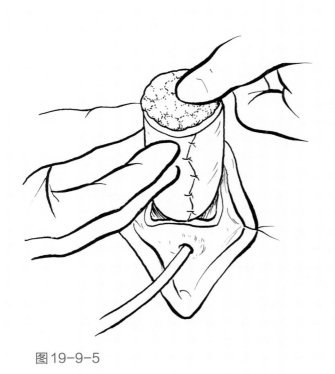

图 19-9-5

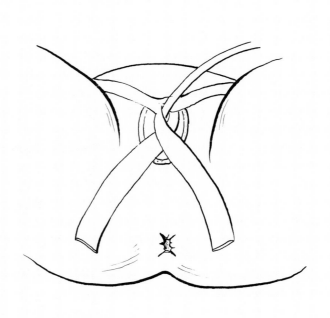

图 19-9-6

389

二　阴股沟皮瓣成形术

适应证、 禁忌证、 术前准备、 麻醉及体位	同"皮片游离移植成形术"。

手术步骤

❶ 皮瓣设计　皮瓣内含的知名血管为阴唇后动脉，其体表投影是从耻骨联合与耻骨结节连线的中点A，到肛门中央与坐骨结节点连线的中点B，A和B之间连线的中上2/3即为阴唇后动脉的体表投影线。于双侧阴股沟设计长约10~12cm，宽6~8cm的蒂在下方的鱼形皮瓣（图19-9-7）。皮瓣的蒂部切除三角形上皮，露出3cm长的皮下蒂（图19-9-8）。

❷ 自上而下掀起皮瓣，皮瓣内含阴唇后动静脉及会阴神经分支的皮下蒂岛状皮瓣。在阴唇外侧与皮瓣之间形成隧道，将皮瓣通过皮下隧道转移至阴道口（图19-9-9）。

❸ 双侧皮瓣相对，皮瓣边缘可吸收缝线缝合后形成袋状（图19-9-10）。

❹ 将皮瓣与阴道口黏膜缝合，阴道内填塞碘仿油纱条，阴道口缝合封闭，以避免阴道内填塞的碘仿油纱条脱出（图19-9-11）。供瓣区间断缝合，留置引流条两枚（图19-9-12）。

术中要点

❶ 皮瓣通过隧道旋转至阴道口时应注意蒂部避免受压。

❷ 注意皮瓣血运情况。

❸ 碘仿油纱条填塞松紧适度。

术后处理

❶ 术后3天全流食，术后1周半流食，2周后正常饮食。

❷ 注意保持排便顺畅，减少便秘机会。

❸ 留置的胶皮膜引流条术后48小时撤除，填塞的碘仿油纱条在术后10~14天间撤除。

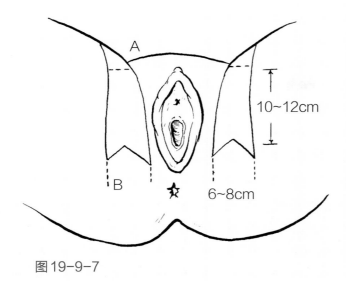

图 19-9-7

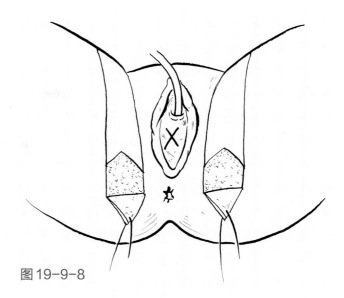

图 19-9-8

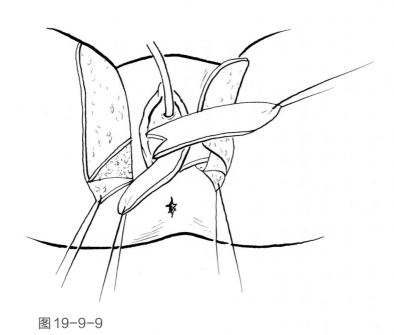

图 19-9-9

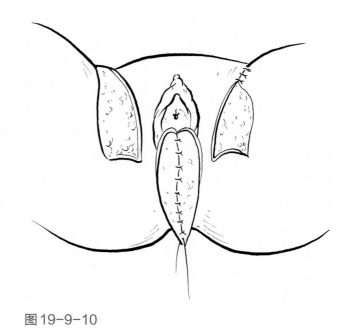

图 19-9-10

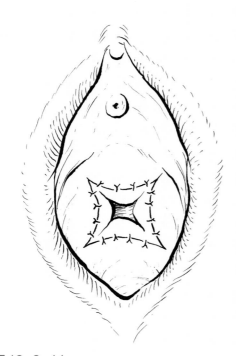

图 19-9-11

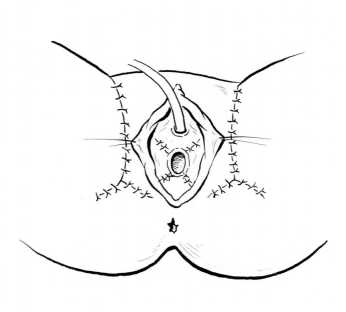

图 19-9-12

第二十章
腹壁四肢美容手术

扫描二维码，
观看本书所有
手术视频

适 应 证	腹部皮下组织单纯肥胖的患者。

禁 忌 证

❶ 术前1~2周服用抗凝类药物；

❷ 病态性肥胖，应当首先治疗原发病；

❸ 对手术结果有不切实际的期望。

术前准备　术区备皮；术前标记吸脂区域、重要的血管神经走行和切口位置；术前静脉输入糖盐水或平衡盐溶液1 000~1 500mL。

麻　　醉　肿胀麻醉或全身麻醉。

体　　位　手术采取仰卧位。

手术步骤

❶ 设计：腹部上边界为剑突和肋骨缘，下界为耻骨和腹股沟韧带，外侧为髂前上棘。腹部脂肪堆积主要见于脐下部。术前注意评估有无瘢痕、皮肤松弛、疝气等。应忠告腹直肌分离、松弛或明显腹内脂肪等患者，腹壁成形可能会更适合。术前站立位等高线标记脂肪抽吸范围，预计吸脂量，设计切口位置位于脐部或阴阜部（图20-1-1）。

❷ 术中配制肿胀液：平衡盐溶液1 000mL + 2%利多卡因20mL + 1:1 000肾上腺素1mL + 10mL NaCO₃，全麻时利多卡因减量。按预计吸出量1:1注射肿胀液，抽吸时注意在腹直肌鞘前层和腹外斜肌浅面进行。腹部脐周和腹壁浅血管周围注意仅在浅层操作，其他部位首先进行深层脂肪的抽吸，再处理浅层，避免局部凹凸不平。结束后挤压术区，排出剩余的液体，局部加压包扎（图20-1-2~图20-1-6）。

术中要点　抽吸时动作轻柔，呈扇形抽吸，左手捏起皮肤感觉抽吸的层次；

产后患者常伴腹直肌分离，注意进针层次，避免进入腹腔。

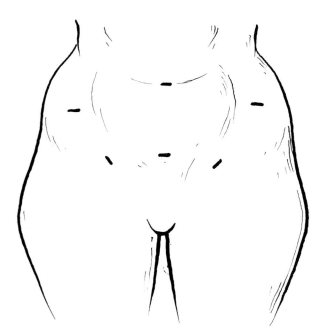

图20-1-1　腹部吸脂切口设计

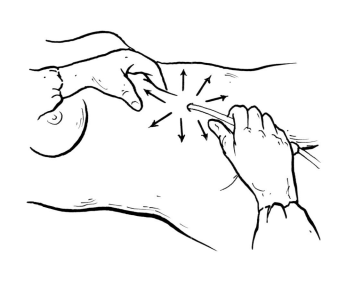

图20-1-2　腹部吸脂手法示意

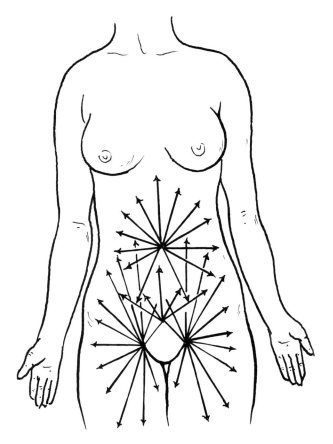

图20-1-3 腹部吸脂方向示意

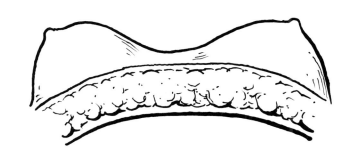

图20-1-4 腹壁浅层断层示意

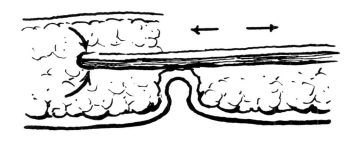

图20-1-5 腹壁断层吸脂示意

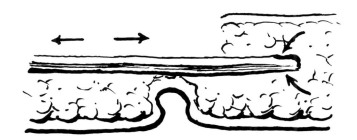

图20-1-6 腹壁断层吸脂示意

第二节 臀、髂腰和大腿部吸脂术

适 应 证	臀、髂腰、大腿部皮下组织单纯肥胖的患者。
禁 忌 证	❶ 术前1~2周服用抗凝类药物；
	❷ 病态性肥胖，应当首先治疗原发病；
	❸ 对手术结果有不切实际的期望。
术前准备	术区备皮；术前标记吸脂区域、重要的血管神经走行和切口位置；术前静脉输入糖盐水或平衡盐溶液1 000~1 500mL。

麻　　醉	肿胀麻醉或全身麻醉。
体　　位	采取俯卧位或侧卧位。
手术步骤	臀、髂腰、大腿部肥胖分型：按脂肪堆积所引起的畸形分为7型。

臀、髂腰、大腿部肥胖分型：按脂肪堆积所引起的畸形分为7型。

大腿内外侧和髋均有畸形（可通过单纯脂肪抽吸而获得塑形）（图20-2-1）；

呈典型的马裤腿（可通过单纯脂肪抽吸而获得塑形）（图20-2-2）；

除大粗隆的脂肪堆积畸形外，尚合并有中央臀凹陷（需脂肪抽吸辅助皮肤切除术）（图20-2-3）；

在髂、臀、大腿上部呈小提琴样畸形（需联合皮肤切除术）（图20-2-4）；

内胚层型的体型失衡，即大的下躯干（需脂肪抽吸辅助皮肤切除术）（图20-2-5）；

两侧不对称（需手术加以矫正）（图20-2-6）；

由于老化、萎缩、消瘦而导致的皮肤松垂，也可由于病态性肥胖治疗后消瘦引起（需手术切除多余皮肤）（图20-2-7）。

❶ 在吸脂手术前标记臀、腿部粘连区非常重要，这些部位多为重要解剖韧带、肌肉等的附着点，对于这些部位，过度处理可能导致轮廓畸形（图20-2-8）。

❷ 髂腰部吸脂　可通过两个放置在下方脊柱旁外侧切口进入，采用横吸法进行扇形抽吸。腰部皮肤坚韧，操作中避免折断抽脂针。腰部有一定的弧度，注意根据轮廓改变吸脂针的方向，与皮肤保持平行（图20-2-9，图20-2-10）。

❸ 臀部吸脂　臀部皮下脂肪丰厚，需进行全层抽吸。臀部深方臀大肌有臀上下动脉皮支穿出，操作过程中要远离穿支点，并时刻注意吸出物的颜色等。骶三角（骶骨尖与两侧臀下沟中点连线内的三角区域）为脂肪抽吸的禁忌部位。臀下沟内1/2和外1/3处的脂肪组织对臀沟的形态维持有极为重要的作用，该部位要避免过度抽吸，避免术后出现臀下垂。

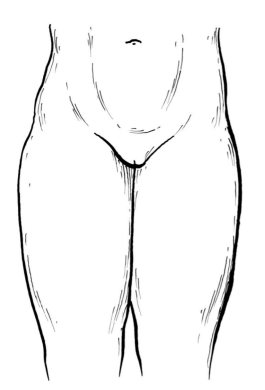

图20-2-1

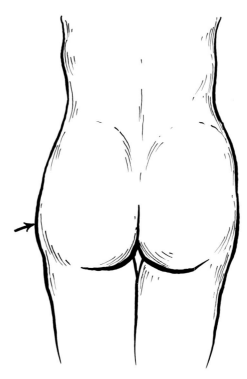

图20-2-2

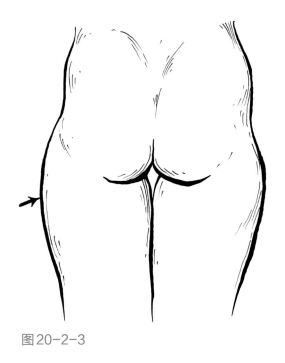

图20-2-3

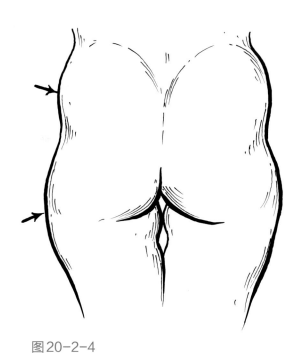

图20-2-4

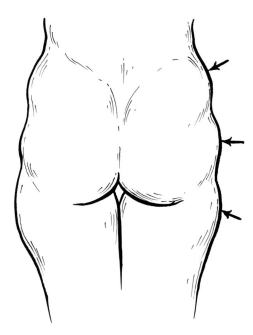

图20-2-5

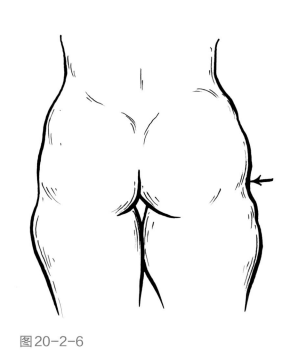

图20-2-6

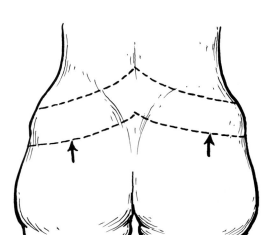

图20-2-7

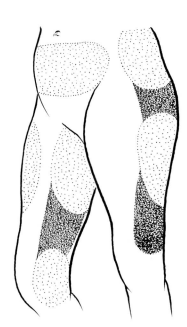

图20-2-8

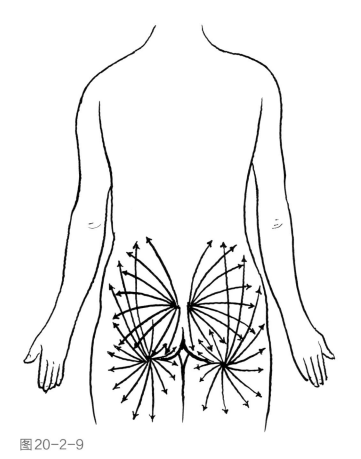

图20-2-9

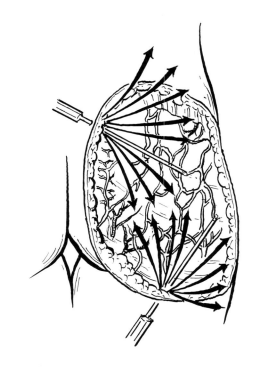

图20-2-10

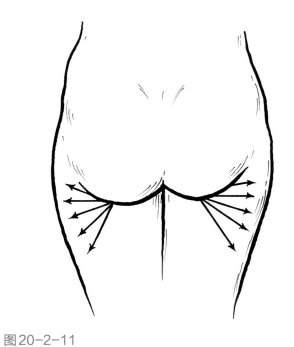

图20-2-11

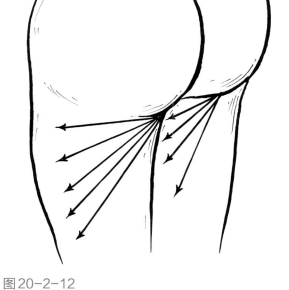

图20-2-12

❹ **大腿吸脂** 大腿部虽大多表现为内侧或外侧的脂肪堆积，但环吸能带来更好的效果。大腿部的粘连区对维持大腿皮肤匀称有很重要的意义，要避免损伤。内侧吸脂时要避免进针过深，以免损伤血管（图20-2-11，图20-2-12）。

术中要点 注意抽吸层次，尤其在大腿部位避免局部凹陷产生；
臀腿同时操作时注意打造适度的比例形态，避免术后畸形。

第三节　　上臂内侧吸脂术

适 应 证	上臂内侧皮下组织单纯肥胖而皮肤弹性较好的患者。
禁 忌 证	❶ 术前1~2周服用抗凝类药物；
	❷ 病态性肥胖，应当首先治疗原发病；
	❸ 对手术结果有不切实际的期望。
术前准备	术区备皮；术前标记吸脂区域、重要的血管神经走行和切口位置。
麻 醉	肿胀麻醉或全身麻醉。
体 位	手术采取仰卧位双臂外展。
手术步骤	❶ 设计：上臂后1/3的脂肪最为丰厚，但对于缺乏二头肌和三角肌区覆盖轮廓感的患者，上臂需做环形吸脂。对于皮肤质量差或皮肤冗余的患者需要手术切除。

ER20-3-1
脂肪抽吸术

	❷ 进针部位在尺骨鹰嘴上方，注意由深至浅逐层扇形抽吸。在肘部尺侧抽吸时必须谨慎操作，避免损伤尺神经（图20-3-1，图20-3-2）。
术中要点	❶ 上臂的吸脂适于夹捏试验脂肪超过1.5cm的患者，脂肪较少、冗余皮肤更多的患者最好是做切除而不是吸脂；
	❷ 上臂后侧中部易出现走线，抽吸时应避免重复抽吸。

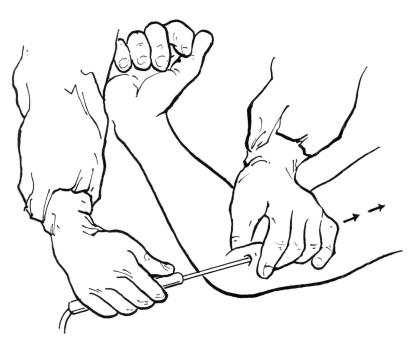

图20-3-1

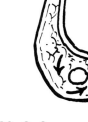

图20-3-2

适 应 证	由于多次妊娠或肥胖减重导致的腹部轮廓丧失，皮肤质地下降。
禁 忌 证	❶ 术前1~2周服用抗凝类药物；
	❷ 病态性肥胖，应当首先治疗原发病；
	❸ 对手术结果有不切实际的期望；
	❹ 腹部多发瘢痕等。
术前准备	术区备皮；详细评估腹部皮肤松垂情况，腹内脂肪情况，手术分离范围等。
麻　　醉	全身麻醉。
体　　位	手术采取仰卧位。
手术步骤	

全腹壁成形术

❶ 切口选择：患者直立画线，通常垂直方向上从肚脐到耻骨，水平方向从一侧髂前上棘到另一侧的多余皮肤和脂肪都要去掉。切口常选择W形切口，倒T形切口对于髂腰部的塑形更好，但会遗留纵行瘢痕。设计时要警惕从肚脐到耻骨区的距离大于正常的患者（图20-4-1）。

❷ 按切口切开皮肤和皮下脂肪，可根据需要在切口先行脂肪抽吸，一边塑造腹部形态，而后在腹壁深筋膜浅层用电刀进行分离止血。分离至脐孔是在其周围切开皮肤，注意保留其周围较多脂肪以保障血运。继续分离至两侧肋弓和剑突（图20-4-2）。

❸ 分离完成后行进行腹壁缩紧缝合，主要褥式缝合脐上下中线旁的腹直肌鞘前层（图20-4-3~图20-4-5）。

❹ 将患者取屈腹位，向下拉进分离的皮肤瓣，确定切除的皮肤后，在皮瓣中线上最低点向下推进，缝合到耻骨中线皮肤上。在中线边缘保留适当的皮下脂肪对保留皮肤循环，促进皮肤愈合有好处。

❺ 在中线上肚脐表面标记2.5cm长的水平切口，重建肚脐。在脐孔3点、9点位将皮肤缝合在腹直肌鞘前层，使其外翻，6点、12点仅做皮肤对位缝合。

❻ 在上腹部和髂腰部进行适当脂肪抽吸，进一步塑形。

❼ 留置腹压引流　术后患者取头、膝、脚抬高，术后3天，当引流小于每24小时30mL可以拔除。

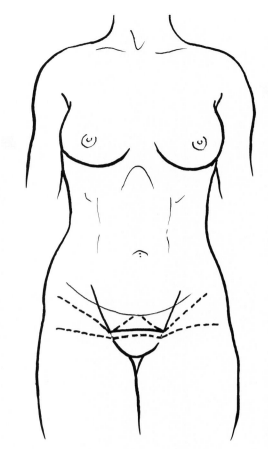

图20-4-1

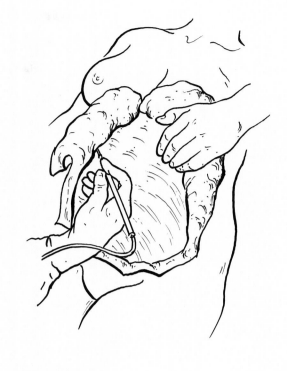

图20-4-2

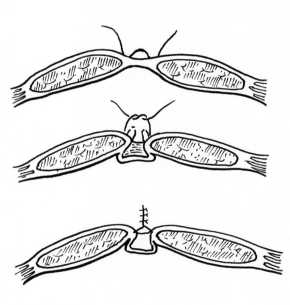

图20-4-3

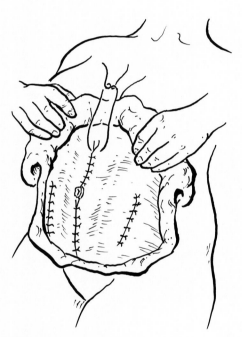

图20-4-4

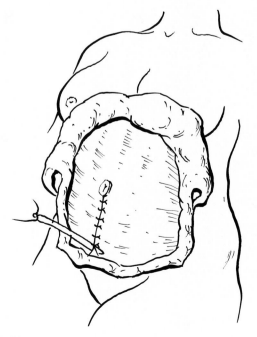

图20-4-5

401

上、下腹壁成形术

根据患者具体情况，当肥胖和畸形主要单纯表现在上腹部或下腹部时可分别做上或下腹壁成形术。上腹壁成形的切口位于乳房下皱襞，下腹壁成形的切口于全腹壁成形切口类似，只是分离范围较小，恢复较快（图20-4-6~图20-4-11）。

术中要点　手术操作切忌暴力，避免过多损伤皮下脂肪，导致术后脂肪液化；
术后体位十分重要，可有效促进引流和减轻皮缘张力；
术后包扎不可过紧，避免影响皮瓣血运。

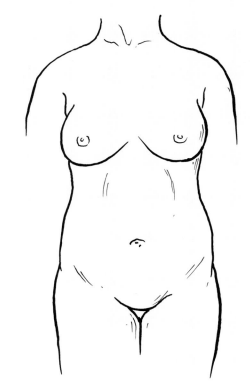

图20-4-6

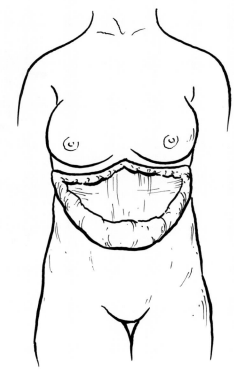

图20-4-7

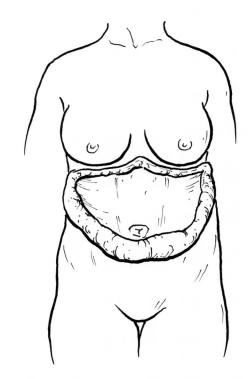

图20-4-8

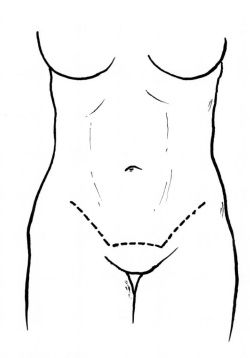

图20-4-9

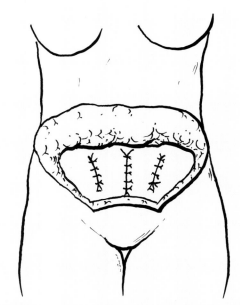

图20-4-10

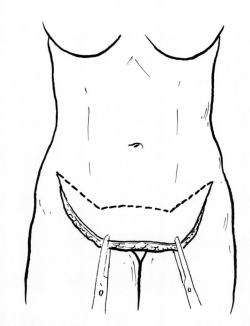

图20-4-11

参考文献

[1] 王炜.整形外科学[M].杭州：浙江科学技术出版社.1999.

[2] 邱蔚六.口腔颌面外科学[M].6版.北京：人民卫生出版社，2011.

[3] 中华医学会.临床技术操作规范整形外科分册[M].北京：人民军医出版社，2003.

[4] 韩秋生.整形外科手术图谱[M].沈阳：辽宁科学技术出版社，2007.

[5] 王大章.口腔颌面外科手术学[M].北京：人民卫生出版社，2003.

[6] Gregory R.D.Evans.整形外科手术学[M].戚可名，译.北京：人民卫生出版社，2000.

[7] Peter C.Neligan.麦卡锡整形外科学[M]：第3版.范巨峰，译.北京：人民卫生出版社，2015.

[8] 邢新.皮瓣移植实例彩色图谱[M].2版.沈阳：辽宁科学技术出版社，2011.

[9] 王炜.中国整形外科学[M].杭州：浙江科学技术出版社.2020.

[10] 李青峰.整形外科学[M].北京：人民卫生出版社，2021.

[11] Panchal H, Matros E. Current trends in postmastectomy breast reconstruction[J]. Plast Reconstr Surg, 2017, 140: 7S-13S.

[12] Worley ML, Patel KG, Kilpatrick LA. Cleft lip and palate[J]. Clin Perinatol, 2018, 45(4): 661-678.

[13] Zoumalan Cl, Roostaeian J. Simplifying blepharoplasty[J]. Plast Reconstr Surg, 2016, 137(1): 196e-213e.

[14] Naran S, Steinbacher DM, Taylor JA. Current concepts in orthognathic surgery[J]. Plast Reconstr Surg, 2018, 141(6): 925e-936e.

[15] Chia CT, Neinstein RM, Theodorou SJ. Evidence-based medicine liposuction[J]. Plast Reconstr Surg, 2017, 139(6): 267e-274e.

[16] Chukwulebe S, Hogrefe C. The diagnosis and management of facial bone fractures[J]. Emerg Med Clin North Am, 2019, 37(1): 137-151.

[17] Phillips TJ. Total nasal reconstruction: a review of the past and present, with a peak into the future[J]. Curr Opin Otolaryngol Head Neck Surg, 2019, 27(5): 420-425.

[18] Smith RM, Byrne PJ. Reconstruction of the ear[J]. Facial Plast Surg Clin North Am, 2019, 27(1): 95-104.

[19] Owusu JA, Stewart CM, Boahene K. Facial nerve paralysis[J]. Med Clin North Am, 2018, 102(6): 1135-1143.

[20] Mende K, Suurmeijer JA, Tonkin MA. Surgical techniques for reconstruction of the hypoplastic thumb[J]. J Hand Surg Eur Vol, 2019, 44(1): 15-24.

[21] Deschamps-Braly J. Feminization of the chin: genioplasty using osteotomies[J]. Facial Plast Surg Clin North Am, 2019, 27(2): 243-250.

[22] Mittelman H, Hershcovitch M. Management of the midface during rhytidectomy[J]. Facial Plast Surg Clin North Am, 2015, 23(2): 195-200.

[23] Liu CY, Chhadva P, Setabutr P. Blepharoptosis repair[J]. Curr Opin Otolaryngol Head Neck Surg, 2018, 26(4): 221-226.

[24] Fedok FG. Primary rhinoplasty[J]. Facial Plast Surg Clin North Am, 2016, 24(3): 323-335.

[25] Kim IS. Augmentation Rhinoplasty using silicone implants[J]. Facial Plast Surg Clin North Am, 2018, 26(3): 285-293.

[26] Halepas S, Lee KC, Castiglione C, et al. Grafting in modern rhinoplasty[J]. Oral Maxillofac Surg Clin North Am, 2021, 33(1): 61-69.

[27] Hall-Findlay EJ, Shestak KC. Breast Reduction[J]. Plast Reconstr Surg, 2015, 136(4): 531e-544e.

[28] Coombs DM, Grover R, Prassinos A, et al. Breast augmentation surgery: clinical considerations[J]. Cleve Clin J Med, 2019, 86(2): 111-122.

[29] Adams WP Jr, Mallucci P. Breast augmentation[J]. Plast Reconstr Surg, 2012, 130(4): 597e-611e.

[30] Adams WP Jr, Afrooz PN, Stuzin JM. Tissue-based planning and technique for breast augmentation with anatomical implants[J]. Plast Reconstr Surg, 2019, 143(6): 1634-1636.

[31] Al Sufyani MA, Al Hargan AH, Al Shammari NA, et al. Autologous fat transfer for breast augmentation: a review[J]. Dermatol Surg, 2016, 42(11): 1235-1242.

[32] Matarasso A, Matarasso DM, Matarasso EJ. Abdominoplasty:classic principles and technique[J]. Clin Plast Surg, 2014, 41(4): 655-672.

[33] Shermak MA. Abdominoplasty with combined surgery[J]. Clin Plast Surg, 2020, 47(3): 365-377.

[34] Shestak KC, Rios L, Pollock TA, et al. Evidenced-based approach to abdominoplasty update[J]. Aesthet Surg J, 2019, 39(6): 628-642.

[35] Zhang TY, Bulstrode N, Chang KW, et al. International consensus recommendations on microtia, aural atresia and functional ear reconstruction[J]. J Int Adv Otol, 2019, 15(2): 204-208.

[36] Siegert R, Magritz R. Otoplasty and auricular reconstruction[J]. Facial Plast Surg, 2019, 35(4): 377-386.

[37] Cubitt JJ, Chang LY, Liang D, et al. Auricular reconstruction[J]. J Paediatr Child Health, 2019, 55(5): 512-517.

[38] Fisher DM, Sommerlad BC. Cleft lip，cleft palate, and velopharyngeal insufficiency[J]. Plast Reconstr Surg, 2011, 128(4): 342e-360e.

[39] Raghavan U, Vijayadev V, Rao D, et al. Postoperative management of cleft lip and palate surgery[J]. Facial Plast Surg, 2018, 34(6): 605-611.

[40] Kantar RS, Rifkin WJ, Cammarata MJ, et al. Single-stage primary cleft lip and palate repair: a review of the literature[J]. Ann Plast Surg, 2018, 81(5): 619-623.

[41] Braun TL, Trost JG, Pederson WC. Syndactyly release[J]. Semin Plast Surg, 2016, 30(4): 162-170.

[42] BKumar AR, Ishii LE. Hair transplantation for scarring alopecia[J]. Facial Plast Surg Clin North Am, 2020, 28(2): 177-179.

[43] Vañó-Galván S, Camacho F. New treatments for hair loss[J]. Actas Dermosifiliogr, 2017, 108(3): 221-228.

[44] Patel A, Wang Y, Massry GG. Management of postblepharoplasty lower eyelid retraction[J]. Facial Plast Surg Clin North Am, 2019; 27(4): 425-434.

[45] Guthrie AJ, Kadakia P, Rosenberg J. Eyelid malposition repair: a review of the literature and current techniques[J]. Semin Plast Surg, 2019, 33(2):92-102.

[46] Alencar JC, Andrade SH, Pessoa SG, et al. Autologous fat transplantation for the treatment of progressive hemifacial atrophy (Parry-Romberg syndrome: case report and review of medical literatute)[J]. An Bras Dermatol, 2011, 86(4 Suppl 1): S85-S88.

[47] Gomez J, Laquis SJ. Blepharoptosis: clincal presentation, diagnosis, and treatment[J]. Insight, 2015, 40(2): 5-9.

[48] Liu CY, Chhadva P, Setabutr P. Blepharoptosis repair[J]. Curr Opin Otolaryngol Head Neck Surg, 2018, 26(4): 221-226.

[49] Greco R, Noone B. Evidence-based medicine: reduction mammaplasty[J]. Plast Reconstr Surg, 2017,

139(1): 230e–239e.

[50] Bauermeister AJ, Gill K, Zuriarrain A, et al. "Reduction mammaplasty with superomedial pedicle technique: A literature review and retrospective analysis of 938 consecutive breast reductions"[J]. J Plast Reconstr Aesthet Surg, 2019, 72(3): 410–418.

[51] Kalliainen LK; ASPS Health Policy Committee. ASPS clinical practice guideline summary on reduction mammaplasty[J]. Plast Reconstr Surg, 2012, 130(4):785–789.

[52] Hidalgo DA, Spector JA. Mastopexy[J]. Plast Reconstr Surg, 2013, 132(4): 642e–656e.

[53] Wong C, Vucovich M, Rohrich R. Mastopexy and reduction mammoplasty pedicles and skin resection patterns[J]. Plast Reconstr Surg Glob Open, 2014, 2(8): e202.

正文中融合的手术视频

ER2-2-1	"O-Z"皮瓣创面修复术	
ER2-2-2	毛发移植术	
ER3-1-1	面骨骨折切开复位坚固内固定术	
ER3-4-1	正颌手术	
ER3-5-1	颏部截骨成形术	
ER6-1-1	单侧不完全唇裂整复术	
ER7-4-1	小耳畸形矫正术（Nagata法耳再造术）	
ER12-4-1	延期－即刻乳房再造术	
ER14-1-1	额颞部、中面部除皱术	

ER14-3-1	中下面部除皱术
ER15-1-1	重睑成形术
ER16-1-1	自体软骨联合假体移植隆鼻术
ER18-3-1	乳房上提固定术（短瘢痕法）
ER19-8-1	阴蒂包皮修整术　小阴唇肥大、阴唇系带畸形整复术
ER20-3-1	脂肪抽吸术

登录中华临床影像库步骤

公众号登录	扫描二维码 关注"临床影像库"公众号	

点击"影像库"菜单
进入中华临床影像库首页

临床影像及病理库　　发消息

人民卫生出版社有限公司

内容涵盖200多家大型三甲医院临床影像诊断和病理
诊断中曾诊断的所有病种。每个病例在介绍病…

168篇原创内容
IP属地：北京
84个朋友关注

影像库

服务支持

内容支持　技术支持　我要投稿

网站登录　输入网址 medbooks.ipmph.com/yx
进入中华临床影像库首页

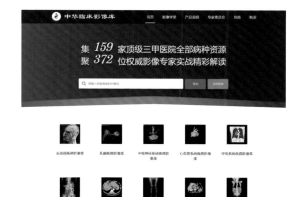

进入中华临床
影像库首页
注册或登录

PC 端点击首页"兑换"按钮
移动端在首页菜单中选择"兑换"按钮

输入兑换码，点击"激活"按钮
开通中华临床影像库的使用权限

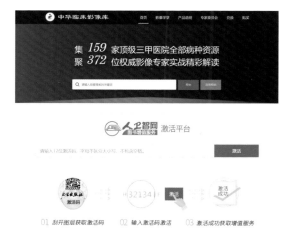

图书在版编目（CIP）数据

整形外科手绘手术图谱：精准手绘 + 操作视频 + 要点
注释 / 郭澍，韩秋生，徐国成主编 . 一北京：人民卫
生出版社，2023.5
ISBN 978-7-117-33460-0

I . ①整…　Ⅱ . ①郭…　②韩…　③徐…　Ⅲ . ①整形外
科手术 – 图谱　Ⅳ . ①R622-64

中国版本图书馆 CIP 数据核字（2022）第 150982 号

整形外科手绘手术图谱──精准手绘 + 操作视频 + 要点注释
Zhengxing Waike Shouhui Shoushu Tupu──Jingzhun Shouhui + Caozuo Shipin + Yaodian Zhushi

主　　编	郭　澍　韩秋生　徐国成
出版发行	人民卫生出版社（中继线 010-59780011）
地　　址	北京市朝阳区潘家园南里 19 号
邮　　编	100021
E – mail	pmph @ pmph.com
购书热线	010-59787592　010-59787584　010-65264830
印　　刷	北京盛通印刷股份有限公司
经　　销	新华书店
开　　本	787×1092　1/8　　印张：54
字　　数	829 千字
版　　次	2023 年 5 月第 1 版
印　　次	2023 年 5 月第 1 次印刷
标准书号	ISBN 978-7-117-33460-0
定　　价	288.00 元

打击盗版举报电话　010-59787491　　E-mail　WQ @ pmph.com
质量问题联系电话　010-59787234　　E-mail　zhiliang @ pmph.com
数字融合服务电话　4001118166　　E-mail　zengzhi @ pmph.com